全国中医药行业高等教育"十四五"规划教材

全国高等中医药院校规划教材（第十一版）

科研思路与方法

（新世纪第三版）

（供中医学、中西医临床医学、针灸推拿学、中药学、护理学等专业用）

主　编　刘　涛　商洪才

中国中医药出版社

·北　京·

图书在版编目（CIP）数据

科研思路与方法/刘涛，商洪才主编 . —3 版 . —北京：中国中医药出版社，2021. 6（2022.9重印）

全国中医药行业高等教育"十四五"规划教材

ISBN 978-7-5132-6843-1

Ⅰ.①科… Ⅱ.①刘… ②商… Ⅲ.①医学-科学研究-研究方法-中医学院-教材

Ⅳ.①R-3

中国版本图书馆 CIP 数据核字（2021）第 053810 号

融合出版数字化资源服务说明

全国中医药行业高等教育"十四五"规划教材为融合教材，各教材相关数字化资源（电子教材、PPT
课件、视频、复习思考题等）在全国中医药行业教育云平台"医开讲"发布。

资源访问说明

扫描右方二维码下载"医开讲 APP"或到"医开讲网站"（网址：www. e-lesson. cn）注册
登录，输入封底"序列号"进行账号绑定后即可访问相关数字化资源（注意：序列号只可
绑定一个账号，为避免不必要的损失，请您刮开序列号立即进行账号绑定激活）。

资源下载说明

本书有配套PPT课件，供教师下载使用，请到"医开讲网站"（网址：www. e-lesson. cn）认证教师身份
后，搜索书名进入具体图书页面实现下载。

中国中医药出版社出版

北京经济技术开发区科创十三街 31 号院二区 8 号楼

邮政编码 100176

传真 010-64405721

山东润声印务有限公司印刷

各地新华书店经销

开本 889×1194 1/16 印张 15 字数 390 千字

2021 年 6 月第 3 版 2022 年 9 月第 4 次印刷

书号 ISBN 978-7-5132-6843-1

定价 57. 00 元

网址 www. cptcm. com

服 务 热 线 010-64405510 微信服务号 zgzyycbs

购 书 热 线 010-89535836 微商城网址 https://kdt. im/LIdUGr

维 权 打 假 010-64405753 天猫旗舰店网址 https://zgzyycbs. tmall. com

如有印装质量问题请与本社出版部联系（010-64405510）

谷晓红（教育部高等学校中医学类专业教学指导委员会主任委员、北京中医药大学党委书记）

冷向阳（长春中医药大学校长）

宋春生（中国中医药出版社有限公司董事长）

陈　忠（浙江中医药大学校长）

陈可冀（中国中医科学院研究员、中国科学院院士、国医大师）

金阿宁（国家中医药管理局中医师资格认证中心主任）

周仲瑛（南京中医药大学教授、国医大师）

胡　刚（南京中医药大学校长）

姚　春（广西中医药大学校长）

徐安龙（教育部高等学校中西医结合类专业教学指导委员会主任委员、北京中医药大学校长）

徐建光（上海中医药大学校长）

高秀梅（天津中医药大学校长）

高树中（山东中医药大学校长）

高维娟（河北中医学院院长）

郭宏伟（黑龙江中医药大学校长）

曹文富（重庆医科大学中医药学院院长）

彭代银（安徽中医药大学校长）

路志正（中国中医科学院研究员、国医大师）

熊　磊（云南中医药大学校长）

戴爱国（湖南中医药大学校长）

秘书长（兼）

卢国慧（国家中医药管理局人事教育司司长）

宋春生（中国中医药出版社有限公司董事长）

办公室主任

张欣霞（国家中医药管理局人事教育司副司长）

李秀明（中国中医药出版社有限公司副经理）

办公室成员

陈令轩（国家中医药管理局人事教育司综合协调处副处长）

李占永（中国中医药出版社有限公司副总编辑）

张岠宇（中国中医药出版社有限公司副经理）

沈承玲（中国中医药出版社有限公司教材中心主任）

全国中医药行业高等教育"十四五"规划教材
全国高等中医药院校规划教材（第十一版）

编审专家组

组　长

余艳红（国家卫生健康委员会党组成员，国家中医药管理局党组书记、副局长）

副组长

张伯礼（中国工程院院士、天津中医药大学教授）

王志勇（国家中医药管理局党组成员、副局长）

秦怀金（国家中医药管理局党组成员、副局长）

组　员

卢国慧（国家中医药管理局人事教育司司长）

严世芸（上海中医药大学教授）

吴勉华（南京中医药大学教授）

王之虹（长春中医药大学教授）

匡海学（黑龙江中医药大学教授）

刘红宁（江西中医药大学教授）

翟双庆（北京中医药大学教授）

胡鸿毅（上海中医药大学教授）

余曙光（成都中医药大学教授）

周桂桐（天津中医药大学教授）

石　岩（辽宁中医药大学教授）

黄必胜（湖北中医药大学教授）

前 言

为全面贯彻《中共中央 国务院关于促进中医药传承创新发展的意见》和全国中医药大会精神，落实《国务院办公厅关于加快医学教育创新发展的指导意见》《教育部 国家卫生健康委 国家中医药管理局关于深化医教协同进一步推动中医药教育改革与高质量发展的实施意见》，紧密对接新医科建设对中医药教育改革的新要求和中医药传承创新发展对人才培养的新需求，国家中医药管理局教材办公室（以下简称"教材办"）、中国中医药出版社在国家中医药管理局领导下，在教育部高等学校中医学类、中药学类、中西医结合类专业教学指导委员会及全国中医药行业高等教育规划教材专家指导委员会指导下，对全国中医药行业高等教育"十三五"规划教材进行综合评价，研究制定《全国中医药行业高等教育"十四五"规划教材建设方案》，并全面组织实施。鉴于全国中医药行业主管部门主持编写的全国高等中医药院校规划教材目前已出版十版，为体现其系统性和传承性，本套教材称为第十一版。

本套教材建设，坚持问题导向、目标导向、需求导向，结合"十三五"规划教材综合评价中发现的问题和收集的意见建议，对教材建设知识体系、结构安排等进行系统整体优化，进一步加强顶层设计和组织管理，坚持立德树人根本任务，力求构建适应中医药教育教学改革需求的教材体系，更好地服务院校人才培养和学科专业建设，促进中医药教育创新发展。

本套教材建设过程中，教材办聘请中医学、中药学、针灸推拿学三个专业的权威专家组成编审专家组，参与主编确定，提出指导意见，审查编写质量。特别是对核心示范教材建设加强了组织管理，成立了专门评价专家组，全程指导教材建设，确保教材质量。

本套教材具有以下特点：

1.坚持立德树人，融入课程思政内容

把立德树人贯穿教材建设全过程、各方面，体现课程思政建设新要求，发挥中医药文化育人优势，促进中医药人文教育与专业教育有机融合，指导学生树立正确世界观、人生观、价值观，帮助学生立大志、明大德、成大才、担大任，坚定信念信心，努力成为堪当民族复兴重任的时代新人。

2.优化知识结构，强化中医思维培养

在"十三五"规划教材知识架构基础上，进一步整合优化学科知识结构体系，减少不同学科教材间相同知识内容交叉重复，增强教材知识结构的系统性、完整性。强化中医思维培养，突出中医思维在教材编写中的主导作用，注重中医经典内容编写，在《内经》《伤寒论》等经典课程中更加突出重点，同时更加强化经典与临床的融合，增强中医经典的临床运用，帮助学生筑牢中医经典基础，逐步形成中医思维。

3.突出"三基五性"，注重内容严谨准确

坚持"以本为本"，更加突出教材的"三基五性"，即基本知识、基本理论、基本技能，思想性、科学性、先进性、启发性、适用性。注重名词术语统一，概念准确，表述科学严谨，知识点结合完备，内容精炼完整。教材编写综合考虑学科的分化、交叉，既充分体现不同学科自身特点，又注意各学科之间的有机衔接；注重理论与临床实践结合，与医师规范化培训、医师资格考试接轨。

4.强化精品意识，建设行业示范教材

遴选行业权威专家，吸纳一线优秀教师，组建经验丰富、专业精湛、治学严谨、作风扎实的高水平编写团队，将精品意识和质量意识贯穿教材建设始终，严格编审把关，确保教材编写质量。特别是对32门核心示范教材建设，更加强调知识体系架构建设，紧密结合国家精品课程、一流学科、一流专业建设，提高编写标准和要求，着力推出一批高质量的核心示范教材。

5.加强数字化建设，丰富拓展教材内容

为适应新型出版业态，充分借助现代信息技术，在纸质教材基础上，强化数字化教材开发建设，对全国中医药行业教育云平台"医开讲"进行了升级改造，融入了更多更实用的数字化教学素材，如精品视频、复习思考题、AR/VR等，对纸质教材内容进行拓展和延伸，更好地服务教师线上教学和学生线下自主学习，满足中医药教育教学需要。

本套教材的建设，凝聚了全国中医药行业高等教育工作者的集体智慧，体现了中医药行业齐心协力、求真务实、精益求精的工作作风，谨此向有关单位和个人致以衷心的感谢！

尽管所有组织者与编写者竭尽心智，精益求精，本套教材仍有进一步提升空间，敬请广大师生提出宝贵意见和建议，以便不断修订完善。

国家中医药管理局教材办公室

中国中医药出版社有限公司

2021 年 5 月 25 日

编写说明

　　随着医学高等教育的发展和素质教育的实施，对学生科研意识和能力的培养愈加受到重视，医学科研思路和方法课程在医学院校教学中的重要性也越来越明显。《科研思路与方法》教材是全国中医药行业高等教育"十四五"规划教材之一，主要介绍医学科研特别是中医学科学研究的思路与方法。本课程的教学目的是使中医药专业学生增强课程思政意识，掌握医学科研的思维方法和基本程序，开阔学生的视野，激发学生对医学科学研究的兴趣，以及对本专业的热爱。通过本教材的学习，培养和增强学生的创新意识、创新能力、科学态度、科研能力和水平。

　　本教材共分十四章，分别介绍医学科研的一般问题，思维方式，医学科研设计的要素、原则、常用方法，医学科研中的误差、偏倚及其控制，动物实验，临床试验，中医临床研究，中药研究，医学文献研究，医学科研论文的写作，医学科研课题的申报与实施等。通过本教材的教学，使学生对医学科研特别是中医药科研的形式、内容和特点形成初步的认识，掌握医学科研特别是中医学科研的思路、切入点和基本方法，为从事中医科研工作打下基础。本教材适合高等中医药院校中医学、中西医临床医学、针灸推拿学、中药学、护理学等本科专业学生使用，也可作为中医药专业研究生教材，对中医药科研、临床工作者的研究工作有较好的参考意义。

　　本教材在全国中医药行业高等教育规划教材专家指导委员会指导下，由南京中医药大学、北京中医药大学等21所高等中医药院校和科研机构的专家编写，其中绪论由刘涛、冯丽谦撰写，医学科研思维方式由邓常清、郭新荣撰写，医学科研选题由李西海、熊俊撰写，医学科研设计的要素由李西海、王瑾瑾撰写，医学科研设计的原则由唐东昕、吴海燕撰写，医学科研设计的常用方法由郑景辉、徐刚、韩晓春撰写，医学科研中的误差、偏倚及其控制由郑景辉、韩晓春、徐刚撰写，动物实验研究由赵娟、胡德胜、付丽媛撰写，临床研究由商洪才、熊俊、伊琳、刘岩撰写，中医临床研究由陈跃来、郭新荣撰写，中药研究由邓常清、王军、程汝滨、董佩佩撰写，医学文献研究由唐东昕、阚俊明撰写，医学科研论文的写作由陈跃来、赵岚、阚俊明撰写，医学科研课题的申报与实施由赵娟、赵岚撰写。中国中医药出版社对教材的编写进行了精心的组织和指导。

　　本教材数字化工作由郑景辉老师负责，全体编委会成员共同参与。

　　尽管编写人员做了很大的努力，教材中仍可能存在欠缺之处，热切期望广大师生在使用过程中提出宝贵意见，以便今后修订和提高。

《科研思路与方法》编委会

2021年5月

目　录

扫一扫，查阅本
章数字资源，含
PPT、音视频、
图片等

　　科学研究活动是推动科学技术发展的动力，是促进人类文明和社会进步的重要手段，任何学科的研究和发展都离不开科研活动，中医药学也不例外。两千多年来，中医药学为中华民族的繁衍昌盛发挥了重要的作用，其既具有较为完整的医学理论体系和丰富的临床实践经验，也形成了科学的研究思维和方法。中医药学的科学研究是医学研究的重要组成部分，为中医学的发展和人类的健康保健事业做出了巨大贡献。在中医药科研工作中，如何培养学生良好的科学思维，掌握主要的研究方法，对于培养高层次的中医药人才和促进中医药学术发展具有重要的意义。

第一节　科学研究概述

　　科学研究是推动科学发展、人类进步的动力，按其研究对象的不同，可分为自然科学研究和社会科学研究，前者以自然界的事物和现象为研究对象，后者以人类社会为研究对象，中医药学科研主要归属于自然科学研究的范畴，但也兼具社会科学研究的属性。

一、科学研究的定义和分类

（一）科学研究的定义

　　科学研究是指为了增进知识，包括关于人类文化和社会的知识，以及利用这些知识去发明新的技术而进行的系统的创造性工作。科学研究是运用严密的科学方法，从事有目的、有计划、系统地认识客观世界、探索客观真理的活动过程，是对研究变量或指标的共同本质的概括。科学研究的基本要素主要有研究者、研究范围对象、研究方法、研究机构、物质的辅助手段、科学研究的已有成果、社会背景等。

　　通常所说的科学研究，实质上包括科学研究和技术研究。科学，即正确反映实际的知识体系，分为自然科学与社会科学两大类。医学是以人体为研究对象的自然科学，中医学是医学科学中的一个独特体系。技术，即在改造自然或解决问题中积累起来的劳动方法、技能，以及体现这些方法和技能的工具、设备等。如中医在诊断、治疗疾病过程中摸索总结出来的诊疗方法，以及诊治疾病所用的医疗器械、设备等。从研究的实际内容看，科学研究包括两个部分：一是创造知识的研究，主要是创新、发明、发现，解决未知问题，如调查、观察、实验研究等。二是整理知识的研究，主要是对已有的知识或科技文献资料进行分析、鉴别、评价、概括，如文献研究、工具书、教科书的编著等。探索与创新是科研活动的目的以及和一般性劳动活动的区别所在，探索是为了获得对未知事物和现象的认识，发现其运动的规律；创新是在已经获取的认识基础上，建立新的理论，发明新的技术，研制新材料、新产品。探索是手段，创新是目的。继承和积累是进行科研活动的重要条件，对已有的科学理论知识和技术方法的继承和积累是从事科研工作的基础，而这些理论和方法是前人通过大量的科学研究积累下来的，利用这些理论和方法，开展科研活动，体现了科学研究的继承性，同时在科学研究中的创新，也为科学的发展积累了知识和技术。所以科学研究就是通过不断的积累和创新，推动科学技术的发展。

医学科学研究与其他科学研究一样，也是认识客观事物、探索未知的认识过程，是探索人体健康和疾病的变化规律，研究疾病诊断、治疗和预防措施的实践活动。其任务是要揭示人体生命现象的本质与疾病发生、发展的过程和机理，认识人与环境的相互关系，健康与疾病相互转化的规律，为研究人的生命现象和防治疾病，提高健康水平提供理论知识和技术方法。由于医学研究以人为研究对象，人不仅有生物学属性，还有精神、心理活动和明显的社会属性，所以医学科研较其他的自然科学研究更具复杂性和困难性，不仅具有自然科学的属性，而且兼有社会科学的特点。

中医学的科学研究是以中医学理论和知识为指导，应用现代和传统的科学技术，揭示中医学理论的本质，探索人体健康和疾病的规律，研究保持健康、防治疾病的理论知识和方法，从而促进中医学理论发展，提高人类健康保健水平的科研活动。

（二）科学研究的主要类型

根据研究工作的目的、任务和方法，科学研究通常划分为以下三种类型：

1. 基础研究　旨在增加科学技术知识和发现探索未知领域的创造性活动，而不考虑任何特定的实际目的。其成果对广泛的科学领域产生影响，并常常说明一般的和普遍的真理，其成果也常成为普遍的原则、理论或定律。其研究结果是新观点和新信息，这类研究未知因素多，探索性强，研究周期长，对研究手段要求高。如保持人体健康的规律、健康指标的分期基础；人体功能与结构的研究；疾病发生、发展、转归全过程的规律及分子基础；人体衰老过程的规律及分子基础；人体的生物力学、流体力学、电子学；化学药物的构效关系，植物药的亲缘与有效成分关系。当一项科学研究是为获得对自然界更充分的了解，或要获得对新的探索领域的发现，但又没有考虑近期的实用目标时，这项研究就可以称为基础研究。基础研究的成果常常对广泛的科学领域产生影响，并常常说明一般的和普遍的真理，它的成果也常常成为普遍的原则、理论或定律。

中医药学的基础研究主要是为了探讨中医学基本理论的本质和规律，促进中医药学理论的发展。例如，阴阳五行理论的研究，藏象学说的研究，经络实质的研究，六淫学说的研究，中药采集、炮制、药理、药效、毒理的研究等，都属于中医药学的基础研究范畴。这类研究成果虽然不能直接用于临床，也不能转化成商品，但对于中医理论的发展具有很重要的作用。中医学的基础研究是打开现代科学与古老中医学之间的屏障，促进传统中医学现代化，与现代科学特别是现代医学接轨的关键途径。

2. 应用研究　旨在增加科学技术知识的创造性的系统活动，但它考虑某一特定的实际目的，具有针对一定的实际应用目的去发展基础研究成果的性质，又是为达到某些特定的和预先确定的实际目标提供新的方法或途径。其成果对科学技术领域的影响是有限的，针对性更强。如：有关疾病的病因、流行规律、治疗及预防效果的机制研究；为实验研究需建立的新的动物模型、细胞株以及方法学的研究；有关流行病学调查、考核防治效果、药物调查的方法学研究；寻找新药物、新生物制品、新医用材料的方法、有效药物的药理作用机制、药代动力学、医用材料的机体相容性的机制研究。应用研究是把基础研究发现的新理论和新知识应用于特定的科学领域，具有明确的研究目标的科研活动，是基础研究的延续，目的在于为基础研究的成果开辟具体的应用途径，使之转化为实用技术。应用研究是基础研究成果在生产实践活动中的体现，是为达到某些特定的实际目标提供新的方法或途径。一般来说，通过应用研究可以把理论发展到应用的形式，应用研究的成果能够解决特定科学技术领域的实际问题，具有一定的选择性和针对性，而不像基础研究成果那样具有普遍性的指导意义。

对中医药学来说，应用研究主要是研究中医学理论在疾病诊断、辨证、治疗、预防和药品生产中的应用问题，可以为进一步研究临床诊疗技术方法或药品生产打下基础。如清热解毒、活血化瘀、养阴生津、益气固脱等治法机理的研究等。

3. 实验研究 又称开发研究，是运用基础研究与应用研究的知识，研制出产品性物质或为了对现有的产品性物质进行重大改进的创造性活动。如：有关疾病的新的诊断、治疗、预防方法及措施的研究；有关新药物、新生物制品、新仪器器械、新试剂、新医用材料、实验室样品的研制；有关药物的资源调查、植物药的引种实验等。

在中医药学中，实验研究主要是研究疾病的中医诊断和治疗方法，特别是有效的方药。如新药的开发，新的医疗器械的研制等。

基础研究、应用研究、实验研究是整个科学研究系统三个互相联系的环节，它们在特定专业领域的科学研究体系中协调一致地发展，体现了科学理论知识向物质生产领域转化和发展的基本过程；同时也说明生产力的发展与创新，必须以科学理论知识为基础和支撑。区分实验研究与基础研究、应用研究的主要标志是：基础研究与应用研究主要是增加科学技术知识，注重技术方法的创新，而实验研究则注重将基础研究和应用研究的成果进行推广和应用，以产生直接的社会效益和经济效益。

二、中医药学科学研究的特点

科学研究是创造新理论、新知识、新技术的认识活动，具有创造性、探索性、积累性、继承性等基本特点，中医学具有独特的学术体系，其研究对象是具有复杂属性的人类，所以中医药学科研活动除了具有上述基本属性外，还有以下一些特点。

（一）复杂性

医学科研的对象主要是人，人是复杂的生物体，既有生物性又有社会性，除一般的生理活动外，还有着十分复杂的精神、心理活动。同时自然和社会因素对人的生理活动和疾病过程具有重要的影响，而中医药学的学术体系尤其重视人与自然、社会的和谐统一，所以在中医科研中除了立足于人的生物学因素外，还要重视心理因素、自然因素、社会因素等对人体产生的影响，从而使中医药的科研具有显著的复杂性和困难性。

（二）伦理性

医学科研以人为研究对象，关系人的生老病死，涉及人类的切身利益，而且某些重大疾病还会对社会的稳定和发展有着重要的影响。因此，要求研究人员必须具有高尚的职业道德和严谨的科研作风。凡涉及人体试验，必须严格遵守医学伦理学原则，如知情同意原则、试验设计及试验过程的道德原则等，不能直接、间接地有损人体健康。世界卫生组织和我国的卫生管理部门都对医学科研特别是临床试验做了严格的规定，颁布了相关的管理条例，医学科研人员必须严格遵守。

（三）整体性

整体观是中医药学理论的核心。中医理论认为人体是一个有机的整体，是由脏腑、经络、气血津液等组成的，虽各自具有不同的物质基础和功能活动，但这些不同的物质结构和功能活动又都是人体整体生命现象的组成部分，且在生理上相互联系，以维持其生理活动的协调平衡，在病理上则相互影响和传变，从而产生复杂的病理变化。另外，人与自然界和社会也保持着统一的整体关系，自然环境和社会环境的变化都会对人的生命活动和疾病过程产生影响。所以中医的科学研究应始终突出整体性的特点。

（四）实践性

在长期的医疗实践过程中，中医学总结、积累了一整套预防及诊治疾病的理论、方法。无论在指导思想、研究方法和研究内容等方面，都突出了临床实践的重要性。因此，实践性既是中医科研的基础，也是中医科研的目的。

（五）证候性

中医学"证候"的理论，贯穿于对疾病诊断、治疗、康复、疗效评价的全过程。"证候"是从整体观出发，对疾病特征性的描述以及规律性的概括。"辨证论治"集中体现了中医学对人体病理规律和临床诊疗思想的认识，是有别于西医学诊疗体系的特色和优势。抓住"证候"这一关键环节开展科学研究，才能够充分保持和发扬中医学的优势，推动中医学理论发展。

三、中医药学科学研究的意义

中医药学之所以历久而不衰，其根本原因就在于它是实践经验的总结，具有独具特色的学术体系和有效的防病治病作用，在保障人类健康和繁衍方面发挥了重要作用，因此开展中医学科学研究具有十分重要的意义。

（一）提高健康水平

千百年以来中医药学对于中华民族的繁衍昌盛发挥了重要作用，但随着社会的变革和疾病谱的变化，一方面，人类健康面临许多新的挑战，医学研究仍有大量的难题有待解决，如化学药品的毒副反应、药源性疾病和耐药性等问题，成为影响人类健康水平和生存质量的重要因素。而在此方面中医学具有独特的优势，它对人类健康的保障作用越来越受到医学界的重视。所以开展中医科学研究，保持和发扬中医学的特色和优势，能够进一步提高中医预防、诊断和治疗疾病的水平，对提高人类的健康水平具有重要作用。

（二）发展中医学理论

任何一门科学都需要在历史的进程中不断完善和发展自己，中医学也不例外，中医学理论有其自身的特色和优势，也有一些局限性，需要在科学发展过程中不断完善，进一步构建科学合理的中医学理论体系。随着科学技术的发展，不断吸取当代的科学技术成果和科学方法，深入开展中医科学研究，不断解决学科发展中遇到的新问题，对中医学理论的发展和学科体系的完善具有重要的意义。

（三）促进现代生命科学理论的发展

中医学认为人体是一个有机的整体，机体各脏腑、组织相互协调，相互影响，维持人体生命活动的动态平衡，以保持健康的状态。同时人体的生理、病理活动也受自然和社会因素的影响。这一认识揭示了人体内部的协调统一以及对外部环境的适应性的生命活动规律。中医学的辨证治疗体系是在这一认识指导下建立起来的，旨在因人、因时、因地对患病个体进行多靶点、多环节的整体调节，以实现机体的动态平衡。科学客观地开展对这一学术体系的研究，不仅是中医学自身发展的要求，同时也将丰富现代医学的内涵，促进现代生命科学理论的发展。

四、医学科学研究的基本程序

医学科学研究课题虽然性质不同，目的各异，但都具有基本的工作程序，即选题、设计、实施、资料整理分析、提出研究结论、撰写研究报告等。

（一）选题

科学研究的第一步工作就是选择所要研究的课题，确立研究目标和方向。在医学实践中，经常会遇到一些用现有的科学知识无法解释的现象和问题，从而形成探索问题、寻求答案的意念，称之为初始意念。有了初始意念，提出了问题，这只是选题的第一步，并不等于已经确定了题目，还需要通过深入细致的文献查阅，摸清所提问题的理论依据、价值和意义、研究动态和发展趋势。在此基础上，对所获取的资料和信息进行分析对比，使所提问题系统化、深刻化，找出问题的关键所在，为立题提供理论和实践方面的科学依据，并提出所要研究问题的假定性答案，建立科学假说。根据假说内容，进行科学构思，从而确立研究课题的题目。

（二）课题设计

课题设计是指围绕课题选题，进行构思、计划，设计课题研究方案，包括课题研究的科学假说、目的意义、技术路线、研究指标、方法步骤、时间安排、人员分工和经费预算等一整套研究方案。课题设计的意义在于突显课题研究的创造性、探索性，增强科研过程的科学性，使误差控制在最低限度，保证科研结果准确可靠。一项完整的科研课题设计应包括以下基本内容：

1. 立项依据 立项依据是科研工作的关键，主要包括课题的研究意义、国内外研究现状分析等。基础研究，应着重结合国际国内科学发展趋势，论述课题的科学意义；应用研究，应着重结合学科前沿，围绕国民经济和社会发展中的重要科学技术问题，论述其应用前景和价值。

2. 研究计划 研究计划是课题设计的重中之重，研究计划的设计水平是研究者科研水平的直接反映。研究方案包括：研究目标、研究内容和拟解决的关键问题，拟采取的研究方法、技术路线、实验方案及可行性分析，研究项目的特色和创新之处，预期研究成果等。研究目标一定要明确，突出课题的科学假说。研究内容必须具体，要详细明确说明课题准备解决什么问题、采取什么方法。技术路线要系统完整，具有可操作性。课题研究特色和创新性是课题的生命力所在，应该充分阐述。预期研究成果是对本课题研究结果的预期，要实事求是。

3. 课题实施计划 课题实施计划主要内容包括：课题组的组成、任务分工，研究工作总体安排和年度进度计划，研究工作基础，已具备的研究条件，尚缺少的条件以及解决的途径，经费预算等。

（三）课题研究的实施

科研课题立项后，就要根据研究方案开展各项研究工作，是把研究计划付诸行动的实施阶段，是运用科学的方法获取研究资料的阶段。课题研究的实施主要采取观察、实验与调查等研究方法。

1. 观察   观察是医学科研的基本方法，观察必须坚持全面、客观、实事求是的原则和一丝不苟的科学态度，要做好详细、准确无误的观察记录，不能带有主观倾向，更不能凭空捏造。在观察过程中，不但要做好常规资料的收集记录，同时也要注意意外或反常现象的观察记录。

2. 实验   实验是医学科研的重要手段，是根据科学研究的需要，在某种特定的研究环境中，获取相应的研究资料。实验的基本过程包括制定实验方案，先做预实验，再做正式实验，规范实验操作，做好实验记录，控制实验误差。而重复实验结果是衡量实验是否成功的标准。

3. 调查   调查是认识疾病的人群现象、流行规律以及评价一个国家、一个地区人群健康水平的重要方法。如人群健康状况调查、流行病学调查、地方病调查、病因学调查、职业病调查等。调查有现场调查、前瞻性调查、回顾性调查、追踪调查等类型。调查的基本要求是必须坚持客观性原则，实事求是，尊重客观事实；必须制定详细的调查方案和调查表格；系统收集，全面记录。

（四）研究资料的整理分析

在课题研究过程中，获得一系列研究资料，如数据、图形、实物（如切片、照片）等。下一步的研究工作就是对所获取的研究资料进行整理和分析，特别是通过对研究数据的统计学分析，以揭示各因素之间的相互关系，这是提出研究结论的前提和条件。这一过程是排除偶然，发现必然，透过现象，发现规律的重要步骤。

（五）提出研究结论

在对研究资料进行整理分析获得研究结果以后，需要运用科学的思维方法和专业理论知识，通过总结分析、归纳推理、抽象概括等把客观的研究结果，上升为理性认识，提出课题研究的科学结论，达到课题研究的目的。也是对课题的科学假说进行分析验证、修改补充或者否定的过程。

（六）撰写研究报告

研究报告是各类研究课题最基本的、标志着课题完成的通用表现形式。无论是基础研究、应用研究还是开发研究，无论是动物实验还是临床试验，课题完成后都必须写出研究报告以完成课题研究的主要技术资料。研究报告主要包括两个大部分，一是工作报告，二是技术报告，前者是工作总结性质的报告，主要是介绍课题的立项情况，研究背景，计划执行情况，研究结果情况和存在的问题，下一步的打算等。后者是成果的核心材料，反映的是课题研究的全部技术内容。

第二节   中医药科学研究的发展概况

科学的发展离不开科研活动，中医学也不例外，纵观中医学的发展历史，每当学术理论迅速发展之时，医学科研必然发挥着重要的作用，因为中医科研活动是揭示生理、病理、治疗原理的有效的方法。追溯历史，2000 多年前中医学的代表作《黄帝内经》中便有了许多医学科研内容的记载，例如解剖形态、临床诊疗研究方面的记载等。此后，历代文献中有许多关于临床研究、解剖研究和动物实验方面的记录，对推动中医学的发展发挥了重要的作用。

一、古代中医药科学研究概况

中医的临床研究早在远古时期就开始探索，《史记·补三皇本纪》记载："神农氏……始尝百草，始有医药。"《资治通鉴外纪》说："神农氏……尝百草酸咸之味，察水泉之甘苦，令民知所避就。当此之时，一日而遇七十毒……"宋代《图经本草》记载，"相传欲试上党人参者，当使二人同走，一与人参含之，一不与，度走三五里许，其不含人参者必大喘，含者气息自如者，其人参乃真也"。记载了自愿受试者进行的药物实验的科学方法。临床验证是几千年来中医学科研的主要内容。历代大量的方书、医案是这一研究成果的体现。早在《史记·扁鹊仓公列传》中就记载了仓公淳于意所诊治的 25 例病人，其中 15 人治愈，10 人死亡。医籍中对病人的病情、诊断、治疗方法和疗效多有比较全面的记录。宋代许叔微的《伤寒九十论》是治疗伤寒的医案集，每论皆以病案为先，然后立论分析。明清时期，医案的记载较为全面而详细，同时，不断有专书问世。嘉庆年间由江瓘父子编著的《名医类案》是我国第一部医案专著。此后，除了有汇集医案的专书外，还有不少个人的医案专集。如清代叶天士的《临证指南医案》、徐灵胎的《洄溪医案》、程杏轩的《杏轩医案》、王孟英的《王氏医案》等。医案集的出现是临床研究的一大进步，能够体现医家诊断、治疗疾病独特的思路和方法，不仅有助于研究前人的经验，更能对临床实践发挥重要的指导作用。

历代医家在注重临床研究的同时，也开展了一些动物实验研究。如王充在《论衡·道虚》中说："致生息之物密器之中，覆盖其口，漆涂其隙，中外气绝，息不得泄，有顷死也。"即是用动物实验的方法来证明呼吸空气对维持生命的重要性。唐代的《食疗本草》记载："黍米……不得与小儿食之，令儿不能行。若与小猫、犬食之，其脚变踒曲，行不正。"可视作典型的病因病机动物模型。《本草纲目》引唐代的《本草拾遗》说："赤铜屑主折伤，能焊入骨。及六畜有损者，细研酒服，直入骨损处，六畜死后，取骨视之，犹有焊痕，可验。"既包含动物实验研究，也有解剖学的研究。在古代若怀疑某物有毒，则常给牲畜食之，若死，则证明此物有毒，这可看作是简单的毒理实验研究。

早在《内经》中就有解剖学的记载，如《灵枢·经水》说："若夫八尺之士，皮肉在此，外可度量切循而得之，其死可解剖而视之，其脏之坚脆，腑之大小，谷之多少，脉之长短，血之清浊，气之多少……皆有大数。"可见当时把人体实验的方法已划分为两类，正常人的检测和尸体解剖。西汉时期，王莽曾命令对受死刑者的尸体进行解剖，在解剖过程中，用竹签贯入脉管中，以观察脉的走向，并让画师描绘记录。宋代吴简、杨介等都进行了尸体解剖的研究。清代医家王清任对人体解剖学进行了深入的研究，除了亲自解剖上百具尸体，还多次与行刑人交谈，了解人体结构的知识，绘制成《亲见改正脏腑图》一书。该图谱不但描述了会厌和幽门括约肌等组织，而且还纠正了古人的一些错误，如肝、肺的结构、脑的功能等。

二、现代中医药科学研究概况

中华人民共和国成立后，党和政府非常重视中医药事业的发展。在毛泽东同志的指示下，1955 年 12 月成立了中国中医研究院，作为中医药科研的专门机构。1958 年 10 月，毛泽东同志在对卫生部党组《关于组织西医离职学习中医班的总结报告》的批示中指出："中国医药学是一个伟大的宝库，应当努力发掘，加以提高。"2010 年 6 月 20 日，习近平总书记在澳大利亚墨尔本出席皇家墨尔本理工大学中医孔子学院授牌仪式时指出：中医药学凝聚着深邃的哲学智慧和中华民族几千年的健康养生理念及其实践经验，是中国古代科学的瑰宝，也是打开中华文明宝库的钥匙。深入研究和科学总结中医药学，对丰富世界医学事业、推进生命科学研究具有积极意义。2016 年 2 月，习近平总书记到江西考察江中药谷制造基地时指出：中医药是中华民族的瑰宝，一定要保护好、发掘好、发展好、传承好。2016 年 12 月，国家颁布了《中华人民共和国中医药法》，国务院新闻办公室发表了《中国的中医药》白皮书，从法律层面对党和国家的中医药发展方针政策进行了概括，制订了《中医药发展规划纲要（2016—2030 年）》。2019 年 10 月 25 日，全国中医药大会在北京召开，习近平总书记对中医药工作作出重要指示，发布了《中共中央国务院关于促进中医药传承创新发展的意见》，为新时代传承创新发展中医药事业指明方向，将中医药纳入国家医学中心和国家区域医疗中心的规划建设中，使中医药事业进入快速发展、高速发展的黄金时期。2021 年 3 月，习近平总书记在看望参加全国政协十三届四次会议的医药卫生界、教育界委员时强调：要做好中医药守正创新、传承发展工作，建立符合中医药特点的服务体系、服务模式、管理模式、人才培养模式，使传统中医药发扬光大。习近平总书记的重要讲话为促进新时代中医药高质量发展导航定向，中医药在参与疫情防控、中医药服务体系和能力建设、科技创新等各方面均取得新成绩、新突破。

20 世纪 50 年代以来，中医学非常重视把现代科学技术、现代医学方法应用于中医的科研工作中，遵循随机、对照、双盲、重复等科研工作的基本原则，采用统计学处理方法，使研究的结果更加准确可靠，便于重复，更容易找出有规律性的东西。经过长期的努力，在中医基础理论和临床实践领域的诸多方面取得了重要的进展。如在藏象学说方面，对脏腑、阴阳、气血津液等的功能和本质进行了深入的研究，取得了大量的研究成果。对肾开窍于耳、肺主皮毛、肺与大肠相表里、脾主肌肉、心主神等中医学独特理论的实质及运用，也进行一定程度的阐述分析。在病因学说方面，对六淫病因学说的本质和特点进行了深入研究。在病机学说方面，利用各种物理、化学、药物、生物等技术方法，复制了一批病证动物模型，如阴虚证、阳虚证、气虚证、血虚证、温病卫气营血证等，采用现代技术手段和相关指标阐述证候的病理本质。在对中医治则治法的研究中，取得了丰硕的研究成果。如对活血化瘀法的作用进行了较为深入的研究，揭示了该法对血液流变学、血凝学、血小板、微循环、血管活性因子等多方面的作用，同时还发现了该法对改善机体免疫功能、抗炎、抗病原微生物、镇痛等方面的作用，从而对于活血化瘀的本质有了进一步的认识。在对清热解毒治法的作用研究中，不仅发现了该法对病原微生物的抑制、杀灭等作用，还发现许多清热解毒方药对于调整机体免疫功能具有显著的作用，同时具有解热、抗炎、改善血液流变性质、改善微循环和血凝过程、抗休克、保护组织细胞、增强脏器功能等作用，从而对清热解毒法治疗感染性疾病的机理进行了深入广泛的阐述。在对通下法作用的研究中，发现该法不仅通过调整肠管张力、改善肠蠕动而起到通下大便的作用，而且具有利胆保肝、改善肠缺血、抗病原微生物、抗炎解热、调整机体免疫功能等作用。在对益气扶正法作用研究方面，证实了该法能影响神经-垂体-肾上腺皮质系统的功能，具有良好的适应原样抗应激作用，抗休克和抗感染作用，对心血管系统具有良好的影响（包括强心、增强耐缺氧能力、扩张冠状动脉、抗心肌梗死、抗心律失常、改善微循环等方面的作用），对免疫功能具有广泛的激活或调整作用，另外还具有保肝、解毒、抗炎等作用。在中医临床研究方面，1985 年，卫生部制定颁布了《新药审批办法》，对新药临床试验提出了严格、具体、规范的要求。同时组织专家编写《中药新药临床研究指导原则》，从而提高了中药新药临床试验的科学化、标准化、规范化。而在中医临床研究中广泛采用了现代实验诊断技术、病理和治疗的理论与方法等，使中医临床诊治规范不断发展，建立起一系列诊断标准、分期分级标准、辨证分型标准、治疗规范、疗效评价标准等。同时，临床研究中注重随机对照、盲法设计、流行病学调查等科研方法的运用，提高了中医临床科研的科学性、规范性和标准性。中医药不仅对诊治临床常见病、多发病发挥了重要的作用，而且在诊治疑难杂病方面显示了明显的优势和特色，在重大疾病的防治方面越来越受到人们的重视。

20 世纪 60 年代，疟原虫对奎宁类药物已经产生了抗药性，严重影响治疗效果。多年从事中药和中西药结合研究的屠呦呦等学者，创造性地研制出抗疟新药——青蒿素和双氢青蒿素，获得对疟原虫 100% 的抑制率，青蒿素及其衍生物能迅速消灭人体内疟原虫，对恶性疟疾有很好的治疗效果。根据世卫组织的统计数据，自 2000 年起，撒哈拉以南非洲地区约 2.4 亿人口受益于青蒿素联合疗法，约 150 万人因该疗法避免了疟疾导致的死亡。2015 年 10 月 8 日，中国科学家屠呦呦获 2015 年诺贝尔生理学或医学奖，成为第一个获得诺贝尔自然科学奖的中国人，为中医药走向世界做出重要贡献。

在抗击新冠肺炎疫情过程中，中医药发挥了重要的作用，中医药参与面之广、参与度之深、受关注程度之高，都是新中国成立以来前所未有的。国家中医药管理局先后派出 5 批、近 800 人的专业队伍驰援武汉，全国支援武汉的医疗队里有近 5000 人来自中医药系统，全国有 97 个中医医疗机构作为定点医院参与了救治工作，全国除湖北以外的地区，中医药参与救治的病例占累计确诊病例的 96.37%，湖北地区中医药的参与率也达到了 91.05%。中医药作用的发挥体现在抗击疫情整个过程中，包括预防、治疗和康复全过程。在阻止轻型、普通型的患者向重型、危重型发展方面发挥了重要的作用；在重型和危重型患者的治疗中，中医药也发挥了很好的作用，特别是在退高热、促进渗出吸收、提高氧合水平、降低肺纤维化方面都发挥了很好的作用。在总结中医药治疗病毒性传染病规律和经验的基础上，深入发掘古代经典名方，结合现代临床实践，形成了中医药和中西医结合治疗新冠肺炎的诊疗方案，成为抗击新冠肺炎中国方案的重要特色和优势。筛选出金花清感颗粒、连花清瘟胶囊、血必净注射液和清肺排毒汤、化湿败毒方、宣肺败毒方等有明显疗效的"三药三方"为代表的一批有效方药，纳入了国家发布的诊疗方案。实践证明，中医药以前是、现在是、未来仍然是人类抗疫的重要武器。

第三节 中医药科研需注意的问题

中医药学与西医学相比，具有独特的理论体系和鲜明的学术特色。因此中医药科研应遵循中医药学特有的理论和实践规范，保持和发扬中医药学的特色和优势，促进中医药学理论的发展。

一、注重以中医学理论为指导

中医学经过数千年的发展，其学术理论经历了长期的考验，其科学性和实用性是不容置疑的。中医药学的科学研究，就是要揭示中医学理论的本质，提高临床诊疗水平，所以只有在深入、全面、正确地理解中医学理论的前提下，才能保证中医科研的正确方向。以中医学理论作为中医科研设计的指导思想，并以此为衡量评价标准，其研究结论必须融入中医药理论之中，才能推动中医学理论的发展。中医药学基础理论研究具有明显的临床特征，研究应该建立在坚实的临床基础之上，辅以相关的学科技术和方法。中医学在阴阳五行、脏腑经络、气血津液等基础理论指导下和长期的临床实践中，形成了以辨证论治为核心的临床诊疗体系，对这一体系的研究，是发展中医药学特有医学模式的重要环节。此外，中医药科研不能只限于验证中医理论，应该通过科学研究，不断丰富和发展中医学理论，不仅要以现代科技理论和技术研究传统中医理论的本质和规律，也应注重中医学术体系的创新和发展。

二、正确处理中医学理论与西医学理论的关系

中医学和西医学虽然都是研究人的生命现象和疾病现象的科学，但二者的学术体系和思维模式有较大的差别，因此从事中医科研工作时应正确处理中西医理论的关系，以中医学理论为指导，以丰富和发展中医学理论、防病治病为目的，借鉴西医学知识和技术手段，开展研究工作。如果没有牢固掌握中医学理论，或完全以西医的思维模式和认识来套中医，那样的研究对中医学理论的发展是无益的。例如，中医藏象学说中的"肾"和西医学中"肾"的概念是不一样的，中医学中"肾"的概念较为广泛，主藏先天之精，与生殖有关；主水，与泌尿有关；主纳气，与呼吸有关；肾为作强之官，与运动有关；中医学中还有"久病及肾""恐伤肾"等病理方面的认识，所以单纯运用西医学"肾"的概念，仅从生殖、泌尿的角度来研究中医学中的肾显然是不够的。在中医临床研究中，应注意发扬中医理论特色，扬其精华，避其所短，重视辨证施治理论的研究，避免"废医存药"的现象。

三、重视整体观

中医学非常重视人体本身的统一性、完整性及其与自然界的相互关系，认为人体是一个有机的整体，构成人体的各个组成部分之间在结构上不可分割，在功能上相互协调、互为补充，在病理上则相互影响。而且人体与自然界也是密不可分的，自然界的变化随时影响着人体，人类在能动地适应自然和改造自然的过程中维持着正常的生命活动。这种机体自身整体性和内外环境统一性的思想即整体观。整体观是中国古代唯物论和辩证思想在中医学中的体现；它贯穿于中医学的生理、病理、诊法、辨证和治疗等各个方面。中医学中脏器的概念是其形态及生理功能、病理变化的概括而不是单纯解剖学的概念。藏象学说突出了脏腑之间、脏腑与组织之间的功能活动和病理变化，并包括外在表现的神、魂、魄、意、志等。中医的"证"是对人体病变部位、病因性质、病理变化和表现以及与自然环境关系的概括。这些都体现出中医学整体观的特点，在中医学科研中必须体现这一点，不能仅从形态学观念出发，把人体各部分分裂开来研究。

四、突出"辨证论治"的特色

辨证论治是中医学认识疾病和治疗疾病的基本原则，"辨证"就是把四诊（望诊、闻诊、问诊、切诊）所收集的资料，如症状和体征等，通过分析、综合，辨清疾病的病因、性质、部位，以及邪正之间的关系，概括、判断为某种性质的证。论治又称为"施治"，即根据辨证的结果，确定相应的治疗方法。辨证是决定治疗的前提和依据，论治是治疗疾病的手段和方法。中医学认为，同一疾病在不同的发展阶段，可以出现不同的证型；而不同的疾病在其发展过程中又可能出现同样的证型，因此在治疗疾病时就可以分别采取"同病异治"或"异病同治"的方法，这是中医学的重要特点之一，在中医科研中既要注意选择或制订客观、精确、有效、灵活、具有特异性的观察指标，使研究的结果具有可重复性，又要突出中医辨证论治的特点。

第二章

医学科研思维方式

扫一扫，查阅本
章数字资源，含
PPT、音视频、
图片等

医学研究过程既是物质活动过程，也是精神活动过程；既是实验研究，又是理论思考。所以，思维方法与医学科学研究有着密切的关系。正确认识思维方式及其在医学科学研究过程中的作用，对于正确地进行科学研究，提高研究水平是非常重要的。

第一节　创造性思维

思维是对周围世界间接的、概括的认识过程，是为了某一目的而对经验进行有意识的探索。创造性思维是人类独有的高级心理活动，人类所创造的成果，就是创造性思维的外化与物化。创造性思维是在一般思维基础上发展起来的，是人类思维的最高形式，是以新的方式解决问题的思维活动。

一、创造性思维的定义

创造性思维，即指有创见的思维，也就是通过思维不仅能揭示事物的本质，还能在此基础上提出新的、建树性的设想和意见。创造性思维与一般性思维相比，其特点是思维方向的求异性、思维结构的灵活性、思维进程的飞跃性、思维效果的整体性、思维表达的新颖性等。

创造性思维，是一种具有开创意义的思维活动，即开拓人类认识新领域、开创人类认识新成果的思维活动，是以感知、记忆、思考、联想、理解等能力为基础，以综合性、探索性和求新性为特征的高级心理活动，需要人们付出艰苦的脑力劳动。一项创造性思维成果的取得，往往要经过长期的探索、刻苦的钻研，甚至多次的挫折，而创造性思维能力也要经过长期的知识积累、素质的磨砺才能具备。创造性思维的过程，则离不开繁多的推理、想象、联想、直觉等思维活动。

二、创造性思维的内容和意义

（一）创造性思维的内容

1. 创造性思维的特征　创造性思维强调开拓性和突破性，在解决问题时带有鲜明的主动性，这种思维与创造活动联系在一起，体现着新颖性和独特性的社会价值。创造性思维的特征主要包括：①思维的求实性：善于发现社会的需求，发现人们在理想与现实之间的差距。从满足社会的需求出发，拓展思维的空间。②思维的批判性：敢于用科学的怀疑精神，对待自己和他人的原有知识，包括权威的论断。③思维的连贯性：平时善于从小事做起，进行思维训练，不断提出新的构想，使思维保持活跃的态势。④思维的灵活性：善于巧妙、机动灵活地转变思维方向，产生符合时宜的办法，善于选择最佳方案，富有成效地解决问题。⑤思维的跨越性：思维进程带有很大的省略性，其思维步骤、思维跨度较大，具有明显的跳跃性。⑥思维的综合性：详尽地占有大量的事实、材料及相关知识，运用智慧杂交优势，多种思维方式的综合运用，发挥思维统摄作用，深入分析、把握特点、找出规律、创造出新成果。

2. 创造性思维的表现　创造性思维反映事物本质属性的内在、外在的有机联系，是一种可以物化的心理活动。创造性思维不同于一般思维的规范，虽然具有一般思维的特点，但它强调开拓性和突破性。创造性思维在解决问题时，带有鲜明的主动性，这种思维与创造活动联系在一起，体现着新颖性和独特性的社会价值。

创造性思维就是发散性思维，这种思维方式，在遇到问题时，能从多角度、多侧面、多层次、多结构去思考，去寻找答案。既不受现有知识的限制，也不受传统方法的束缚，思维路线是开放、扩散的。它解决问题的方法不是单一的，而是在多种方案、多种途径中去探索，去选择。

创造性思维具有新颖性，它贵在创新，以及思路的选择、思考的技巧、思维的结论等方面，有着前无古人的独到之处，在前人、常人的基础上有新的见解、新的发现、新的突破，从而具有一定范围内的首创性、开拓性。

创造性思维具有极大的灵活性。它无现成的思维方法、程序可循，人可以自由地海阔天空地发挥想象力。这种"由综合而创造"的思维方式，体现了对已有智慧、知识的杂交和升华，不是简单的相加、拼凑。综合后的整体大于原来部分之和，综合可以变不利因素为有利因素，变平凡为神奇。是从个别到一般，由局部到全面，由静态到动态的矛盾转化过程，是辩证思维运动过程，是认识、观念得以突破从而形成更具普遍意义的新成果的过程。

3. 创造性思维的基本形式　①发散思维：又名辐射型思维，是从一点向四面八方散开的思维。其形式包括逆向思维、侧向思维、想象、联想、灵感、直觉、假设和系统思维。②收敛思维：又称集中思维或辐辏型思维，是指某一个问题仅有一种答案，为了获得这个答案，从不同的方向和角度，将思维直指向这个答案，以达到解决问题的目的。其特点为必须以发散思维为前提，是纯理性思维的形式。基本形式包括抽象概括、分析和综合、比较和类比、归纳与演绎。

4. 创造性思维的基本方法　创造性思维遵循的基本方法有：①唯物辩证法；②整体论方法；③模型论方法；④信息分析方法；⑤因果分析方法；⑥问题探索法；⑦多学科交叉法；⑧数学方法。常常将数种方法综合起来而不固守某种特定的方法。

（二）创造性思维的意义

创造性思维具有十分重要的作用和意义。①创造性思维可以不断增加人类知识的总量；②创造性思维可以不断提高人类的认识能力；③创造性思维可以为实践活动开辟新的局面。此外，创造性思维的成功，又可以反馈激励人们去进一步进行创造性思维。正如我国著名数学家华罗庚说："'人'之可贵在于能创造性地思维。"

1. 创造性思维是人的主观能动性借以得到发挥的关键性环节　创造性思维的本质在于人类能借助于这种思维发现或产生前所未有的事物。从认识论角度看，即创造主体在科研活动中运用这种主观能动性思维产生了认识上的飞跃。如爱因斯坦发现狭义相对论，即是通过他在认识上的飞跃，得到了有关客观物质世界的运动、空间、时间等本质属性的规律性的理解和把握。这一认识飞跃过程，也就是人的主观能动性得到特殊发挥的过程。运用创造性思维，便是主观能动性得到特殊发挥的关键性环节。

2. 创造性思维是逻辑思维方法与非逻辑思维方法协同作用的过程　大量研究表明，创造主体认识飞跃的过程，即逻辑的思维方法与非逻辑的思维方法协同作用的过程。从科学实际出发，在讨论创造性思维及其本质问题时，既不宜忽视逻辑思维的作用，也不可忽视非逻辑思维的作用，只不过它们作用的性质和特点各有不同。总之，没有哪一个科学发现是纯粹经验直观或逻辑推论的产物，相反，它们都是人的思维的自由创造。因此，在对人的创造性思维及其本质的理解中，尽管不可摒弃逻辑思维方法的作用，但更需关注和研究的还是那些脱离逻辑思维常规的思维形式的作用。

第二节　医学科研的其他思维方式

一、直觉思维

（一）直觉思维的定义

直觉思维是指不受某种固定的逻辑规则约束而直接领悟事物本质的一种思维形式。也有学者指出：直觉思维是指对客观事物及其关系的一种非常迅速地识别和不经过逻辑推理而直接领悟事物本质的一种思维方式。

心理学家用弗洛伊德的"潜意识"（或无意识）概念来解释人的直觉思维现象，认为直觉作为一种直接领悟的思维或认知，表面看来虽似未经过思维过程，其实这一思维过程是由人的潜意识完成的。

（二）直觉思维的意义

直觉是一种人人具有的思维能力。儿童对于投怀送抱对象的判定，人们进入陌生城市对问路对象的选择，都是直觉能力在起作用。所以，直觉是一种人人具有的能力，不仅在生活中如此，科研领域也普遍存在。

对于突然呈现于面前的新事物、新现象，或者突然陷身于其中的新形势，人们在"惊鸿一瞥"的认识基础上，往往都会有一种立即做出某种判断的、近乎本能的反应，这种反应能力，就是广义的直觉能力。作为一种思维形式，其特点就体现在它似乎可不经过逻辑推理过程而直接把握客观事物、现象本质与要害。

作为一种与肉体的本能反应相类似的"思维上的本能反应"，直觉能力出于人类（或推而广之的生物）群体组织观念与当前状况的某种共鸣。一旦当前状况或认知条件与某种深层经验模式产生契合，就能直接做出判断并得出结论，不必经过复杂的推理过程。

（三）直觉与灵感的关系

直觉思维的发生和灵感有一定的联系，因而许多论著都把这两者统称为"直觉（灵感）思维"；但许多心理学家不赞同这种说法，因为直觉和灵感毕竟是两个不同的概念。灵感是指人们对于曾经反复探索而不得其解的问题，因某种偶然因素的激发而顿时醒悟，突然形成的一种具有创新性内容的观念，也称顿悟。

1. 直觉是一种思维方式，而灵感则是指解决问题的行为过程中所伴随的一种心理状态（心理准备、心理体验）。

2. 时间上的持续性不同，直觉思维作为一种直接领悟的思维或认知，其最大特点是既不需要启动过程，也没有思维过程；而灵感来临之前要经过一番艰苦探索的过程，来临之后往往会持续一段时间，并伴随着兴奋、腺体分泌等心理、生理体验。

3. 直觉思维是面对出现于眼前的事物或问题时发生的，而灵感常出现在思考对象不在眼前，或在思考别的对象的时候。

4. 直觉思维一般只能产生于神志清醒的状态，而灵感可能发生在主体意识清醒的时候，也可能发生在主体意识模糊时。

5. 直觉思维是对当前问题、情境的直接判断，不需要触媒的引发；而灵感则往往借助于偶然因素的触发，才能导致对所思考问题的顿悟。

6. 在对认识结果的主观评价上，直觉无所谓突然或出乎意料，而灵感带来的则是"意外之喜"。

7. 直觉与探索性的认识目的相关，而灵感则多与求解、理解性的认识目的相关。

（四）直觉思维方式的特点

1. 认识的自发性与跳跃性　直觉思维是自发产生的，在接触初始资料后，自然而然地达到了对于最终答案或结果的认识，是一种没有过程的跳跃性思维。

2. 认识结果的启发性、模糊性、或然性　在科学认识过程中，直觉思维的结果往往以关于研究对象本质的理论假说形态呈现出来，对于后续的验证性研究阶段具有很大的启发性；但这种思维结果往往也是模糊的，必须辅之以进一步的逻辑思索才能最终定型；而最终验证的结果则可对可错，具有很大的或然性。

（五）直觉思维在科学认识中的作用

1. 直觉思维是科学认识中创造性思维的重要形式　因为直觉思维跳过了逻辑通道，直接领悟事物现象的本质联系，具有很大的灵活性，所以借助于直觉思维，在科学发现和技术发明的过程中可以提出新设想、新概念，建立新假说和新模型，从而成为科学认识中重要的创造性思维形式。

2. 直觉思维在理论科学研究中有着特殊重要的意义　理论研究的最高使命是发现隐藏在事物现象背后的普遍性的基本定律，然而并不存在通向这些规律的固定的逻辑通道，正如爱因斯坦所云："只有通过那种以对经验的共鸣的理解为依据的直觉，才能得到这些定律。"因此，他明确表示"我相信直觉"。另一位物理学家玻恩甚至认为："实验物理全部伟大发现都是来源于一些人的直觉。"而同样是物理学家出身的科学哲学家汉森则极力主张，科学发现的逻辑是"逆推思维"（adductive thinking），而这种思维的出发点正是直觉。

二、归纳与演绎

（一）归纳

1. 归纳的定义　归纳推理是个别到一般的推理形式，即由个别或特殊的判断推出普遍的判断。

2. 归纳推理的逻辑形式　归纳推理的逻辑形式是：S_1 是 P，S_2 是 P，S_3 是 P……而 S_1、S_2、S_3……都是 S；所以，S 是 P。

归纳推理由前提和结论两部分组成，其前提是若干已知的个别事实，属于个别或特殊的判断和陈述；结论是从前提中通过逻辑推理而获得的一般原理，是普遍性的判断和陈述。

3. 归纳法在科学认识中的作用 ①通过个别科学事实得出普遍性规律。②可以使经验性的科学事实上升为一般原理。③可以使范围较小的一般原理上升为更普遍的一般原理。正是由于归纳法能够带来科学发现，能够带来规律性、普遍性的结论，因而被称为"发现的逻辑"。

4. 归纳法在科学认识中的局限 结论的或然性；对归纳结论的检验是近乎永恒的进程。

（二）演绎

1. 演绎的定义 演绎是从一般到个别的推理，即以普遍的判断做前提，推出个别的或特殊的判断。

2. 演绎的逻辑形式 演绎推理由三部分构成，即两个前提和一个结论。在这三个判断中含有三个概念，由三个名词构成。它的逻辑形式是：S 是 P，S_4 是 S；所以，S_4 也是 P。

3. 演绎在科学认识中的作用 ①演绎是建立科学理论体系的有效方法。②演绎方法是逻辑证明或反驳的有力工具（先演绎后检验）。③通过演绎可以建立新概念、发现新的自然规律。

4. 演绎在科学认识中的局限 ①演绎推理的结论原则上都包含在前提之中，所以提供的新知识极为有限，是创造性较小的一种逻辑思维方法。②结论可靠性受前提制约，而前提的可靠与否，依赖于归纳方法或其他方法得出一般原理。

（三）归纳和演绎的关系

科学认识是归纳和演绎的辩证统一。首先，演绎要以归纳为基础，归纳要以演绎为指导。演绎方法的大前提来自于归纳，所以演绎包含着归纳，没有归纳就没有演绎；同时，归纳要以演绎为指导，人们总是在一般原理的指导下对经验进行归纳的，从这个意义上说，没有演绎也就没有归纳。其次，在科学认识活动中，归纳与演绎所起的作用不同。归纳概括经验性的事实，处于科学认识的经验层次，以观测到的实验结果为依据；而演绎方法主要用于建立必然性的知识体系，处于科学认识的理论层次。作为科学认识中两个阶段的两类认识方法，归纳的目的是确立科学认识基础的客观性，而演绎则保证构成科学认识基础的知识元件、要素间联系的必然性。总之，科学认识的深化、发展，是在从个别到一般、再从一般到个别的不断震荡中实现的。

三、想象与验证

（一）想象

1. 想象的定义 想象是人体大脑通过形象化的概括作用，对脑内已有的记忆表象进行加工、改造或重组的思维活动。想象思维可以说是形象思维的具体化，是人脑借助表象进行加工操作的最主要形式，是人类进行创新及其活动的重要的思维形式。

2. 想象思维的分类 想象思维有再造想象思维和创造想象思维之分。①再造想象思维：是指主体在经验记忆的基础上，在头脑中再现客观事物的表象。②创造想象思维：不仅再现现成事物，而且创造出全新的形象。文学创作中的艺术想象属于创造性想象，即作家根据一定的指导思想，调动自己积累的生活经验，进行创造性的加工，进而形成新的完整的艺术形象。

（二）验证

1. 验证的定义 验证是通过提供客观证据对规定要求得到满意的认定。如设计验证，是为了确保设计阶段的输出满足该设计阶段输入的要求，有目的的在设计的适当阶段，通过观察分析提供客观证据，对规定要求已得到满足进行的认定，在研究过程中，应保留这种客观证据的记录。

2. 验证的分类　可分为三种类型：前验证、回顾性验证和再验证。

（1）前验证　指在方法正式投入使用前按照设定的方案进行试验，搜集证据以证实检验方法是否达到预期要求的一系列活动。

（2）回顾性验证　系指利用对现有的历史数据进行统计分析，检验方法达到预期要求的行为。

（3）再验证　出现下述情况时需进行再验证：①仪器更新或大修。②检验方法获得的结果作趋势分析，发现系统性偏差。③对检验方法进行了修订或检测条件发生了变更。④经过一段使用时间，对检验方法的再验证。再验证的目的是证实验证的状态没有发生漂移。

四、求异思维

（一）求异思维的定义

求异思维又称求逆意识或逆反思维，它研究事物之间的多样性、差异性。求异思维属于发散思维，是在解决当前问题的已有模式或传统途径之外，独辟蹊径，从已有思路相逆或相异的方面，挖掘一切其他可能的方案，从中寻优，以获得对现有传统理论或方案的突破和创新。它常常是获得创新突破成就的人的一个共同的思维特点。

（二）求异思维的特点

求异思维是指一种逆向性的创造性思维，其特点是用不同于常规的角度和方法去观察分析客观事物而得出全新形式的思维成果。一般具备以下特点：

1. 求疑　勇于对人们司空见惯或认为完满无缺的事物提出疑问并不懈求解。

2. 抗压　力破陈规，敢于向旧传统、旧习惯和权威挑战。

3. 自变　能够主动打破自我束缚，不自满、不自卑。

4. 标新　善于提出与众不同的新颖思路和见解。

（三）求异思维常用的构思方式

1. 反向构思　是指按传统思路相反的方向来解决问题。亚里士多德曾认为："推一个物体的力不再去推它时，原来的运动便归于静止。"这是日常所见任何运动都能证明的现象，似乎无可置疑。可是伽利略大胆地想象：假定在没有摩擦的情况下，运动的物体就会永远向前。这个思想后来由牛顿总结为惯性定律。

2. 侧向构思　又称转换构思，是将传统思路做某种变换，来获得问题的解决。有时侧向构思可巧夺天工，弥补研究条件的不足，如人们获得原子的照片就是一例。人们很想目睹原子的"芳容"，但是它确实太小了，要给它拍张照片就非常困难，困难在于用光的问题上，如果用可见光来拍摄原子，会使照片一片模糊，用 X 射线也有问题，那么还有没有办法拍摄原子照片呢？英国物理学家布拉格想出了一个巧妙的办法，他运用德国科学家阿贝的显微镜的数学理论，采用了分拍后又合成的方法，给原子拍摄了第一张照片——甲苯的分子照片。侧向构思使布拉格发现了晶体内分子和原子摄像法。

五、系统思维

（一）系统思维的定义

系统思维方式是指以系统论为思维基本模式的思维形态，它不同于创造性思维或形象思维等本能思维形态。系统思维能极大地简化人们对事物的认知，给我们带来整体观。可见，系统思维是一种逻辑抽象能力，也可以称为整体观、全局观。

（二）系统思维的基本特点

系统思维方式有目的性、层次性、相关性、整体性、对环境的适应性等特点。

1. 目的性　是指任何被研究的系统都是为了实现某个目标或具有某种功能。

2. 层次性　是指任何系统均可分成若干分系统或要素，而这个系统又是它所从属的一个更大系统的分系统或要素。

3. 相关性　是指系统的各组成要素之间是相互制约、相互依赖的，每个要素的性质或行为，以及它对系统整体功能的影响，依赖于其他要素的性质或行为。

4. 整体性　是指系统不等于各要素的简单总和，而是其组成要素有机构成的整体，整体功能与各要素分功能之间遵循"非加和原则"。

5. 对环境的适应性　是指系统需要适应其环境条件的约束和影响。

（三）系统思维的基本原则

1. 整体性原则　是把由各个要素组成的有机整体作为对象，研究整体的结构及其发展规律，这是系统思维的基本出发点。系统的整体功能并不等于各个要素部分功能的总和，而是具有新的功能，形成了"整体大于部分之和"的规律。但是系统的整体功能又是由其内部各要素相互联系、相互作用方式和系统的结构决定的。据此在医学研究中，首先要着眼于系统的整体功能，统观全局；然后按照整体状况，分析系统的结构功能。

2. 最优化原则　是在多种可能的途径中，用定量的方法确定最优目标，选择最优方案，使最优状态的系统达到最优的效果。实行最优原则，就是要运用各种关于最优的数学理论，如线状规划、最优化控制论和决策论等，选择最优的系统目标。科学研究的选题、理论假设、计划方案、研究方法等诸环节都需要运用最优化理论和技术。

3. 模型化原则　即对大而复杂的系统，设计出系统模型，并通过它来研究和掌握真实系统的本质和规律。模型化作用有两点：一是通过设计系统模型，来达到对真实系统的定量研究，计算系统的边界条件，确定系统的要素及其相互联系、相互作用的数量关系。二是在系统模型的基础上进行模拟实验，不断检验和修正系统方案，达到最优化。

总之，现代科学技术的发展要求人们不断揭示不同物质运动形式内在的共同属性与共同规律，这就要求人们必须采用系统思维的综合方法。

六、因果推理

穆勒（Mill）是试图将因果推理的原则加以系统化的第一人，他提出科学实验四法，后人将同异并用法单列，成为以下科学实验五法。

1. 求同法（method of agreement）　设研究的事件特征为 A、B、C、D、E……，研究的因

素（暴露）为 a、b、c、d、e，研究事件具有共同的特征 A（特定疾病），而这些相同疾病 A 的病例均有相同的研究因素（暴露）a，因此因素 a 是疾病 A 的影响因素。推理形式为：事件（病例 A）有关（暴露）因素。

对象 1：A、B、Ca、b、C

对象 2：A、D、Ea、d、e

对象 3：A、F、Ga、f、g

所以，A 是 a 的影响因素。

如在肝癌病例（A）中发现均有或相当部分有乙肝病毒感染标记（a），表明乙肝病毒是肝癌的影响因素。当然，观察亦可从乙肝病毒感染到肝癌，如发现乙肝病毒持续感染者相当部分发生肝癌，表明乙肝病毒是肝癌的影响因素。

2. 差异法（method of difference）　设研究的事件为 A、B、C、D、E，研究的因素（暴露）为 a、b、c、d……，研究事件均无特征 A（特定疾病），即非病例（对照），而这些对象（对照）也没有研究因素（暴露）a，因此因素 a 是疾病 A 的影响因素。推理形式为：

事件（对照，非 A）有关（暴露）因素。

对象 1：B、C（a 不出现）、b、c

对象 2：D、E（a 不出现）、d、e

对象 3：F、G（a 不出现）、f、g

所以，a 是 A 的影响因素。

如在非肝癌病例（对照，非 A）中发现，均无或相当部分无乙肝病毒感染标记（a 不出现），表明乙肝病毒是肝癌的影响因素。当然，观察亦可从非乙肝病毒感染到未发生肝癌，如发现非乙肝病毒感染者基本上不发生肝癌，表明乙肝病毒是肝癌的影响因素。

3. 同异并用法（joint method of agreement and difference）　即求同法和差异法并用，相当于同一研究中设有比较（对照）组，用以控制干扰因素，推理形式为：

（1）求同部分。

（2）差异部分。

（3）求同与差异两部分比较，所以，a 是 A 的影响因素。

如在肝癌病例中发现均有或相当部分（统计的高于对照组）有乙肝病毒感染标记，而在非肝癌病例（对照）中发现均无或相当部分（统计的低于病例组）无乙肝病毒感染标记，表明乙肝病毒是肝癌的影响因素。

4. 共变法（method of concomitant variation）　可以看成是求同法的特例。当有关（暴露）因素不是定性的，而是等级或定量的，并与事件（疾病）效应成量变关系，才可以应用共变法。设 A1、A2、A3 是事件（疾病）效应不同数量的状态，a、a2、a3……是研究因素（暴露）不同数量的状态，两者间有共同变动的关系，因此因素 a 是疾病 A 的影响因素。推理形式为：

事件（效应，A）有关（暴露）因素

对象（组）1：A1、B、Ca1、b、C

对象（组）2：A2、D、Ea2、d、e

对象（组）3：A、F、Ga3、f、g

所以，a 是 A 的影响因素。

如在吸烟与肺癌的研究中，随着吸烟剂量 a、a2、a3 的增加，肺癌的优势比（OR）或相对危险度（RR）A、A2、A3 也增加，即呈共变或剂量-反应关系，所以支持吸烟为肺癌的病因。

实际上，分类资料的关联强度与定量或等级资料的剂量-反应关系，均表示结局事件与暴露因素的相关，从而支持因果联系。

5. 剩余法（method of residues） 可以看成是差异法的特例。对某复合结局事件（A、B、C），已知它的有关（暴露）因素在特定的范围内（a、b、c），通过先前的归纳又知道 b 说明 B、c 说明 C，那么剩余的 a 必定说明 A。推理形式为：

结局事件有关（暴露）因素

A、B、Ca、b、C

Bb

Cc

所以，剩余 a 是 A 的影响因素。

用剩余法判明联系，就像算术中的减法，即在一组复杂的现象中，把已知联系的现象减掉，探寻剩余现象的联系。

第三节 中医思维

由于中医学与古代哲学在共同的发展过程中互相沟通、互相交织，所以古代哲学朴素的唯物论和辩证法思想渗透和移植到中医理论体系之中，成为中医学的指导思想。中医学注重从整体上把握人的健康和疾病；在疾病诊断时注重医患的直接接触；在治病和用药上注重辨证施治、整体调节；中药的来源上，大多是生物药材，靠采集和耕种获得。中医学对人的生命现象和病理变化的认识，具有浓厚的思辨色彩，强调人与自然的和谐关系，因此，中医的思维方法具有鲜明的特点。

一、中医思维的哲学特征

在中国几千年历史中，哲学思想丰富多彩，影响较大的主要有元气论、阴阳学说、五行学说，这些思想注重整体、分化、相互作用、内在矛盾。在漫长演进中，形成了中国人整体观的朴素系统论思维方式。中医学是建立在中国传统哲学基础之上的，随着中医学的发展，"气—阴阳—五行"成为中医学最基本的思维模式。

在中国传统哲学思想的深刻影响下，在长期的医疗实践中，中医学形成了不同于西医学的思维方式。这一独特的思维方式主要表现为象数思维、整体思维、变易思维、中和思维、直觉思维、虚静思维、顺势思维和功用思维等。

中医学的象数思维主要体现在取象运数的思维方法之中，运用取象比类，分析生理功能，建立"藏象"学说；对疾病的认识上，将各种病证表现归结为"证象"，建立"辨证论治"理论体系。中医学的整体思维既表现在将人体本身看成一个有机联系的整体，也表现为从人与自然、社会环境的整体联系和统一中考察人体生理病理过程，并提出相应的治疗养生方法。中医学的变易思维将生命、健康和疾病看作是普遍联系和永恒运动变化着的过程，不仅重视疾病的传变转化，而且重视治疗的应变而动。中医学的中和思维强调在观察分析和研究处理生命问题时，注重各种矛盾关系的和谐、协调或平衡。如在疾病的认识上，中医学侧重于"阴阳失调"的关系性因素，提出了以阴阳失调为核心的病因病机理论；在治疗上，中医学注重的是宏观地调和人的阴阳状态，而不是微观地消除病原体，提出了调和致中的治病、养生学说。中医学的直觉思维又称为"心语""心法"。在直觉思维过程中，人们的思维能动性被充分发挥，思维潜力得到充分发掘，从而具有逻辑思维无法替代的功能。中医学的虚静思维目的是通过"虚"心、"静"神的方法，达到生命的最佳状态，养生的"恬淡虚无"，情志的"清静安和"，诊脉的"虚静为保"，针刺的"无营众物"，都体现了这一思维特征。中医学的顺势思维表现在顺应自然之趋势以及事物的时序变化因素。这种思维方法既考虑了疾病过程中机体的各种反应性，又考虑到了各种内外因素对机体反应性的影响。中医学的功用思维注重从事物的功能、属性、效用出发考虑问题，从功用上把握人体藏象、认知病因病机、调节气血偏颇。

（一）整体思维

中医学运用整体思维的方法建立了藏象、经络等生理学模式，阴阳失调、邪正盛衰等病理学模式，六经辨证、八纲辨证等诊断学模式，调和阴阳、补偏救弊等治疗学模式。中医学采用"人与天地相参"的整体思维，将天文、地理、物候、音律、矿产、植物、动物、社会等人体外界因素依据阴阳五行规律，统统找到与人体相应处，形成一个以人体为中心涵括宇宙万物的太极巨系统。在这个太极巨系统中，宏观与微观统一在一起，宇宙和人统一在一起。从这个意义上说，中医学不仅是一门以太极象数模式为基础的整体动态医学，而且也是一门统括天地人的宏观宇宙学。几千年来，中医学在临床实践与基础理论交融不分的发展中，始终坚持和贯彻整体观。

1. 人与环境的统一　中医学的整体观念与中国古代哲学中的天人合一思想是一脉相承的。中医学把人体生命活动与自然界、人类社会的变化作为一个相互联系的整体运动来认识。关注人与外界环境的密切联系，把人类理解为宇宙分化的产物，把个人理解为社会的一分子，强调人与环境有机地统一，提出带有自身学术特色的"天人相应"或"天人相参"命题。如"人与天地相参也，与日月相应也"（《灵枢·岁露论》）。

2. 生命体的统一　中医学在中国传统文化整体观的影响下，把人的生命也看作一个整体。在形态结构上，认为人是以五脏为中心，通过经络系统把六腑、五体、五官、九窍、四肢百骸等全身组织器官联络成一个有机整体，并通过精、气、血、津液的作用，完成机体统一的生命活动。中医学认为，人体的各个脏腑器官都是相互协调合作的，任何一脏一腑、一官一窍、皮肉筋骨的活动都是整体生命功能不可分割的一部分。机体中的任何功能活动，都是建立在与其他功能活动相联系的基础上，处于统一的形气转化的整体联系之中。许多气化功能的产生是多个脏腑协调合作的结果。

3. 诊断治疗的整体性　在分析疾病的病理机制时，中医学从阴阳五行理论出发，把局部与整体统一起来，既重视局部病变和与之直接相关脏腑的关系，又注重病变与其他脏腑之间的关系，以便揭示脏腑间的疾病传变规律，找到临床治疗的最佳方案。

（1）辨证诊断的整体性　中医的"辨证诊断"，包括"审证求因""辨证识机"两方面内容。"审证求因"思维的立足点主要放在六淫、七情等致病因素对人体作用后所引起的机体整体反应状况上，由此来认识病因的性质和特点，予以相应的中药、方剂、针灸或按摩治疗。由于五脏六腑、经络百骸在生理、病理上的相互联系和相互影响，决定了中医在"辨证识机"诊断疾病时，通过观察分析五官、形体、色脉等外在征象表现，借以揣测、判断其内在脏腑的病机变化，从而对患者的病机状况做出正确的诊断。

（2）对证治疗的整体观　中医学不仅从整体上探索正常人体的生命活动规律，分析疾病的变化规律，而且用整体统一的思维方式对病证采取相应的治疗调节。对证治疗就是针对机体在患病过程中整体反应情况的差异而采取不同的治疗方案，即所谓"同病异治，异病同治""证同治亦同，证异治亦异"。中医学的对证治疗，其实质是从整体变化的相互联系上达到整体调治之目的，是整体治疗观的集中体现。

（二）形象思维

在中医学形成和发展过程中，古代中医依靠中国传统文化，主要通过以形象思维为主导的思维模式，完成从实践到理论的升华，达到把握疾病本质和规律的目的，实现解除民众疾苦和提高民众健康水平的目的。

1. 形象思维的概念和特点　形象思维是在对客观事物感性形象认识的基础上，通过意象、联想、想象等思维形式来揭示客观对象的本质及其运动规律的思维方式。形象思维源于实践经验，同时又能突破经验事实的局限，具有明显的跳跃性、生动性、直观性、间接性、概括性和能动性，可以达到观察实验所无法达到的境界。从人类第一把石斧的磨制，到卫星发射和登月飞行的成功，都可以找到形象思维的痕迹，尤其是在建筑、机械制造等涉及视觉形象因素的技术领域，以创造性想象为主的形象思维更是必不可少。所以，培养富有浪漫主义精神的想象力是科技工作者提高科学思维能力不可缺少的重要一环。形象思维最大的特点是思维过程中不能脱离事物的形象，它是通过记忆表象和感觉形象的加工，实现对事物理性的把握。作为一种独立的方式，其思维过程也表现出多种方法的运用，常见的有想象、联想、比较、分析和综合。

2. 形象思维是中医实践通向理论的桥梁　中医理论之所以是理论，因为它也经过了理性思维的过程，是历代中医在丰富的医疗实践基础上经过形象思维的加工升华而形成的。首先，形象思维使中医认识了医学基础问题的本质。其次，形象思维使中医把握了医学的规律。经络学说的形成是典型的形象思维产物。先民们把针刺穴位得气的感觉想象为体内气血在运行，并根据穴位的线性排列，在思维中构思出气血运行的起止通道，经络学说由此产生。其三，形象思维使中医把握了事物的联系。如借助传统哲学五行生克关系图，将脏腑、五官及其主要功能分别归属五行，建立起脏与脏、腑与腑以及各种脏腑功能相互滋生、相互制约的脏腑结构与功能联系系统。

3. 形象思维是中医诊断疾病的主要思维方式　形象思维是以意象（或表象）符号为基本加工单元的思维形式。中医认为疾病的本质是病机，把握病机的思考是依据症状形象，借助医者经验表象的记忆，在大脑中追溯引起症状的体内机制，通过形象性构思，寻找病机。如阳明腑实证是根据腹痛拒按、发热、数日不大便等症状，构思出热邪与宿食相结于肠腑，形成肠腑痞、满、燥、实的病机，一个"结"字生动反映了阳明腑实证病机的本质。

4. 形象思维使中医获得治则和治方　中医的治疗，尤其是中医内科治疗方案的确立，离不开想象和联想的思维方法，因为治疗是针对动态病机的因势利导，如风寒感冒的治疗是针对风寒袭表的病机，在大脑中构思驱邪出体的目的表象，如用温驱寒，以辛祛风，进而形成辛温解表的治疗方法。治方的形成，更是形象思维构思的产物，如《伤寒论》第一方桂枝汤，方用桂枝发汗解肌，白芍敛汗，姜、枣调和营卫，一发一收，发中有收，收中有发，若不借助形象的构思和想象，很难获得如此恰当的治方。

（三）象数思维

象数思维，指运用带有直观、形象、感性的图像、符号、数字等象数工具来揭示认知世界的本质规律，通过类比、象征等手段，把握认识世界的联系，从而构建宇宙统一模式的思维方式。

1. 象数思维与藏象学说　藏象是中医学的重要范畴之一，藏象学说是中医学的重要理论之一。藏象范畴出自《黄帝内经》，其理论源头和方法论基础在于中国哲学的象数思维方法。从某种意义上说，中医学正是以藏象为核心构建了人体的生命模型。中医学理论主要是通过对人体功能表象的观察，运用象数思维的方法，根据天人相应的原理构建起来的。藏象学说的指导思想是"内外相袭"，人体内部脏器与外部体征互相因袭，互相呼应。《灵枢·外揣》说："合而察之，均而验之，见而得之……故远者司外揣内，近者司内揣外，是谓阴阳之极，天地之盖。"因此，"司外揣内"，即从人体外部体征可以揣测内部脏器情况；"司内揣外"，即从内部脏器可以揣测外部体征的表现。

在"内外相袭"思想的指导下，古人考察人体的具体方法有两条。一条是"切而验之"，与"外可度量切循而得之"相呼应，就是"司外揣内"，主要用于考察活着的人；二是"见而得之"，与"其死可解剖而视之"相呼应，就是"司内揣外"，主要用于考察尸体。从使用的频度看，"司外揣内"比"司内揣外"更重要，特别是在古代的科学技术条件下，"司外揣内"是主要的方法。

2. 象数思维与中医诊断　中医诊断包括"辨证知机"与"审证求因"两方面内容。辨证知机本质上就是辨象知机，"证"就是疾病显露出来的形象证据。中医学通过"司外之象"达到"揣内之机"的认识目的。司外与揣内对病机的表述，均离不开阴阳五行、三部九候、五轮八廓等象数模型的实际应用。审证求因指通过辨析审查"证"的表象来判断致病原因，为治疗提供可靠证据。中医学通过望色观形、闻声嗅味、问症切脉获得"证"的信息，根据病因象数模型（如六淫、七情、六郁等）进行归类，以类别推测病因。

3. 象数思维与中医治疗

（1）治则治法　在中国哲学象数思维影响下，中医治疗偏重于气化功能、制约关系、传变过程、性状配伍、全息调控的宏观整体调节，而不注重物质实体、形态结构的物理、化学分析。中医学象数思维的应用最终聚焦于临床治疗中疗效的获得与提高，具体表现为"辨证论治"。由于人体发病往往不是单纯由一种因素，而是多种因素综合作用的结果，因此，在这种情况下，中医学通过四诊审证求因、辨证知机，得出"证候"诊断，进行对"证"治疗，临床实践获得了全面、综合、彻底的治疗效果。因为"证"反映的正是人体内外各种因素综合作用的一种动态情况，由此可以在取象运数思维的指导下，采取各种相应的治疗，辅助、激发人体本身的自我调节能力，以达到脏腑气血动态平衡和相对有序，以起到应对综合因素治疗的作用。

（2）本草方剂　本草的四气五味、升降浮沉、归经功效，是古代医家在无数医疗实践的基础上，通过象数思维的总结归纳得出的。古代医家认为，本草的四气来源天之四时，五味来源于地之五行，体现了四气五味与四时五行象数模型相统一的思想。方剂配伍的建立是在象数思维指导下，依据本草的性味归经、主治功效，按照君臣佐使的关系，进行适当剂量比例的配伍，制定汤液醪醴、丸散膏丹等各种剂型，以用于相应证候、相应病情需要的疾病。

（3）针刺灸疗　针灸中象数思维的运用极为普遍，更为直接。针灸中"取象"的应用首先体现在腧穴的命名上。腧穴的名称是古人以其部位及作用功效为基础，在中医理论指导下，结合自然界多种事物、形象，采用取象比类的方法制定的。例如：部分腧穴依据所在位置、脏腑内在气机，参照日月天体而命名，如璇玑、太乙、日月、上星等。其次，体现在对奇经八脉生理功能的论述上。例如以"天雨降下，沟渠溢满"比喻人体"络脉满溢"，论述血流奇经八脉的重要性。再次，体现在针刺施术的手法上。如《金针赋》中记载有青龙摆尾、白虎摇铃、赤凤迎源、苍龟探穴等取象调整手法。针灸中"运数"的应用首先体现在正经的数目上。马王堆帛书《足臂十一脉灸经》《阴阳十一脉灸经》中虽有三阴三阳之名，但只有十一条经脉，对应五脏六腑相加之数"十一"，而缺一条手厥阴经脉。至《灵枢·经脉》，手足分别配以太阴、阳明、少阴、太阳、厥阴、少阳，共十二条经脉。我们认为这是《黄帝内经》将心与心包功能一分为二，以符合手足三阴三阳相加之和之数"十二"象数模型的需要。其次，体现在腧穴的总数上。如《素问·气穴论》记载："气穴三百六十五以应一岁。"《黄帝内经》认为人体腧穴的总数与一太阳年的日期相吻合。再次，体现在用针的数目上。如《素问·九针论》记载："九针者，天地之大数也，始于一而终于九。故曰：一以法天，二以法地，三以法人。四以法四时，五以法五音，六以法六律，七以法七星，八以法八风，九以法九野。"以"天地之大数"对应用针之数"九"。同时还体现在针刺施术的手法上。如《金针赋》中记载有烧山火、透天凉、子午捣臼、龙虎交战等用阳九三进三退，用阴六三出三入，以及左捻九右捻六等运数调针手法。针灸治疗实质上通过针刺、灸疗对人体的气机进行综合调整，由于"机之动不离其空，空中之机，清净而微，其来不可逢，其往不可追。知机之道者，不可挂以发；不知机道，扣之不发"（《灵枢·九针十二原》），气机变化难测，调控不易，故此，针灸学应用象数思维，实现了对人体气机变化规律的认识和描述，便于临床对气机调控规律的操作和掌握。

（四）中和思维

中和思维是指在观察、分析和处理问题时，注重事物发展过程中各种矛盾关系的和谐、协调、平衡状态，不偏执、不过激的思维方法。中和思维的基本特征是注重事物的均衡性、和谐性，行为的适度性、平正性。中和思维反映在自然观上，除了把自然界看作有机整体，注重从整体上把握事物外，还强调把握事物之间的相互联系，认为事物内部和事物之间存在着协调、整合的关系，即整体和谐关系。反映在医学观上，即强调健康状态下的整体和谐。

以"阴阳五行"象数模型为核心框架的"调和致中"的思维方式，从《黄帝内经》以来得以充分发展并贯彻到中医学的各个领域。中医学称"阴阳均平"的人为"平人"，也就是中正平和之人、健康无病之人，"平人"脉道运行上下通畅条达，脏腑四肢功能协调，形内气血匀称相适，整个生命机体与天地四时阴阳变化同步协调。《黄帝内经》关于生命存活的根本在于人体阴阳五行动态平衡的观点体现了中和思维的成功应用，并进一步概括出阴阳失调的发病机制，即正常的生命现象存在于阴阳的中正平和状态，一切疾病的发病机理可以概括为阴阳失调而致偏盛或偏衰状态，表现为"失中违和"。中医治疗学的核心主要是关于机体阴阳五行的动态平衡调节，其治病原则是调和致中这种治则思维方式，在阴阳调和、五行调节及针灸、本草、方剂中均有具体应用。

中西医学的本质区别是思维方式的区别，中医思维方式具有重合轻分、重用轻体、重象轻形、重时轻空、重悟轻测、重道轻技的特征，中医思维模式具有符号性、功能性、超形体性、时序性、过程性、模糊性的特征。中医思维是中和思维，认为人体功能的动态平衡态、稳态、和合态就是健康，因而治病的根本原则就在于"法于阴阳，和于术数""辨证识机"。

（五）中医直觉思维

所谓中医直觉思维，是主体通过潜意识的活动对知识经验进行加工，并跃过严格的逻辑证明，突发的直接把握客体对象的思维过程。中国传统文化思想史对"直觉"的描述常用"体道""心悟"等词，它的特征是注意意象的统一，即注重主体意念思维与现实世界万象的统一，不讲主客体的区别，主客体相互渗透，物我两忘，天人浑然一体。所以，中国古人的直觉思维方式有两种，其一，偏重于有念的"专意心悟"，即专意于一点，以一念代万念，反复玩索揣摩，以求以一贯通。其二，偏重于无念的"虚静体道"，即无心于念，无欲无求，用灵明之心去直觉宇宙的本质，以求当下感悟。

中国传统文化注重直觉的思维倾向在中医学思维方式上表现得尤为突出，中医直觉思维方法的早期定义为"医者，意也"。即在中医的临床实践中，以无心体悟的方式去直接把握大道本然，达到"慧然独悟"（《素问·八正神明论》）的状态。中医的实际运用更多的是倾向于"有念"的直觉思维方式，又称之为"心悟法"。所谓"心悟"是指医者在理论学习和临床实践的基础上，对经典论述和圣贤之言，或某些疑难问题念念不忘，殚精竭虑，反复琢磨，一旦心开意解，终于获得独到的见解、有效方案的一种思维方式。"心悟法"在中医学中的广泛应用，可以从大量的中医古籍题名上反映出来，如刘完素的《伤寒标本心法类萃》、程钟龄的《医学心悟》等。

二、中医思维的活动特征

不同的民族，由于其历史发展、科学技术水平、哲学传统的不同，长期的历史积淀形成了各具特点的思维方式。中医学本身就是一门多学科交叉、渗透、综合的科学，是自然科学与人文文化相互交融的产物，中医学的整体医学模式牢牢地根植于中国古代的哲学理论思维模式之中。

（一）中医理论形成的思维活动

1. 中医理论形成的思维过程　中医理论形成是经过从简单到复杂，从不成熟到比较成熟的发展过程。在认识和解决各个历史时期的医学难题中，呈现出特有的思维活动特征。中医理论形成主要经过了直观、归纳、演绎、分类和系统等几个发展阶段。

（1）直观阶段　是对医学事物的直观认识，表现在中医理论形成的萌发阶段，如神农尝百草。

（2）归纳阶段　属于一般意义上的理性认识。即在思维活动中把若干个相同或相关的个性认识，归纳为具有代表性的一般规律反映出来。中医理论归纳的特点是形象归纳，如《内经》归纳出人适应自然四季生活的规律。

（3）演绎阶段　是在掌握了一般理论以后，从一般理论推演出个性理论的思维活动。中医理论主要依靠形象性类推——"取象比类"的方法，建立起中医理论的横向联系。如运用五行学说的生克关系类推出各个脏腑的属性、功能或联系。

（4）分类阶段　是人们对客观事物认识达到一定程度，在形成一定量的理论后，按照事物的同异程度，在思想上加以分门别类的思维活动。如中医基本理论中有阴阳学说、五行学说等。

（5）系统化阶段　是理论成形阶段，在这一过程中，思维活动把各部分的理论综合为一个有机联系的整体。如张仲景对外感病与内伤杂病进行分类后，进而综合为六经辨证，使中医学对外感病实现了系统化认识。

2. 中医理论基础形成的思维模式　中医理论基础的思维模式是指中医借鉴自然哲学的方法，在长期认识和解决医学难题的思维活动中，逐渐形成理性思维模式。中医在认识自然、人体和疾病的时候，把自然哲学中的阴阳五行学说引入对人体生理、病理的认识活动，并在认识和表达医学问题过程中，不断地加以改造和完善，逐渐发展为成熟的理论体系。在这一理论体系形成过程的直观阶段，人们只是渐渐形成了用"阴"和"阳"来反映人体的部位、功能、疾病等，当认识上升到归纳阶段，人们就进一步开始用"阴"和"阳"表示两个事物或一个事物的两个方面，并具有相互独立、相互依存的关系，且有相互转化的可能，在此基础上，中医开始用阴阳学说解释生理、病理、诊断和治疗的本质与规律。其认识过程可归结为直观阶段→归纳阶段。中医对五行学说的认识过程基本同于阴阳学说，所不同的是，五行学说运用形象思维来演绎事物之间或一个事物内部诸要素之间的相互滋生、相互制约的关系。即其认识过程可归结为直观阶段→归纳阶段→演绎阶段。

中医学的藏象、经络学说是关于人的生命本质、规律和联系的理论，是中医认识、解决医学问题和进行临床治疗的基础理论，其形成过程大体经过了直观、分类和系统等几个主要思维发展阶段。直观阶段中形成的是关于人体结构和功能的零散性认识，借助少有的解剖观察，依据人体在活动状态下表现于外的征象，结合医生大脑中储存的其他事物活动的表象，形成体内功能活动的"情景"，即《内经》所谓"司外揣内"的认识方法。把零散性认识进行归纳、分类，则能全面把握人体的组成与功能，如通过对"泻而不藏"和"藏而不泻"功能形象的比较，将脏与腑区别分类；通过"主血脉，主神志""主气，主宣发"等动态功能的比较，将各个脏腑进行区别分类，再依据脏腑各层次的功能特点，按一定的功能模式（如五行关系模式）进行分门别类的整体形象的加工，形成若干个脏腑功能的子系统。最后进入系统阶段，在脏腑各子系统功能的基础上，经形象性构思建立起具有层次结构的脏腑功能系统。

3. 中医临床基础形成的思维模式　中医学的病机理论是中医基础理论的重要内容，是关于疾病发生、发展及其转归的理性描述。在把握病机的思维中，中医首先把人体作为一个阴阳平衡的有机体，认为阴阳平衡是人体保存正气和抵抗外邪的根本，即"正气存内，邪不可干"（《素问·刺法论》）。中医对病机变化的把握是依据想象中形成的病机，借助其他事物的形象，通过类比实现的，如表证是邪袭肌表，卫气与之抗争；里热证是邪气入里，或化热而伤阴，或热邪有外达之趋，或无外达之势。中医病机理论表现了如下思维活动特点：①病机是一个动态的病理发展趋势；②实现病机的把握主要依靠想象、联想和形象性构思；③对病机高度概括的表述即为证。

中药理论的形成大体经过了个性认识、归纳整理和系统分类几个阶段。对中药的个性认识是对单味药的把握过程，需要从不同角度认识它的属性，如从药材的来源考察药材的产地、栽培、入药和加工过程等；通过对用药后产生治疗作用的观察，认识每一味药的属性、功用和主治。归纳整理时在认识各味药的性能后，通过归纳和综合，整理出中药治疗疾病的一般规律和每味药综合情况，如通过治疗发热病的药性归纳，总结出寒性药的治疗规律。将中药加以分类，是对中药零散性知识的系统化，是中药理论的形成期，从思维发展角度来看，是理性思维的体现。

中医在方剂理论的认识中运用了多种思维方法，通过分析把握方剂中各味药的作用机制；通过综合，把握方剂的整体功能；通过类推，把握方剂中各味药之间的动态联系；通过由果求因的方法，追溯方剂在体内调节病理的机制。

4. 中医学术思想的思维模式　中医学术思想在中医理论中占有特别重要的地位，其萌发形成和发展过程的思维规律，充分反映了中医理论的思维特征。

中医学术思想的萌发，多是在实践中对经验的升华，或是在观察和思考中诱发灵机，或是受经典理论的启发等思维活动引发的学术思想。形成学术思想的思维途径大致是：①从临床实践经验中萌发学术思想，如张仲景开创辨证论治的先河；②在观察和思考中诱发灵感，如张子和攻邪论思想的萌发，即受到传说中的大禹治水以疏导为法的启示；③从自然现象诱发联想，如关于"肾为先天之本"学术思想的萌发，是古代中医在简单的解剖知识基础上观察到肾脏如豆子形，豆为种，内有胚芽，由此联想到人所以能传宗接代，其根在肾；④受经典理论的启发，如张元素为易水学派之首，他从《灵枢·邪气脏腑病形》等篇中关于脏腑寒热虚实辨证的阐述得到启发，首先提出了脏腑辨证论治的方法。

（二）中医临床的思维模式

中医临床诊治活动的第一阶段是从检查病人开始的，即通过望、闻、问、切获得关于病人的证（症）象；第二阶段是辨证，即确定病、证性质的阶段；第三阶段是制定治则；第四阶段是实施治疗；第五阶段是追访疗效。从中医临床思维活动的本质和特点出发，其思维活动随临床活动发展的进程分为四诊思维、辨证思维、治则思维、治疗思维和治疗思维反馈等五个阶段。其中四诊和辨证属于诊断思维，即四诊思维；治疗及其治疗反馈属于治疗思维；治则是一个独立的思维阶段。

1. 四诊思维 是一种特殊的思维活动。从思维活动的微观机制来看，医生通过按病人各种症状的感官刺激，首先形成感觉；然后需要回忆经历过的表象或大脑知识库中的相关知识，经过比较与鉴别才能辨出这种感觉是什么性质，属于何证，如切脉过程，摸到的是弦脉还是紧脉。问诊思维的主要表现有再照想象、抽象辨证和性质认定。望诊和闻诊中重要的思维方法是通过思考，进行比较和鉴别，脉诊中需要思考，思考的主要方法仍是比较和想象。为达到把握疾病本质和联系的目的，医生在获得病人的症状后，通过对感知表象进行一系列的思维加工活动，结合自身大脑知识库中已有的知识，共同完成思维加工，用简练的文字对疾病作出理性的概括，这就是辨证思维。辨证思维方法有比较法、分析综合法、倒果求因法、类推法等，想象和联想是其中的重要因素。

2. 治则思维 是中医制定治疗原则的思维活动，治则正是这种思维活动的产物。即在中医临床从诊断转化为治疗的过程中，还存在着一个思维的转化过程，这个过程表现为相对独立的思维阶段，它的产物就是治则。所以，治则思维是一个独立的思维阶段，是中医临床认识过程中从理性认识向实践发展的中间环节，即医生在获得关于疾病的理性认识后，将疾病"是什么"和"怎么样"的理性认识在思维活动中转化为"应该怎样"的观念。如"心肾不交"的辨证，转化为"心肾得交"，即"水火相济"的观念，然后构思形成"交通心肾"的治疗原则。治则的思维，既体现医生对疾病的理性认识，又反映医生对改变病机现状的意志，显示医生对改变病机状况的基本态度，表达医生如何干预病机状态的原则，构成中医临床思维从诊断疾病向治疗疾病发展的中间环节。想象、联想和形象性构思，是中医治则思维中常见的思维方法。

3. 治疗思维 是中医临床思维活动的归宿，即根据治则要求，制定出改变病理状态的措施，为选药、组方和作出治疗决策。治疗思维反馈是调节治疗活动趋近主体目的的重要措施。中医治疗思维的主要任务是构思治疗方案。从这个意义上说，治疗思维又是一种决策思维。首先，治疗思维要根据治则的要求，选择治疗的最佳途径和最恰当的治疗方法，制定具体的治疗措施；其次，根据治法或措施的要求，制定具体的治疗方案；其三，在备选方案中优选，其过程是对各种方案进行治疗思维的内反馈，在思想中将各种方案对病理活动"发生干预"，从中比较各种方案的效力，选出最佳方案，此谓中医治疗的决策；其四，实施方案的表述，即把选中的方案，通过一定的形式予以表述，例如写处方或言语表达；其五，选择中医的治疗活动，是手法操作治疗还是药物治疗。在中医施治活动中组拟治方，是中医治疗思维的核心。

第三章
医学科研选题

扫一扫，查阅本
章数字资源，含
PPT、音视频、
图片等

　　选题是指选择、形成和确定一个需要研究和解决的科学问题。它是开展科研工作的首要步骤。选题是一个严密的科学思维过程，如何选择课题和选择什么课题，是科研工作的关键阶段，在一定程度上反映了科研工作的水平和研究价值。

第一节　选题原则

　　选题，确立科研课题的过程。科学研究就是提出问题解决问题的过程，因此，选题是科学研究的第一步，也是最为关键的一步。德国物理学家海森堡说："提出一个正确的问题，往往等于解决了问题的大半。"爱因斯坦也指出："提出一个问题比解决一个问题更重要，因为解决问题也许仅是一个数学上或实验的技能而已，而提出新的问题，却需要有创造性的想象力，而且标志着科学的真正进步。"故科研选题是创造、创新的过程。抓不住有价值的问题，就选不出有意义的科研课题。选题既是科学思维过程，又是科研方法的操作过程，其内容包括初始意念、凝练问题、明确问题所在、构建理论框架、建立假说和科研课题的选定。在此过程中，需要大量检索、研读相关文献，反复思考。可以说是一个理论思考和科学方法操作的过程。在选题过程中需要遵循以下原则。

一、创新性

　　创新性是科研的灵魂，是探索未知，发现新问题，寻找新方法，得出新结果的要求。科研是探索未知的认知活动，是创造知识的过程。因此，科研的本质决定了其本身必须具有创新性。这就要求问题的提出必须有新意，应该是前人尚未解决或尚未完成的问题。创新性是多方面的，包括理论方面的创新、技术方面的创新以及应用方面的创新等。例如现代中药研究中，提出黄芪之类"补气固表药"有提高机体免疫功能的作用，从而把"卫气"从免疫机制上加以阐述，属于理论创新。而显微镜、内镜、多层 CT 扫描仪、磁共振（MR）仪器等则属于应用技术上的创新。另外还有一类创新称原始性创新，原始性创新是最重要、最高水平的创新。原始性创新是指前所未有的科学发现、技术发明、原理性主导技术等创新性研究。原始性创新是最根本的创新，是最能体现智慧的创新，是一个民族对人类文明进步做出贡献的重要体现。例如牛顿万有引力的发现，瓦特蒸汽机的发明等都属于原始性创新。与原始性创新相对的是进展性创新，又称次级创新，主要表现在对现有概念、理论、方法等的补充和改良。基础研究一般是原始性创新，应用研究一般是进展性创新。

　　任何没有创新性的研究或者只重复别人已经做过的研究，不仅对科学技术的发展毫无意义，而且还会造成人力、财力、物力、时间的浪费，是科学选题所不允许的。

二、科学性

选题必须符合最基本的科学原理，遵循客观规律，具有科学性。选题以科学的理论或现有的研究成果为依据，进行严密的逻辑推理，以保证选题的正确性。它要求科研人员对已有的科学知识、科学技术在继承的基础上有所创新，在科学性的基础上追求创新性，以保证选题的正确。同时科研设计也必须符合客观规律，实事求是，具有科学性，用科学的概念和准确的语言，正确地表述出来。科研路线清晰、明确、合理，选题自始至终都必须要有科学的论证，对整个研究工作的手段、方法、实验进度、人员组合与分工做出科学的安排。

科学性与创新性并不矛盾，二者是相辅相成的。在实际工作中，既不能因强调了科学性而裹足不前、不敢开拓创新，也不能无视科学性而一味地追求所谓的创新。

三、需要性

选题应满足社会需要和科学自身发展的需要，有明确的研究目的，解决待定的医学问题，具有理论意义或应用价值，具有社会效益和经济效益，能够运用于医学实践，解决临床工作中的实际问题，经济有效，有推广应用价值。科技工作者在选题时，要了解和掌握政府管理部门的方针、政策及科研招标方向，在此前提下，发挥自己的专业特长与优势，最大限度地满足与适应社会发展的需要，与社会的发展相结合，做到突出特长，有的放矢。当然，在兼顾需要性的同时，还要正确看待理论与实践、基础与应用、远期效果与近期效果、理论研究与总结验证的辩证关系，适应客观需要，开拓新的医学研究思路。

四、可行性

选题应与自己的主、客观条件相适应，具备完成和实施课题的条件。选题时必须考虑到将会遇到的各种问题和困难。所以，选题要适合自己的知识、能力和素质，适合特定的科研条件，不要贪大求全。

（一）研究人员

包括主持者和科研团队的知识结构、业务水平、研究能力、科研经验、科研素质。最能反映课题组知识结构的客观依据是课题组人员的教育背景、专业结构、年龄结构和职称结构，它能够客观反映学缘结构与知识互补的优势。最能反映课题实施人员科研能力的是科研业绩，适当展示主持者和团队成员过去获得的科研资助、科研成果及发表的相关论文是研究能力的有力证据。

（二）研究条件

课题实施条件的可行性包括研究的仪器设备、技术条件、实验动物、临床基地、信息文献、经费保障等。这些是确保课题实施的基本条件。

（三）研究方案

研究方案体现了科学研究的计划性、控制性和科学性。合理的研究方案能确保研究的可行性。课题研究方案本身的可行性包括：课题设计的科学性，课题关键性技术的解决策略与方法，确保研究质量的科学设计，测量指标的科学性与可能性，获取测量工具的途径与方法等。这些方面能够展现课题的成熟性，增加选题的可行性。

五、特色性

特色性要求选题应充分体现中医药的特色，注重从中医药基础理论、中西医临床问题中进行选题。突出以整体观为主体的辨证论治体系，围绕中医理、法、方、药等具有中医药特色的方面去研究。它既与创新性相似又不同于创新性，创新性注重"新"，而特色性注重"特"，即与众不同。例如，中医辨证治疗 SARS、COVID-19 即是有特色的治疗方法，以此为研究内容的选题即是有特色的研究。

六、效能性

效能性原则是预期研究成果可能产生的效益。效益包括经济效益、社会效益和生态效益，其表现形式可以是发表论文、科研奖项、培养人才、经济增长、生态改善等。要求以最少的人、财、物、时间的投入，获得最理想的科研成果，即最大的效益。对于不同的研究类型，其效能性也是不同的。基础性课题要求具有揭示机理、机制的理论发现，具有远期应用价值；应用性课题要求具有明显的经济或社会价值；开发性课题要求具有明显的经济价值。一般说来，人们更加注重显在性的、看得见的效益。所以，选题时要做到：①显在效益数据化，将产出效益用数据描述出来，例如发表论文多少篇，创造经济效益多少万元等。②潜在效益显在化：科研既要提高生产效率，给社会带来显在性的效益，也要兼顾中长期可继续性发展的潜在效益。培养人才既是社会效益的具体体现，也是所有科研投入中，产出潜在价值最高的投入。即便如此，也应该将潜在价值显在化，例如培养研究生人数等。效能性原则一般体现在研究的预期结果和研究的意义方面。

第二节　选题步骤

选题步骤是选题的思维过程，包括提出问题、查阅文献、建立假说、确定选题 4 个步骤。

一、提出问题

提出问题是科研的起始环节，问题的提出起始于初始意念，即最初的疑问。发现问题是发现现象中的问题所在，是提出问题的突破口。科研人员要防止知识屏障的不良影响，不能想当然地合理解释某些现象。要有好奇心和大胆质疑、敢于质疑的勇气。在日常工作中要注意以下几个方面：①坚持学习，博览群书，开阔眼界，独立思考，勤奋钻研，不断探索。只有知识面宽，好奇心强，才能做到思维敏捷，触类旁通，产生新的、独特的见解。②养成敏锐的观察习惯，处处留心，捕捉灵感，随时记下某个问题的意念。医学选题的意念一般来源于临床实践、文献资料及由实践积累和反复研读文献而产生的灵感，临床实践是产生初始意念绝佳机会。③培养创新思维，科学研究需要幻想，需要进行发散思维。创新意念和创新精神是科研的灵魂，在科研选题中要敢于打破常规，大胆想象，敢于突发奇想，敢于标新立异。④追根求源，永不放弃。加拿大医生席尔在研究精神压力学说的过程中，从初始意念到精神压力的发现做了十多年的研究实验，光是实验用的老鼠就达 18000 只。不是每一个初始意念都能发展为研究课题，但是每一个研究课题都经历过初始意念阶段。例如"为什么针灸能治疗疾病？""为什么不同疾病具有共同的症状、体征？"，初始意念往往缺乏具体性，需要研究者进一步凝练问题。查阅文献资料是凝练问题的重要手段。

二、查阅资料

科研工作具有延续性和继承性，文献资料汇集了他人进行科学研究的经验和结论。科学研究就是在继承和借鉴他人研究成果的基础上进行新的探索的过程，提出研究问题后必须要查阅文献。在查阅文献过程中，研究者能够系统了解本领域的研究现状与背景，国内外研究进展情况和达到的水平，拓宽思路，开阔视野，发现研究的空白点，避免重复他人的研究工作，减少工作的盲目性，同时可以借助别人的研究成果，发挥自己的专业特长与优势，找到研究的突破口和创新点。阅读文献资料还能够找到解决研究关键问题的设计方案、测量指标、测量工具与测量方法、控制混杂因素的方法、统计分析方法等，为研究提供科学依据。

三、建立假说

任何科学研究的选题都需要假说做支撑。处理因素、研究对象与干预效应之间需要一个暂定的理论框架，即假设为干预研究的理论框架，否则，该选题就无法成立，假说的建立必须符合科学性与创新性。

四、确定选题

在假说成立后，就应该围绕该假说进行科学构思，确定科研课题，从而选定课题的题目。题目即研究课题的名称，它是研究的核心。题目应该符合简洁、明了、新颖、醒目、高度概括的原则，题目至少应包括处理因素、研究对象和实验效应3个要素，并且能够反映三者之间的关系。除此之外，题目中还应该暗含研究假说。例如"运动意象疗法对脑卒中患者上肢运动功能恢复的研究"，运动意象疗法为处理因素，脑卒中患者为研究对象，上肢运动功能恢复为实验效应。同时，这个研究的暗含假说是：运动意象疗法对脑卒中患者的上肢功能恢复有效。

总之，选题是科学思维的过程，该过程起始于初始意念，经寻找合适的关键词、查阅文献，在反复研读文献的过程中，凝练问题。确立研究问题后，要从相关文献中寻找理论支持，建立支撑假说的理论框架，在此基础上形成假说，确定课题的题目。

第三节　假　说

一、假说的定义

假说是按预先的设定，对某种现象进行解释，是根据已知的科学事实和科学原理，对所研究的自然现象及其规律性提出的推测性的解释和说明。

假说是自然科学理论思维的一种重要形式，任何一种科学理论在未得到实验证实之前表现为假设学说。科学假说具有科学性、预测性的特点。假说的形式是一个暂定的理论框架，其构成要素包括：前提、相关概念及论述。也就是说假说是以已知的科学事实或科学理论为前提，对未知事物及其规律、结果进行推测、推断的暂时性的假定，是一种带有推测性、假设性、未被证实性的理论思维。假说是由已知到未知，再将未知转化为已知的桥梁，是继承与创新的纽带，是科学创新的一种思维方式。科学研究的任务在于发现和揭示新的自然现象的本质，而现象的本质常被某些复杂多样的表现所掩盖，人们的认识必然有一个由表及里、由已知到未知的过程。因此，在科学研究过程中，为了探索事物的本质，常常需要根据已知的事实、知识、理论对新事物的产生原因、发展规律给予合理解释，提出假说。针对某一具体干预性研究选题来说，假说是在观察事实和研读文献的基础上，以客观事实和科学理论为前提，对研究对象、处理因素、干预效应三者之间将要发生的变化的合理推测。

二、假说的特征

科学假说不是主观臆断，它的前提是客观事实或科学理论，并以此为基础，对新的未知事物的推断，因此科学假说具有科学性和推测性、可验证性、动态性四个特征。

（一）科学性

科学假说的形成是人们对已有认识过程的扩大和深化，它应当遵循和应用已有的科学理论。科学假说是研究者在分析、观察客观事物的基础上，利用已知的科学理论或事实，对拟解决问题或现象给出的推测性的解释，它是以客观事实与科学理论为依据的，因此，它具有科学性。正是由于假说立足于既有的科学知识和科学事实，这就决定了科学性是假说的必然条件，即假说的科学性。假说应具备原则上的可检验性，如果不具备原则上的可检验性，有关陈述就不能称之为科学假说。例如牛痘的开发与应用，就是建立在假说基础上的成功案例，1798 年英国科学家琴纳发现挤牛奶的工人不会得天花，由此，他提出致敏假说，因为挤牛奶的工人在工作中小量感染过天花病毒，体内产生了抵御天花病毒的抗体，所以不会感染天花。并以此为假说，成功研制了预防天花的疫苗——牛痘。

（二）推测性

假说的提出不仅可以解释已知的事实，更重要的是它还可以对未知的或对未来的事实做出推论。假说来自于客观观察、科学知识，但它又不等同于已知的客观事物和科学原理，它是对多种科学知识综合分析、归纳演绎后，形成的新的观点，新的认识。因此，它具有一定的推测性。如在席尔的精神压力学说研究案例中，他开始推测这些患者的血液中可能存在某种相同的激素，相同的激素导致了相同的症状、体征。经反复实验，除了肾上腺皮质激素升高外，并没有发现新的激素。于是，他推翻了自己的假说，基于这个新的客观事实，提出了"精神压力"学说，所以，假说具有一定的推测性，是在反复研究中逐渐被完善的。即便假说为伪，对科学的发展也有一定的影响作用。

（三）易变性

对同一自然现象，由于人们占有的材料不同，看问题的角度、知识结构不同等原因，可以提出多种不同的假说；对同一自然现象提出的假说，还会随着实践过程中的新发现而变化，随着争论的发展而修改，这就是假说的易变性。各种假说争鸣可能出现以下几种结果：两个对立的假说中一个驳倒另一个，新假说战胜旧假说，如日心说代替地心说。两个对立的假说都包含部分真理，两者互补构成更为完整的假说，如光的波粒二象性假说统一了光的波动说和微粒说。两个对立的假说都是客观事实歪曲的反映，随着科学的发展而被淘汰，如生物学中的"精原说"和"卵原说"。各种假说都有一定根据，也能说明一些自然现象，但都不够完满，从而形成争论不休、长期共存的局面，如关于星系起源的弥漫说、超密说和宇宙大爆炸学说。

（四）可验性

假说必须包含可在实践中检验的结论，特别是关于未知事实的推断，否则就不是科学的假说而是空谈。比如达尔文的进化论认为，人类是由类人猿进化而来的，这是描述人类史前已发生的事，而且是不再重演的事，但进化论曾推断出地层里存在着类人猿的遗骸，这是可以在实践中检验的。1881年荷兰医生杜步亚果然在爪哇岛的地层中，发现了类人猿的一副头盖骨、大腿骨和几枚牙齿的化石，证实了达尔文关于类人猿遗骸的推断。由于实践活动的历史局限性，有些理论虽是可检验的，但当时却难以实现，它们的检验将在历史的过程中完成。所以应当把是否可检验的问题与检验条件是否具备的问题区别开，也就是说，如果提出一个假说不是可检验的，那就是不合理的，如果提出一个假说是可检验的但暂时还不具备检验的条件，那还是合理的。

三、假说在科研中的作用

（一）激发、推动科研活动

假说使科学研究成为能动的自觉的活动。既然假说是对未知的自然现象及其规律的一种科学的推测，那么，人们便可以根据这种推测确定自己的研究方向，进行有目的、有计划的观测和实验，以发现和认识事物内部规律，建立新的科学理论。因此，假说为观察、实验等的科研活动指明了方向，避免了盲目性，激发科研人员为验证假说而设计研究方案，从事观察、实验。观察、实验的结果无论是验证假说或是推翻假说都能直接或间接地推动科学发展，当假说被验证时，暂定的理论框架上升为科学理论，当假说被否定时也能起到重要的借鉴作用。

（二）创新的桥梁

继承和创新是现代科学的重要使命，而假说正是从继承到创新的桥梁。没有假说就没有创新，没有假说就不可能创新，没有假说创新就失去了科学依据。假说的一端连接着被客观事实和科学理论验证过的过去，而另一端连接着有待创新的未来。科学发展史是一部继承和创新不断更迭的历史，当既有的科学理论难以解释新的事物时，假说就产生了，当假说被科学研究所证实时，昨日的假说就被证实为科学新理论，此时，这种新的科学理论即成为继承的对象，成为新假说的垫脚石。自然科学就是沿着假说、理论、新假说、新理论的途径不断向前发展的。由此可见，假说的提出和完善需要经历以下几个阶段：①出现新问题、新事物，利用现有的理论无法对其做出圆满的解释。②以已知的科学理论为前提，建立假说。③用观察、实验等科学手法，收集验证假说的数据。④用数理等统计手法验证假说，假说为真，则假说上升为科学理论。假说在此起到了承上启下的桥梁作用。

假说是逼近客观真理的通路。人们对自然界客观事物的认识，由于受到种种条件的限制，科学假说不可能一下子达到对客观规律的真理性认识，而往往要借助于提出假说这种方法，运用已知的科学原理和事实去探索未知的客观规律，不断地积累实验材料，增加假说中科学性的内容，减少假定性的成分，逐步建立起正确反映客观规律的理论。这样，假说就成为科学理论的预制品，成为达到理性认识的桥梁，成为逼近客观真理的通路。正如恩格斯指出的那样："对各种相互联系作系统了解的需要，总是一再迫使我们在最后的、终极的真理的周围造起茂密的假说之林。"

（三）科研活动的主线

科学研究就是提出问题，建立假说，验证假说而展开的一系列活动，假说是科研的主线。一般来说，科研活动可分为五个阶段，十个步骤，包括：①初始意念、提出问题；②文献查阅；③

假说形成；④问题的陈述；⑤实验设计；⑥实验观察；⑦数据积累；⑧数据处理；⑨统计分析；⑩得出结论。其中，假说贯穿于整个科研过程。前4个步骤为构思阶段，是选题的过程，其主要任务是明确研究问题，寻找既有的科学依据，以此为前提，提出科学假说。步骤⑤属于设计阶段，其主要任务是对假说进行可验证性设计，为假说的验证提供一个科学、合理的技术路线。步骤⑥、⑦是研究的实施阶段，该阶段的任务是收集、积累检验假说的数据或证据。步骤⑧、⑨是属于研究的分析阶段，该阶段的主要任务是整理、分析数据，用统计手法检验假说，验证假说的真或伪。步骤⑩是研究的知识传播阶段，其主要任务是上升为科学理论，或对假说进行修正、补充，或对假说进行否定。由此可见，科学研究的每一阶段都与假说密切相关，因此，假说是科学研究的主线。

四、建立假说的方法

建立假说必须综合运用逻辑思维的方法，其中主要用以下几种方法。

（一）类推法

类推法是指由一类事物所具有的某种属性，可以推测与其类似的事物也应具有这种属性的推理方法，是根据不同事物之间所具有的类似性，通过模拟比较来进行推理，从而发现事物的某些规律，属平行式的推理，应该在同层次之间进行。运用类推法必须注意不同事物之间所具有的类似性，证明其内在的联系，不能把两个或几个互不相干的事物勉强地进行模拟比较，从而把一个事物所具有的性质、规律强加于另外的事物。也不能通过个别的、偶然的事例来类推所有的事物。否则就会得到一些错误的结论。当然，类推的结果还要通过实验来加以验证，其中有正确的，也有不正确的。中医学理论中取类比象的方法，就是类推的思维方法，《内经》称为"援物比类"。如病因学说从风、寒、暑、湿、燥、火六气变化对自然界的影响结果来推论其对人体的影响。如中医学的五行学说，就是根据自然界金、木、水、火、土五者之间相互生成、相互制约的关系，来类推人体的五脏六腑之间具有类似的相互生成、相互制约的关系。中医学理论中许多观点、认识的形成，是通过大量的实践活动所观察到的现象，运用类推的思维方法加以表述的，这种类推的观点和认识，是中医科研课题假说的重要来源。

（二）演绎法

演绎法是把一般事物的现象或规律推理到个别事物。在中医学理论中，对演绎法的运用也是很广泛的。如中医学中有"不通则痛"之说，故凡是出现疼痛的病证，都要考虑到用疏通的方法，在治疗痹证、胃脘痛、腹痛、头痛、痛经等病证时，都是按这一理论，或理气，或活血，或化痰等。在用演绎法认识事物时，只是为假说提供了一种思维方法，并不意味着通过演绎所得出的结论都是可靠的。事物既存在着共性，又具有个性，不同的事物即使具有某些共性，但也各具个性。如中医学认为春季以风为主令，故春季多风而风病较多，但冬季也多风，而且风寒之病当以冬季为多，所以不能单凭季节来确立风病的好发季节。运用演绎法也应从临床实际出发，符合临床实际的就可以保留推理的结论，并可以作为科学研究的假说进行科学的验证。

（三）对比法

对比法是用已知事物的现象或规律与未知事物作比较，从而得出未知事物的现象或规律；也可以把几个研究对象作对比，从中发现它们的异同点。此方法的特点就是根据过去的或其他的事实和理论，通过对比来了解未知事物的现象或规律。对比法既是提出假说的思维方法，也是进行实验研究的重要方法。

如在研制中医病证的动物模型时，需要把动物的外在表现和相关检测指标的变化与病人的临床表现和实验室检查相比较，若所复制的动物模型与同一病证病人的临床表现和实验室检查有较大或较主要的相似点，这一动物模型的复制就是成功的，否则就是失败的。这就要求在进行课题研究时应当采用对比的方法提出假说，设计研究方案。

（四）归纳法

归纳法是把大量零星的、分散的事实和现象进行综合化、系统化，从中找出共同点或内在的规律，从而揭示事物的本质。归纳法在中医学理论的形成过程中占有重要的地位，古人正是在大量的生活和临床实践中，通过对无数事实的观察，从中发现人体生理、病理和诊断的共性规律，从而形成了相关的理论。如中药的四气五味理论，就是根据药物对疾病所发生的作用而总结出来的。例如根据药物都能改善人体的阳热状态，因此把这类药物的药性定为寒性。可见，中医学理论中的许多内容都是运用归纳的思维方法而得出的。

第四节　选题的方法

一、从招标指南中选题

招标指南是纳入国家、部、省、市等科研主管部门科研及教学计划的选题，并有经费及其他方面的资助，其方向明确，目标清楚，要求在一定期限内完成。例如：国家自然科学基金委员会、国家卫生计生委、教育部及各省、市科研主管部门均定期发布科研项目指南和国家科学技术发展规划，明确提出鼓励科研的领域和重点资助范围及可供选择的研究项目和课题。科研人员可以根据已有的研究基础、工作条件、个人专长、本单位优势，申请课题。

二、从实践中选题

大量的医疗实践为医务人员提供了研究问题的丰富资源，临床实践中尚未解决的问题和不断产生的新问题是临床研究问题的主要来源。在实际工作中，经常会面临无法用现有的知识和技术给予解释和解决的新问题，这正是选题的重要来源。

1. 普遍性问题　是指在日常工作中经常遇到的问题或现象，试图寻求解决问题的方法或途径。这可能涉及如何对这一问题或现象进行描述、解释、预测或控制。1925 年加拿大医生席尔（Selye）作为实习生，初次进入临床就发现了一个问题，他发现不管是患什么病的患者都有共同的症状，即精神萎靡、面色苍白、疲惫不堪，为什么患不同的疾病会有共同的表现？他大胆质疑，后经过他十几年的潜心研究，首次从生理学角度揭开了精神压力学说的面纱。

2. 特殊性问题或现象　相同疾患有时会发生特殊的现象，蓝光疗法的发现就是起始于对特殊特征的疑问。1958 年英国护士在护理患儿时发现，睡在靠窗的新生儿的黄疸总是比其他患儿消退得快，她把这个现象告诉医生科里莫，科里莫敏锐地感觉到这是一个很值得研究的问题，后经研究发现，自然光线中有一种能够使游离胆红素转化为结合胆红素的蓝光，于是蓝光照射疗法由此诞生。

3. 偶然发现的问题或现象　在临床实践中，偶然发现的问题或现象，无法用现有的理论知识解释，需要经过科学研究予以解决。1928 年的一天，弗莱明在他的一间简陋的实验室里研究导致人体发热的葡萄球菌。由于培养皿的盖子没有盖好，他发觉培养细菌用的琼脂上附了一层青霉菌。这是从楼上的一位研究青霉菌的学者的窗口飘落进来的。使弗莱明感到惊讶的是，在青霉菌旁，葡萄球菌不见了。这个偶然的发现深深吸引了他，他设法培养这种霉菌进行多次实验，证明青霉素可以在几小时内将葡萄球菌全部杀死。弗莱明据此发明了葡萄球菌的克星——青霉素。

4. 新问题或新现象 当临床工作中遇到一些感到困惑或不解的新问题或新现象时，试图寻找问题的答案，攻克难题一直是科研人员面临的机遇与挑战。1956 年物理学的基本粒子研究遇到一个令人困惑不解的问题，荷电的 K 介质有两种衰变方式，即 π 介子和 θ 介子衰变，依照数据分析，这两种衰变表明：要么 π 介子与 θ 介子是不同粒子，要么原先认定的宇宙守恒定律不能成立。如何解释这一现象呢？这个"π 和 θ 之谜"是人们在基本粒子性质测定的科学实验时发现的一大难题。李政道、杨振宁等科学家正是下决心攻克这一难题，才引领了"弱相互作用下宇称不守恒"理论的创立。

三、从原有课题中选题

根据已经完成课题的范围和层次，可从横向联系、纵向交叉和相互渗透中，挖掘、拓展出新颖的课题。也可以在原有课题中发现重大突破口，申报新课题，使研究系统化，规模化。另外，在原有课题中发现的阴性的、相互矛盾的结果也是研究的可拓展之处，这些阴性结果有时更能丰富和发展课题的选题。

四、从医学文献中选题

文献是前人研究经验的总结和概括，蕴藏着大量的科研信息，是科研选题的重要来源。科研人员结合自己的专业知识，通过查阅国内外相关文献，从中吸取精华，获得启发，寻找空白点，从中找出尚未被重视但具有探索价值的课题，填补国内外专业领域的空白点作为自己的选题。这类课题具有先进性和生命力，有可能在前人或他人研究的基础上提出新观点、新论点和新方法。寻找研究的空白点必须广泛查阅文献，掌握研究的深度与广度，分析、综合、比较、跟踪某一领域的研究现状，及时发现研究领域的空白点，作为科研选题的前期资料。

五、从名老中医经验传承和学术思想中选题

名老中医是中医学术和临床发展高水平的代表，是中医学术创新发展的源泉。传承研究名老中医的临床经验和学术思想，是继承中医学理论体系，发扬其独特临证经验或诊疗技术，培养造就新一代名中医，提高中医药临床水平的需要，是推动中医学术进步和理论创新的需要。名老中医临床经验、学术思想传承研究包括名老中医药专家经验传承与数字化研究、名老中医临床经验（病证结合）应用与评价研究、名老中医养生保健经验挖掘整理与推广应用研究、当代名老中医学术流派分析整理研究、中医传承规律与传承方法应用研究、名老中医学术思想临证经验现代分析挖掘方法研究、民间医药的挖掘整理及评价方法研究，这既为选题提供了机会，也是传承精华、守正创新的有效方法。

六、从民间独特疗法中选题

中医学经过几千年的发展，在民间积累了丰富的临床经验，形成各具特色的民间疗法，这些疗法效果确凿、简便、经济，但尚停留在经验阶段，缺乏揭示其科学性的理论和客观指标。在选

题上，可以从医术、医理、医道等多个层面研究其临证经验、思辨特点和学术思想，挖掘个性特点，总结共性规律，提炼学术观点，并进而开展临床应用研究、理论创新探索，使民间独特疗法得到科学验证和理论升华。

七、从想象和灵感中选题

想象和灵感是科研人员选题的来源之一，虽然想象和灵感常常出现在无意间或精神放松状态下，但这是长期思考和实践积累的结果，灵感的火花选择一个不经意的时机突然降临。历史上，许多杰出的科学家都意识到想象和灵感的力量，德国化学家凯库勒一直试图发现苯的化学结构，虽然苯是由 6 个氢原子和 6 个碳原子构成的，但如果这些原子也像其他有机物一样彼此串成一串的话，那么氢原子的数量就显得太少，根本不可能形成稳定的结构。凯库勒一直被这个问题所困扰，所有的努力似乎都是白费，他苦思冥想，疲惫不堪，竟在书房里打起瞌睡，睡梦中眼前浮现出旋转状的碳原子，碳原子的长链像一条蛇，盘旋着、扭转着身体，蛇的嘴巴还咬住了自己的尾巴。他猛然醒来，奋笔疾书，一夜间破解苯环结构。

第四章
医学科研设计的要素

扫一扫，查阅本章数字资源，含PPT、音视频、图片等

研究对象、处理因素和实验效应是科研设计的三个基本要素，简称"三要素"。一项科研工作是否取得成功，要看"三要素"在整个试验设计中的安排与处理是否科学、合理、完善。同样，在科研论文的材料和方法中，必须充分阐明科研三要素，这是决定论文质量的重要标志之一。由此可见，学习、掌握、运用科研设计的"三要素"十分重要。

第一节　研究对象

研究对象的选择十分重要，对研究结果有着极为重要的影响。在医药科研中，研究对象主要有人、动物、植物及微生物等材料。在研究工作中，可以采用整体作为研究对象，即在完整的机体内进行实验（整体实验）；也可以采用器官、组织、细胞、亚细胞甚至于分子作为研究对象，即体外实验（离体实验）或者先体内后体外的实验（半体内实验），究竟在什么层次上进行科研，取决于科研工作的需要。

一、研究对象的确定

研究对象的确定主要取决于实验的目的。医学研究一般需要先进行动物实验，在确定无严重毒副作用且具有较好疗效和安全性的条件下，再进行以人为研究对象的临床试验。如某种治疗哮喘新药的药效学研究、作用机理研究、毒理研究应首选豚鼠、大鼠、家兔等进行动物实验，待研究结果证明药物安全，疗效确切的前提下再进行临床试验。

（一）人

选择以人为研究对象时，具有可以排除种属差异、所获得的研究结果及所得的结论可直接应用于临床等优点。同时也应考虑其许多不足之处，例如：研究方法受到限制，不能随意施加处理因素；实验条件难以控制，因为研究者和病人两方面的主观因素所产生的偏倚难以避免；受心理、精神、社会和经济等多种因素的影响等。选择以人为研究对象时，不仅应考虑对其个人因素：如种族、性别、年龄、嗜好、生活习惯等进行筛选，还应对其职业、居住条件、家庭情况、心理状况等社会因素实施控制。如果是以研究临床参考值（正常值）的范围为实验目的，则应当选择健康人群作为研究对象，通常需要在不同性别与年龄间分别选择较多的健康人或"相对健康者"（未患有影响该指标的疾病和未患有重要脏器疾病的人）。如果研究某种药物的疗效或某种诊断方法的优劣应选择病人作为研究对象，并且需考虑病人的病种、病型、病期、病程、病情、诊断方法和诊断标准等因素，最基本的要求是正确诊断、正确分期及正确判断病情等。无论选择

正常人或病人为研究对象，都需要结合具体情况，制定出相应的"纳入和排除标准"。如研究原发性急性痛风性关节炎时，"患者关节液中有特异性的尿酸盐结晶体"为纳入标准，"由肾功能衰竭、肿瘤化疗或放疗、药物等所致继发性痛风性关节炎者"为排除标准。

（二）实验动物

动物实验是一项重要的方法。常用的实验动物有：小鼠、大鼠、豚鼠、兔、狗、鱼、蛙、猴、猫、猪、鸡、牛、马、羊、猿等。在动物实验设计中，应根据实验目的和要求，结合动物的习性、解剖学、生理学及病理学特点等，参考已有的经验和资料，合理地选择动物种类。一般应遵循以下四个原则：第一，实验中应根据国家标准，选用质量合格的各等级实验动物。第二，选用解剖、生理特点符合实验目的要求的动物。例如，大鼠没有胆囊，不能做胆囊功能的研究，却适合胆管插管，从而收集胆汁，进行消化功能方面的研究；家兔颈部交感、迷走和减压神经各为独立神经，而狗则为混合神经，因此，要做这些神经的分析实验，应选择家兔比较合适。第三，选择与人类功能、代谢和疾病特点相似的实验动物。一般来说，实验动物越高等，进化程度越高，其功能、代谢、结构越复杂，其反应就越接近人类。有些动物的进化程度不一定很高，但某些组织器官的结构或疾病特点与人类相似，也可选用作为某种实验的实验动物。例如突变系 SHR 大鼠，其自发性高血压的变化与人类相似，并伴有高血压性心血管病变，如脑血栓、梗死、出血、肾动脉硬化等症状，是研究高血压病的最佳动物。第四，选择对实验因素、药理作用最敏感的动物。不同种系实验动物对同一因素的反应往往不同，应选用那些对实验因素、药理作用最敏感的动物。例如，家兔对体温变化十分灵敏，适合热原实验研究；鸽子、犬、猫呕吐反应敏感，适合做呕吐实验；草食动物如家兔、豚鼠不易产生呕吐，则不适用于呕吐实验。大鼠的踝关节对炎症十分敏感，适合做类风湿关节炎实验。豚鼠易于致敏，适用于过敏性实验研究，同时由于其体内不能合成维生素 C，必须从食物中摄取，故做维生素 C 缺乏症的研究也非常适合。

另外，同一种类的动物其不同个体之间对某一处理因素的反应也有差别，因此，还要注意动物个体包括年龄、性别、窝别、体重、营养和健康状况等的选择。在实验动物的性别选择方面，有些实验雌雄均可；但有些实验对性别有特殊要求，只能选择雌性或雄性，如子宫内膜异位症模型的动物只能选择雌性动物。为了排除由于性别的不同对实验产生的影响，最好选用同一性别动物或每组动物雌雄各半。在年龄和体重的选择方面，一般来说，年幼动物比成年动物更为敏感，应根据研究任务的不同来选择适龄的动物。

（三）药物或取材

用药物或取材作为研究对象时，要注意品种、批号、有效期、用量等因素的影响。用离体器官、活体组织、分泌物、体液等作为研究对象时，应考虑取材条件、部位、新鲜程度和保存、培养情况等。以细胞作为研究对象是现代医学科研的发展趋势之一，以微生物或细胞为实验对象时，应明确描述微生物或细胞的种、型、株、系及其来源，培养条件以及实验室条件等。

二、研究对象的条件

选择受试对象时应着重考虑下列基本条件：①敏感性：受试对象对被施加的处理因素应有较高的敏感性，容易显示效应；②稳定性：受试对象对被施加的处理因素的反应有较大的稳定性，以减少误差；③特异性：受试对象对被施加的处理因素应有较强的特异性，排除非处理因素干扰；④同质性：研究对象的种属、生物学特性及其他条件保持均衡；⑤依从性：受试对象接受处理因素的合作程度；⑥经济性：指受试对象易得，降低研究费用。其中敏感性、稳定性是研究对象必须同时满足的两个基本条件，作为研究对象必须对处理因素敏感，且反应必须稳定。

三、研究对象的纯化

研究对象的纯化，即应考虑对象构成的均匀性，减少个体差异，提高样本的同质性。第一，研究对象的具体指标应是明确的，且不受其他因素的影响。如在临床科研中，要求研究对象的症状、体征、实验室检查结果具有典型性与代表性。第二，疾病病史明确（尤其是传染性疾病），符合流行病学规律（如某病的潜伏期、隐性感染，预防接种史等）。第三，疾病诊断与病情分级的标准务必按照有关规定，且表现具有典型性，非典型的特殊病例不宜作为受试对象。因为特殊病例提示机体或致病因素与一般病例存在差异。第四，研究对象要有可靠的依从性，中途不可间断。

四、研究对象影响因素的控制

不同性别与年龄的人，他们的激素、代谢与器官功能均有一定的差异，这些对许多疾病的疗效会有一定的影响。因此，实验组与对照组的性别和年龄要均衡。一般实验，首先选择成年人作为研究对象，在肯定疗效以后，再扩大到儿童与老年人。此外，生活习惯与个人嗜好也能对实验结果造成影响。例如：吸烟可使前列腺环素合成减少，明显影响治疗动脉粥样硬化与慢性阻塞性肺部疾患的效果。居住条件、家庭负担、饮食、环境、心理等诸多因素都会影响实验结果，因此，选择受试对象时必须控制影响研究对象实验效应的非被试因素。

不仅在临床试验中需要严格控制非被试因素，在动物实验中也需充分考虑对实验动物造成影响的非被试因素并加以控制。动物自身的窝别、性别、体重、年龄等，环境中的光照、温度、湿度、噪声、摄食、饮水等因素都应当尽可能控制，避免这些因素对科研结果造成影响。例如：豚鼠生存的最适温度在 15～20℃ 之间，故应将之饲养于 20℃ 的温度条件下，若饲养温度过高，动物为了维持正常体温，会增加散热，饲养温度过低，实验动物为了维持正常体温会增加产热，无论是散热还是产热都会造成动物代谢率升高。

在药物研究中，药物的种类、剂量、给药途径、服用时间等均应严格控制。

五、研究对象的依从性

研究对象的依从性是指研究对象按预定计划接受处理因素的合作程度。研究对象如不能按照科研设计的要求，或部分按照科研设计的要求进行实验，那么得到的数据将会有很大的偏倚，使最终的研究结果不可靠或缺少价值。无论是动物实验还是临床试验中研究对象都有可能出现不同程度的不依从表现，绝对的依从只有在麻醉动物实验中才能做到。临床试验中依从程度与很多因素有关，一般情况下，研究对象是引起不依从的最主要因素。由于个体差异、受教育程度的不同等均可对依从性产生不同程度的影响。研究对象对实验过程的不了解，对药物疗效的不信任，药物的效果不明显，不良反应较多，方案设计不合理，给药方法不方便，每日须多次、多量服药等原因均可对依从性造成影响。例如每日用药的次数愈多，或疗程愈长，不依从的发生率也愈高。在研究过程中可采取相应措施提高研究对象的依从性，第一，在研究开始前，让研究对象对实验药物和治疗过程做到充分知情，增加研究对象完成该实验的信心。第二，优化设计方案，尽量选择简单、易行的研究方案和给药方法，使研究方案与研究对象的日常生活相适应。第三，研究过程中应该详尽地告诉研究对象有关服药注意事项、可能出现的药物不良反应以及药物合用时可能出现的变化等一切信息，并告知不良反应的处理办法。

第二节 处理因素

处理因素是指有目的地作用于研究对象的因素，又称被试因素、研究因素，是根据不同的研究目的而给研究对象施加的各种干预措施。将处理因素作用于研究对象后，会产生一定的直接或间接实验效应。处理因素通常包括生物因素、化学因素、物理因素及内外环境因素。如寄生虫、真菌、细菌、病毒及生物制品属于生物因素；电、磁、光、声、温度、射线、微波、超声波等均属于物理因素；药物、营养素、激素、各种有机物和无机物属于化学因素。科研课题"盐霉素抑制肝癌细胞增殖、侵袭和转移的机制研究"中"盐霉素"就是处理因素。有时，研究对象自身的性别、年龄、血型、体重、职业、遗传特性、心理因素、健康状况等某些特征也可以作为处理因素来研究，如"早产儿体重与免疫疾病发病率的关系"项目中"早产儿的体重"就是处理因素，"ABO 血型与成人男性血液流变性的关系"项目中"ABO 血型"就是处理因素。此外，针灸、手术、注射、检查等治疗手段都可视为有目的的施加的处理因素，如"针灸治疗老年痴呆病的临床研究"中"针灸"即为处理因素。

在医学科研中，处理因素必须是实验中的主要因素，对于其他影响因素可具体分析，视为非处理因素，并在实验中作为误差来源严格控制。一项研究中处理因素往往不止一个，每个因素还有不同的剂量或强度，可分为若干等级或水平。在实验中取哪些水平需要认真考虑，水平选取得过于密集，实验次数就会增多，许多相邻的水平对结果的影响十分接近，不仅不利于研究目的的实现，而且会浪费人力、物力和时间；反之，该因素的不同水平对结果的影响规律则不能真实地反映出来，易于得出错误的结论。根据实验的需要选取合适的处理因素，并在研究中合理安排处理因素的数量、水平和强度，是科研设计的重要内容。

一、处理因素的选择

选择什么作为处理因素，取决于实验目的。例如，若想研究某种中药复方的毒副作用，则以此中药复方为处理因素；研究针刺疗法治疗单纯性肥胖患者的疗效，针刺的穴位和手法为处理因素；研究危险因素与某病病情和预后的关系，危险因素则为处理因素；研究超声波法与传统热水法这两种方法哪种更适合应用在灵芝多糖的工业提取中，处理因素则有两个，超声波和传统热水法均为此实验的处理因素。在施加处理因素前应明确处理因素的性质，是否能表明进行本课题研究的目的与意义，如不能或无说服力，最好另选其他因素为处理因素。选择处理因素应遵循以下基本原则：①抓住实验中的主要因素，正确选择处理因素的数量、水平和强度；②分清处理因素和非处理因素，及时排除非处理因素；③处理因素必须经过标准化处理。

二、处理因素的数量、水平和强度

处理因素作用于研究对象引起的效应与处理因素的数量和水平有关。在科研中，处理因素数量和水平的选择，取决于实验目的。一般来说，一项科研的处理因素不宜过多。例如研究某种新药的疗效，设计为一种处理因素，即新药治疗（实验组）与传统治疗（对照组），这种单个处理因素设计目标明确，简单易行。如果设计为两种处理因素，即新药治疗组、新药加传统治疗组和传统治疗对照组，不仅能明确新药的疗效，而且能看出新药加传统治疗是否有协同作用。但如果处理因素过多，不仅使科研设计复杂化和工作负担重，而且可能对研究结果造成影响和对结果分析带来一定的困难。处理因素也不宜过大，处理因素过大可能引起损害或中毒，过小则不可能观察到应有的效应。例如观察一个新的药物效应，必须确定剂量-效应关系；如果没有剂量-效应关系，那么这是一种非特异性作用。在最小有效量与最大安全量范围内，研究目的不同，使用剂量也应有所不同。例如：进行药效筛选实验，希望不要漏掉有效药物，那么应选择最大安全量，通常采用半数致死量的1/10左右。若研究药效的影响因素，则应采用半数有效量，因为在这个水平药效曲线的斜率最大，如某因素对药效有影响，则可明显反映出来。假如进行毒性试验（如烹调油烟毒性实验），则应选择超过最大安全量的不同剂量，以分别找出半数致死量与最大致死量。但若进行两种药物的药效比较实验，则两者均应采用多个不同剂量，以便对两个药物的剂量-效应曲线进行较全面的分析。

依照处理因素与水平的数目，可产生四个不同类型组合，实际也就是四类不同的实验。①单因素单水平：科研中最常见的实验类型。如"当归注射液对辐射损伤小鼠脾细胞增殖的实验研究"就属单因素单水平实验。这类实验的条件较易控制，相对简单易行。实验目的也较为明确，但能够说明的范围受到限制，若同时有多个待考察因素时，则需开展多次实验，必然影响实验总体进度以及造成实验成本的增加和浪费。②单因素多水平：属单因素多群组的实验，也是科研中最常见的实验类型，如比较同一药物不同治疗剂量对某种疾病的治疗效果，比较不同浓度溶媒对提取中药复方有效成分含量的影响，比较非浸润性膀胱癌术后膀胱灌注化疗时间长短与疗效的关系等均属于这类实验。特别是珍稀药物、毒性较大的药物或新药最佳剂量的选择，往往需要采用这类实验。③多因素单水平：是较为常见的实验类型，对问题的阐明较单因素单水平实验更为深刻与全面。对于同时比较多种不同提取方法对药物有效成分含量的影响，同时比较不同药物对同一疾病的治疗作用，同时比较多种不同疗法对同类患者的治疗效果，探讨疗效确切的中药复方中的不同单味中药或单味中药中不同有效成分对同一疾病的疗效，进一步了解不同因素在同一疾病中的作用等，通常多采用多因素单水平实验。如中西医结合研究中，比较中药与西药联合的疗效，就属于这类实验。④多因素多水平：事物之间的联系是复杂的，生物效应更是如此。在许多情况下，应当考虑多个因素联合作用。在多因素联合作用中，到底哪个或哪几个因素是主要的？哪个或哪几个因素是次要的？它们彼此之间有无交互作用？回答这些问题，就应当采用多因素多水平实验。例如研究酶学实验的最佳反应条件、探索联合用药方案、研究中药复方等，多因素、多水平便是常用的实验类型。例如：考察乙醇提取人参总皂苷的提取工艺，可取四个因素，即乙醇的浓度、提取时间、提取次数和乙醇用量；每个因素各取三个水平，即三种浓度（85%、90%、95%）、三种提取时间（0.5h、1.0h、1.5h）、三种提取次数（1次、2次、3次）和三种乙醇用量（8倍量、10倍量、12倍量）；可采用$L_9(3^4)$正交实验设计，进行优化组合，可大大降低实验次数、减少工作量。

另外，设计处理因素时，还应注意处理因素的强度问题。处理因素强度不能过大或过小，处理因素过大可能引起损害或中毒，过小则不可能观察到应有的效应。如初步研究某种药物量效关系时，如何确定实验动物的最大和最小给药量？过大会引起实验动物中毒或死亡，给药量过小又会导致不能发挥出药物应有的治疗作用。依据不同的研究目的，正确选取处理因素的数量、水平及强度，优化实验设计才能正确反映出研究者欲考察的实验内容。

三、处理因素的标准化

科研设计中，在选取处理因素的数量、水平及强度的同时，还应注意处理因素必须标准化。

处理因素的强度、频率、持续时间与施加方法等，都要通过查询文献和做预备实验找出各自的最适条件，然后制定出明确、细致、具体的规定，使处理因素一经确立就应在整个研究过程中保持一致和稳定，否则会影响实验结果的评价。此外，如实验过程中由于特殊原因，某些处理因素确需改变，一般应将处理因素实验条件改变前后的实验结果分别予以处理。

实验中的给药剂量、药物批号、剂型、加工方法与给药途径等都应明确规定，施加方式、条件、时间应标准化和固定化。如研究中药复方加味天麻钩藤饮对自发性高血压大鼠血管内皮功能障碍的研究，处理因素是加味天麻钩藤饮的煎煮方法、给药剂量、给药时间、给药途径以及疗程等，在整个实验过程中均应前后一致。若实验中药物的煎煮方法前后不一致，每个大鼠给药时间不一致，那么所得最终实验结果将会有失真实，甚至会得出错误的研究结论。如给予相同剂量的尼可刹米，最初实验组采取下午 2 点给药，后改为凌晨 2 点给药，而检测两种情况死亡率分别为67%和33%，差别巨大。

四、排除非处理因素

科研设计应注意区分处理因素与非处理因素。非处理因素是指研究中非研究者有意施加于研究对象，而在研究中可能起干扰作用的因素。非处理因素虽不是欲研究的因素，但可能会对实验结果造成重大影响。如用两种疗法治疗同一种疾病的患者时，患者的年龄、身体状况，以及病情的轻重等都是非处理因素，在这些非处理因素中，有的也可能会对疗效产生影响，使研究者分辨不出是这些因素的作用还是治疗方法本身的作用，因此在科研设计之初，就应考虑如何排除非处理因素，消除其对实验的干扰作用。例如：在"盐酸维拉帕米（异搏定）对大鼠肺动脉内皮细胞黄嘌呤氧化酶活性的影响"研究课题中，异搏定是处理因素，但是细胞数量、细胞外钙离子浓度、氧分压、次黄嘌呤含量、pH 值、温度等均可影响黄嘌呤氧化酶的活性，属于非处理因素，因此实验组与对照组除处理因素不同以外，所有这些非处理因素都应当保持齐同。科研设计的目的之一就是为了消除非处理因素的影响，使处理因素的特异性作用显现出来。

第三节　实验效应

实验效应是处理因素作用于研究对象所产生的相应效应或反应。而效应的有无或强弱必须通过具体评价指标来体现，这些反应实验效应的评价指标称为效应指标，也称为研究指标、观察指标等。如果指标选择不恰当，未能准确反映处理因素的效应，获得的研究结果就缺乏科学性，因此效应指标的正确选定是科研设计中的重要环节。选择效应指标应具有客观性、精确性、特异性和灵敏性。此外，应避免带有偏性或偏倚。

一、效应指标的分类

根据指标的性质可将效应指标分为定量指标和定性指标两类。定量指标是指可以用各种仪器测量的客观指标，如血压、心率、血糖、白细胞数、肌肉收缩程度、各种蛋白质和核酸的测量等。定量指标均可以用具体的度量衡单位来表示，如人体的血压用毫米汞柱（mmHg）表示，脉搏用每分钟的次数（次/分）来表示。定量指标可以根据具体指标的要求，精确到小数点后面若干位，所以能在数量上反应变化特点，较为客观、准确、精确，统计学分析的效率较高，科研设计中应当尽可能多采用此类指标。定性指标是指指标的数值不能以定量的方法获得，仅能根据某种反应的出现与否作为指标，这类指标的检测结果常用"是"或"否"，"阴性"或"阳性"来表示，如症状的有与无、治愈与未愈、有效与无效、呕吐、惊厥等。这类指标只能反映某些性质的变化，难以判断反应的程度。

在科研设计中，除定性指标、定量指标外，有时也会采用半定量指标。半定量指标是为了弥补定性指标的不足而采用的指标，常用于研究形态学上各种复杂病理形态变化的程度；也用于有些精神状态、心理症状等的评价。采用半定量指标，需要将不同程度变化分成不同等级或分数，一定要制定和掌握严格的评分标准，或者采用国际国内公认的评分标准或量表。

定量指标和定性指标的划分也并不绝对，有时两者之间可以相互转换。例如：将定量指标数据划定分界线，高于或低于该分界线确定为有效，反之为无效，这样可以使效应判断更为简洁和明确；也可以将定性指标的百分率或等级（分数）作为相对定量指标，进行各种比较。

二、效应指标的选择

选择效应指标时应符合以下基本原则：

（一）客观性

科研设计时尽可能选择客观指标，避免选择笼统的、不确切的指标。指标数据来源决定了它的主、客观性质。客观指标的数据是借助仪器等手段进行测量来反映研究结果，如血糖、白细胞计数等。客观指标能真实显示实验效应的大小或性质，最大程度上排除人为因素的干扰。主观指标的数据来自研究者或受试者通过自身感受判断而得出的研究结果，易受心理与暗示的影响，且感觉器官的感受往往随主观意识和周围环境的改变发生较大的波动，如受试者主诉的疼痛、反酸、头晕等症状，疼痛虽然可用"是"或"否"来回答，但结果可因环境因素有所差异，可因其他人的安慰而减轻，也可随受试对象耐受性的降低而加重，还会因研究对象个体痛阈值的不同而产生差异。故科研设计中，应尽量避免选用主观指标。此外，如 X 线、CT、B 超的诊断结论等，虽测定方法本身是客观的，但描述与取值则是主观的，故仍属主观指标，对于这种情况，须制定明确的判断标准，从而消除主观因素的影响。

（二）特异性

效应指标应有特异性，特异性即指标的排他性，所选效应指标应具有不受其他因素干扰的特点，能够准确地反映处理因素的作用效果。如在诊断流感时，发热、头痛、咳嗽等症状在其他疾病中都有可能出现，所以均为非特异性指标，只有流感病毒的检测才是唯一的效应指标。指标特异性的重要意义还表现在多个非特异指标也代替不了它，如在有机磷毒理学研究上，必须选择胆碱酯酶活性测定为效应指标，是其他指标不能代替的。

（三）精确性

选用的效应指标应尽量精准。精准性包括效应指标的准确度和精密度。准确度是指观察值与标准值（真值）的接近程度，属系统误差，准确度越高，测量值越接近真值，误差则越小，指标的可靠性越高。精密度是指重复观察时观察值与其平均值的接近程度，属随机误差，精密度越高，说明重复的测量值越接近，证明检测设备或手段的稳定性越好。在设计时应首选既准确而又精密的方法，但应以准确度为主。

（四）灵敏度

灵敏度是指各种检测手段和方法能够检测出实验效应微小变化的能力，由指标所能正确反映效应变化的最小数量级或水平来确定。灵敏度低的方法难以检出细微的变化，但过于灵敏的方法往往受干扰程度较大，应当根据研究目的选择适当的灵敏度，一般要求其灵敏度能正确反映处理因素对研究对象所引起的反应就够了，并非灵敏度越高越好。随着科技的快速发展，检测方法的灵敏性将会越来越高。

三、选择效应指标的注意事项

选择效应指标，除应符合以上四个原则外，还需注意以下问题。

首先，应注意标本的采集、贮运及实验方法等必须进行标准化与固定化处理。在科学研究的实施过程中，采集标本的取样方法、部位、时间、实验方法、仪器设备、操作人员均应统一，要求科学、严密，以免造成偏性，影响结果的准确性。同时，还应密切关注实验过程中是否有对效应指标有干扰的其他影响因素，做到及时发现、及时处理和清除。

其次，选择效应指标时应注意多因素、多指标相互配合。无论哪种指标，都会在不同程度上被其他因素所影响，灵敏度越高的效应指标，其影响因素可能越多，越易出现假阳性（或假阴性）结果。因此，在科研中应选用多项效应指标和/或指标的多种检测方法，以相互验证。只有多方法多途径全面观察，才有可能准确地了解事物的全貌。同时注意，多指标综合分析，并不是指标越多越好，而是根据实验本身的实际需要选取彼此间能相互补充、相互验证的效应指标。

扫一扫，查阅本章数字资源，含PPT、音视频、图片等

科研设计是科研工作中极其重要的一步，是对科研课题研究内容、研究方法、实施过程以及预期结果等的具体考虑与计划安排。课题能否顺利实施，能否取得预期成果以及成果的水平、推广应用的价值等在很大程度上取决于科研设计的水平，而科研设计上的错误不仅会导致整个研究工作的失败，也会白白浪费人力、物力、财力和时间。因此，为了保证科研工作的顺利进行，在进行科研设计时必须遵循随机、对照、均衡、重复、盲法等原则。

第一节　随机原则

一、随机的定义

随机（random）又称为随机化，是指每个受试对象有同等的机会被抽到样本中或有均等的机会被分配到不同组别中（空白组、实验组或对照组）。随机化贯穿于研究设计和实施的全过程，可以体现在抽样随机化（sampling randomization）、分组随机化（group randomization）和实验顺序随机化（sequence randomization）三个方面。抽样随机化指符合标准的受试对象机会均等地被选择进入研究，使抽样研究的结果及其结论能够代表总体的特性，目的是保证样本的代表性。分组随机化指通过随机方法，使总体中的每一个受试对象都机会均等地被分配到试验组或对照组，其目的是保证样本的均衡性。实验顺序随机化指每个观测对象机会均等地接受处理因素，其目的是平衡观测顺序的影响。

随机化的意义在于使被抽取的观察对象能更好地代表其所来源的总体，并使各比较组间具有最大限度的可比性，从而避免由于主观因素或其他非处理因素造成的偏倚，使结果的真实性受到影响。在医学科研中，一方面要求样本要有很好的代表性；另一方面要求对照组与实验组除研究因素（如服用某种药物）不同外，其他非研究因素（如年龄、性别、病情轻重、疾病分期等）应尽量一致，这是比较的前提。随机化是达到上述目的的主要手段之一。

需要强调的是，随机化抽样可以提高样本的代表性，更好地代表产生样本的总体，减少抽样误差，但不能消除抽样误差；随机分组可以均衡实验组与对照组已知和未知的非处理因素，使两组更具可比性，减少由此引起的混杂偏倚，但不能完全排除。

二、随机方法

随机方法有很多，最简单的是抽签或掷币，这两种方法简单易行，但不适合受试对象多的抽样与分组。目前使用较多的随机化方法是随机数字表、随机排列表和计算机产生随机数。

（一）随机数字表

随机数字表（见附表1）常用于抽样研究、受试对象顺序随机以及对病人、实验动物、标本的随机分组，适应范围较广。表内数字相互独立，无论从横行、纵列或斜向等各种顺序均是随机的。使用时可以从任何一行、任何一列开始，可以选1位数、2位数或多位数。

（二）随机排列表

随机排列表（见附表2）尤其适用于随机分组。下面提供了一个 $n \leqslant 20$ 的随机排列表（如果 $n > 20$ 可以参考其他书提供的随机排列表），表内每一行的 1～20 的前后顺序均是随机排列的，可以选择任意一行使用。

（三）计算机随机

使用 Excel 软件的排序功能，将受试对象按某一特征（年龄、体重、体质指数等）排序；利用 Excel 的 RAND 函数产生随机数，然后再对随机数进行排序；事先规定随机数在哪个范围的作为样本或按排序后的随机数的大小对受试对象进行分组。

三、随机分组

随机分组的方法主要有完全随机、区组随机、分层随机、整群随机和半随机。

（一）完全随机

完全随机（complete randomization）（可用随机数字表、随机排列表和计算机软件随机），是将受试对象按一定特征编号，然后对每位受试对象进行随机数（按单双号、余数、随机数的大小等）（可以1位、2位或多位，最好与受试对象的位数相同）的查找，遇到相同的随机数字，可以保留，也可舍去，按事先规定分组的方法将受试对象分配到各组。如果分配不均，再采用随机数进行调整。

例 5-1　试将 10 只动物应用随机数字表平均分配到甲、乙两组。

①按动物体重由小到大编号；

②从随机数字表的第 21 行、21 列往上查 10 个随机数；

③规定双号为甲组，单号为乙组；

④调整：再接着查一个"6"以内的随机数，以决定甲组中哪一号拨到乙组。本例查得随机数为 4，将甲组第 4 个（5 号）调到乙组。

表 5-1　10 只动物随机分组（采用随机数字表）

动物编号	1	2	3	4	5	6	7	8	9	10
随机数字	6	9	2	6	4	7	2	9	9	8
组别	甲	乙	甲	甲	甲	乙	甲	乙	乙	甲

例 5-2　拟将 15 只大鼠随机分入 A、B、C 三个组，每组 5 只。

①按动物体重由小到大编号；

②从随机排列表的第 5 行向右查 15 个随机数，超过 14 者弃去；

③规定 0～4 号分入 A 组，5～9 号分入 B 组，10～14 号分入 C 组。

表 5-2 15 只大鼠完全随机分 3 组结果（采用随机排列表）

大鼠编号	1	2	3	4	5	6	7	8	9	10	11	12	13	14	15
随机数字	1	2	7	4	0	13	5	12	10	9	14	8	6	11	3
分组结果	A	A	B	A	A	C	B	C	C	B	C	B	B	C	A

完全随机化简便易行，是所有随机化的基础，但由于该方法需要对每个受试对象编号，故当受试对象数量大时较难实行。

（二）区组随机

区组随机（block randomization），亦称配伍组设计，是配对设计的扩大。随机区组设计是将若干个受试对象按一定条件划分成配伍组或区组，每区组包含多个受试对象，随机地分别给予不同的处理。医学研究中，常将以下情况也按随机区组设计：同一样本用多种方法（仪器）检验，同一受试对象接受某种处理前后多个时点测量，同一受试对象接受多个部位的测量。

例 5-3 为比较四种抗病毒药物（甲、乙、丙、丁）的疗效，将小鼠的体重作为区组因素，试分配处理。

①按动物体重顺序排列；

②从随机数字表的第 1 行，第 17～24 列开始，同时依次向下查两位的随机数，相同时弃去后者；

③对每一区组的随机数按由小到大的顺序排列；

④序号 1、2、3、4，分别对应甲、乙、丙、丁。

表 5-3 小鼠区组随机化结果

区组	随机数字				随机数序号				随机排列结果			
	鼠 1	鼠 2	鼠 3	鼠 4	鼠 1	鼠 2	鼠 3	鼠 4	鼠 1	鼠 2	鼠 3	鼠 4
1	92	35	87	02	4	2	3	1	丁	乙	丙	甲
2	37	55	39	77	1	3	2	4	甲	丙	乙	丁
3	25	21	28	06	3	2	4	1	丙	乙	丁	甲
…	…	…	…	…	…	…	…	…	…	…	…	…
b	32	64	97	67	1	2	4	3	甲	乙	丁	丙

（三）分层随机

分层随机（stratified randomization）是指按照研究对象的某个（些）特征分成不同的类别（即所谓的层），然后在不同层别中按随机化方法将其分配到实验组与对照组，提高两组的可比性。

例 5-4 将 10 名缺血性脑中风患者和 6 名出血性脑中风患者分配到甲、乙两组中。

①分别将 10 名缺血性和出血性脑中风患者按年龄由小到大编号；

②从随机数字表的第 10 行第 1 列向右查 10 个随机数对应缺血性脑中风患者，从 11 行第 11 列向右查 6 个随机数对应出血性脑中风患者；

③规定双号为甲组，单号为乙组。

表 5-4　16 名脑中风患者分层随机分组（采用随机数字表）

患者编号	1	2	3	4	5	6	7	8	9	10
缺血性 随机数	5	8	7	1	9	6	3	0	2	4
组别	乙	甲	乙	乙	乙	甲	乙	甲	甲	甲
出血性 随机数	2	4	5	3	6	3				
组别	甲	甲	乙	乙	甲	乙				

进入甲组的有缺血性 2、6、8、9、10 号患者和出血性的 1、2、5 号患者，其余进入乙组。两组在缺血性与出血性脑中风的比例上相同，减少了由于分类不同带来的影响。

通常将可能产生混杂作用的某个（些）因素作为分层变量，如年龄、性别、文化程度、病情类型等，以减少由此引起的混杂作用的影响。

（四）整群随机

整群随机（cluster randomization）是以某一个整体为单位随机分组。如在医院里可以单个病房为单位随机分组，即先将病房编号，然后查随机数，按规定的要求分组，其余基本同完全随机化，但它是以病房或某一整体为单位，而不是个体。

整群随机化要求各群内的变异和整个研究对象的变异尽可能相同，而各群间的变异越小越好，提高研究对象的代表性与两组的可比性。

（五）半随机

半随机（quasi randomization）是指在临床研究中，可以按照病人的入院日期、门诊号、住院号、受试者生日的单双数等安排组别。当进行大样本研究时，如社区人群的试验，半随机化分配受试者较为简便，同时也能较好地达到组间均衡。临床试验常因研究对象数量较少，半随机化难以达到组间均衡，因而其使用受到限制。而按照患者就诊顺序的单数或双数分组，难以做到随机，因在确定了第 1 例患者的组别后，就完全可以预知其余研究对象的分组了，与随机事件的不确定性相差甚远。

第二节　对照原则

一、对照的定义

对照（control）是指在研究的过程中为了说明处理因素的效应而确立的可供比较的组别。在研究处理因素（研究因素）效应时，直接观察到的往往是多种因素交织在一起的综合效应，要想回答处理因素是否有效，效果如何，只有通过合理的对比鉴别才能确定，而对照则是比较的基础，也是控制混杂因素和偏倚不可缺少的重要手段。合理的对照可以将处理因素的真实效应客观地、充分地暴露或识别出来，以使研究者做出正确的评价。如临床上有许多疾病是可以自愈的，当给予药物治疗时，如何能说明是治疗的效果而不是其自愈，因此就必须设立对照。

在医学科研中，尤其是以人为研究对象时，人不仅具有生物属性，还具有一定的社会属性，当某（个）些因素作用于机体时，其产生的效应可能更具复杂性，常受到下列因素的影响。如①不能预知的结局：由于个体生物学差异客观存在，往往导致同一种疾病在不同个体中的表现不同，不同证型患者对治疗的反应也不同；②霍桑效应：是指人们因为成了研究中受关注的对象，而改变了其行为的一种倾向，与处理因素的作用无关，是患者的一种心理、生理效应；③安慰剂效应：是指某些患者由于过度依赖医药而表现出的一种正向心理效应。鉴于上述情况，为了避免偏倚，必须设立对照，同时，要求对照组除了与实验组接受的处理因素不同外，其他方面应尽可能相同。

二、对照的分类

根据研究目的的不同，可以选择不同类型的对照。设立对照应满足均衡性，即对照组除了与实验组接受的处理因素不同外，其他方面应尽可能相同。因对照组是用来为实验组作参照的，一般还要求：①对照组在样本数量上最好不要比实验组少；②最好设同期对照，不要借用文献记载或以往的历史对照。常用的对照形式有以下几种：

（一）安慰剂对照

安慰剂（placebo）是指其外形、颜色、大小、味道均与试验药物相近，但不含任何有效成分的制剂，通常用乳糖、淀粉、生理盐水等制成。设置安慰剂对照（placebo control）的目的在于克服研究者、受试对象、评价者等由于心理因素所引起的偏倚；安慰剂对照还可以消除疾病自愈和安慰剂效应问题，排除试验药物以外因素的干扰，常与盲法结合使用以便于保密。安慰剂对照只在研究的疾病尚无有效药物治疗或使用安慰剂后对病情、临床经过、预后影响较小的情况下使用，反之慎用，其使用应以不损害病人健康，不延误治疗为前提。

（二）空白对照

空白对照（blank control）是指对照组不施加任何处理因素。常用于动物实验和实验室研究，尤其是实验室研究中处理因素较强，而非处理因素较弱时，可以观察试验是否处于正常状态，这种对照形式在于反映观察对象在研究过程中的自身变化情况。如观察某种疫苗预防肾病综合征出血热的效果，选择人口数量和构成、发病水平、地理环境、主要宿主鼠类基本相似的两个疫区，一个作为试验区，在人群中接种疫苗，另一个作为对照区，不施加任何干预措施（空白），观察两个疫区的发病情况，从而判断疫苗的效应。

在临床试验中，因涉及伦理道德问题，一般不宜用空白对照。

（三）实验对照

实验对照（experimental control）是指对照组不施加处理因素，但施加某种与处理因素有关的实验因素。如观察赖氨酸对儿童发育的影响，试验组儿童课间加食含赖氨酸的面包，对照组儿童课间加食不含赖氨酸的面包。在研究中，处理因素是赖氨酸，面包是与处理有关的因素，两组儿童除是否添加赖氨酸外，其他条件基本一致，包括与处理有关的因素面包的量，这样才能显示赖氨酸的作用。

（四）标准对照

标准对照（standard control）是采用目前标准的方法或常规方法作对照，即与目前的参考值、理论值或标准值等比较。是临床试验中常用的一种方法，可用于新的检验方法代替传统检验方法，新的治疗手段代替常规治疗手段的研究中。

（五）阳性对照

阳性对照（active control）是指在对某新药的疗效与安全性研究时，可采用已知有效药物作对比。如进行抗胃溃疡药物研究时，常以奥美拉唑作为对照组药物，因它的效果是临床公认的。

（六）自身对照

自身对照（self control）是指对照与实验在同一受试对象身上进行。如在身体的对称部位、不对称部位、不同时间采取不同的处理措施。如在研究烧伤药物时，可以在对称的烧伤部位分别涂抹试验药物和公认的有效药物，以观察新药的疗效。又如观察新的抗高血压药物的疗效，可以选择一组新发高血压患者，进行用药前与用药后血压的测量与比较，以说明药物的降压效果。但后一组严格地说，已不是同期对照，若通过休息、调节情绪也可以使血压下降，难以说明完全是由于药物的作用。因此自身对照有一定的缺陷，应该合理应用。

（七）配对对照

配对对照（paired control）是根据研究目的，将可能对研究结果有影响的因素（年龄、性别、病情、动物体重、窝别等）作为配比的条件，将两个条件相同的受试对象配成对子，然后将每对受试对象随机的分配到不同处理组中去，以观察不同处理因素的作用。

（八）交叉对照

交叉对照（cross-over control）是一种特殊的自身对照，先将受试对象随机分为两组，分别给予甲、乙两种处理，一定时间后，两种因素在两组中交换使用，观其结果。交叉试验中受试对象先后要接受两种不同的处理，两阶段之间应有一个洗脱期，以消除第一阶段治疗药物对第二阶段治疗带来的影响。这种对照方法的优势在于节省样本。

（九）相互对照

相互对照（mutual control）是指不另设对照，几个实验组互相对照。一般是在探究某种实验因素对实验结果影响不明确的情况下使用，通过实验的相互对比，确立实验变量和反应变量的关系。可以比较几种药物治疗同一疾病的疗效；也可用于筛选不同药物，比较不同的剂量、剂型等的效应差异；或者同一种药物对不同疾病治疗效应的差异。如用莫雷西嗪治疗冠心病、高血压、心肌病引起的室性早搏时，设立冠心病组、高血压病组、心肌病组三个治疗组，相互比较它们的疗效，可以较好地平衡和抵消无关变量的影响，使实验结果更具有说服力。

（十）历史对照

历史对照（historical control）又称文献对照、潜在对照，是指以过去的研究结果作对照。如将现在的某项研究结果与本人或他人以往的同类研究结果比较。历史对照是一种非随机非同期对照，除了非处理因素影响较小的少数疾病外，一般不宜使用这种对照。如对一些目前尚不可治愈的疾病，如先天性痴呆等，因这类疾病过去从未治愈过，作试验治疗时可不设对照。

第三节 盲法原则

一、盲法的定义

盲法（blind）是指研究者（包括试验设计者、操作者、疗效测量与判定者）和研究对象（正常人、患者及其家属）的一方或多方均不知道研究分组的情况，也不知道接受的是试验措施还是对照措施。在临床试验中，若研究对象知道自己的分组与治疗情况，则可能由于心理因素的影响，加强或减弱药物的作用；若研究者清楚研究对象的分组情况，则会对实验组与对照组的观察标准不一致。盲法是为了避免来自受试者和研究者的心理或主观因素对结果的影响，以保证研究结果的真实可靠。

二、盲法的分类

（一）单盲法

单盲（single blind）是指在研究中，只有研究对象单方面不知道试验的分组情况，而研究者清楚，从而避免了来自研究对象的心理和主观因素的影响。由于研究者了解分组情况，必要时可以及时恰当地处理研究对象发生的意外问题，保证研究对象在试验过程中的安全，并决定是否终止试验或改变方案。但此法不能避免研究人员主观因素所带来的信息偏倚，可能对疗效判断带来一定影响。另外，对检验人员或病理学医师隐瞒患者的诊断治疗情况，让他们据实报告实验结果与诊断也属于单者。

（二）双盲法

双盲（double blind）是指在研究中，研究对象和承担观察任务的研究人员均不知道研究对象的分组和接受处理的情况，而是由研究设计者安排和控制全部试验。其优点是可以避免来自研究对象和观察者双方面的主观因素所带来的偏倚，缺点是方法复杂，较难实行，且一旦有意外，由于观察者不清楚研究对象的分组情况，较难及时处理。因此，实施双盲要有另外的监督人员负责监督试验的全过程，包括毒副反应的检查，以保证研究对象的安全。

（三）三盲法

三盲（triple blind）是指研究对象、观察者和资料分析者均不知道研究对象的分组和处理情况。在理论上这种设计不仅可以减少或消除来自研究对象和观察者的主观偏性，也可以减少或消除来自资料分析者的主观偏性，但实际实施起来有一定的难度。

（四）非盲法试验

非盲法试验又称开放试验（open trial），即研究对象和研究者均知道试验组和对照组的分组和接受处理的情况，试验公开进行。盲法是试验性研究设计的基本原则之一，但不是所有研究都必须采用或都能实行。如大多数的外科手术治疗、行为疗法等。这类设计多适用于有客观观察指标且难以实现盲法的试验，如改变生活习惯（包括饮食、锻炼、吸烟、饮酒等）的干预措施，应以客观的健康或疾病指标为评价效果。该法的优点是易于设计和实施，研究者了解分组情况，便于对研究对象及时作出处理，其主要缺点是容易产生信息偏倚。

第四节　重复原则

一、重复的定义

重复（replication）是指在相同条件下进行多次研究或多次观察，以提高实验结果的可靠性和科学性。重复包括三种情况：

1. 整个实验的重复　它可以确保实验的重现性，从而提高实验的可靠性。经不起重复的研究是不可靠的，是没有科学性的。

2. 用多个受试对象进行重复　它避免了把个别情况误认为是普遍情况，把偶然性或巧合的现象当成必然的规律，以至将实验结果错误地推广到群体。这就要求有足够的样本含量。

3. 同一受试对象的重复观察与测量　它保证了观察结果的精度。如：血压一般要求进行 3 次测量取其平均值作为最终结果；其他实验室数据的测量也有同样的要求。

由此可以看出，重复的主要作用一方面是估计误差，因误差是客观存在的，只有在同一实验条件下对同一观测指标进行多次重复测定，才能估计出误差的大小；另一方面是控制误差，只有在实验单位足够多时才能获得较小的误差。

一般整个实验的重复可以由不同的学者在不同的地方采用同样的方法来验证，当然，也可自行验证，以说明该实验的可靠性；而后两种重复，则要求我们在从事研究时，必须选择足够数量的样本进行研究，以提高可靠性与说服性。因为，当处理因素作用于受试对象时，由于其个体差异的不同，即或对同一受试对象进行反复多次的测量或对不同受试对象接受同一处理因素的观察结果依然有变化，但我们可以通过选择样本含量来估计甚至控制其误差的大小。由此可见，样本含量的估计是重复原则应用的基础。

二、样本含量的估计

样本含量是指承受研究实施的样本所包含观察单位数，或称样本例数。确定样本含量是研究设计的重要因素。除个别设计方法如序贯设计外，研究设计中必须包括样本含量。样本含量对研究效果有重要影响，在小样本研究中尤其如此。虽然从理论上说，样本含量越大误差越小，但也不是越大越好，因为当样本含量增加时，不仅增加了实际工作中的困难，也增加了实验条件的控制难度，反而会增加系统误差出现的可能性，甚至还会造成不必要的浪费。因此，有必要正确估计一个实验的最少观察例数，即样本含量的估计。

适当的样本量应根据课题设计要达到的精确度、观察指标的性质、实验的方法、观察指标变异程度的大小、实验的条件等方面来确定。在通常的实验，特别是动物实验中，对样本量的确定，主要根据统计学要求，能得出显著性差异者即可。决定实验样本量主要与以下几个因素有关：

其一，是实验条件：如使用纯系动物，其实验结果的标准差较小，则所需的动物样本量就小；如研究对象个体差异较大，实验中所得到的标准差就大，那就要有较大的样本量，才能保证实验结果的可靠性，个体差异越大，所需的样本量就越大。另外，实验检测的误差大小也对实验样本量有影响，如实验误差很小、精确度高、可靠性好，实验对象的样本量就可以小些，反之就应大些。

其二，是研究指标的性质：如在观察实验效应时所用的是"计量指标"，即都是数据，样本数就可适当少一些，反之，如所用的是"计数指标"，样本数就要多一些。这主要是与统计学处理的要求有关。

其三，是与实验设计方法有关。

其四，是研究对象的同质性与均匀性程度：即所研究的对象在性质上越接近，同质性就越高，所用的实验样本就可以越小些，反之就要大些。

其五，是与研究指标的变异程度有关：即研究对象的某些指标本来就较稳定，如体温（℃），个体差异性较小，如发生了较轻微的变化就有明显的意义，这样在统计时就可用较少的样本。而有的指标的个体差异性较大，如红细胞、白细胞、血小板数，也就是这些指标的标准差较大，为得出统计学的差异，所需要的样本数就要大一些。

实验样本量的大小还与实验者对实验成功的把握度要求有关，如对实验成功把握度的要求越高，所需的样本数也就越大。

第五节　均衡原则

均衡（balance）是要求对照组除了与实验组接受的处理因素不同外，其他方面（如年龄、性别、病情类型、动物的体重、窝别等）应尽可能与试验组相同。

随机化分组的目的在于达到"组间均衡"，因而，随机化的成功与否也应以"组间均衡"为主要衡量标准。对照的选择是以均衡为前提的，也是比较基础的，应避免由于主观因素或其他非处理因素造成的偏倚，使结果的真实性受到影响。

均衡与随机和对照原则有着密切的关系。没有对照难以比较、鉴别，无法说明处理因素的真实效应，而有了对照，但不均衡，则对照失去了价值，甚至起反作用。随机是为了均衡，若研究中没采用随机，则难以保证研究结果的准确性、可靠性。

一般情况下，贯彻了随机化原则，各组的非处理因素基本上是均衡的，但由于受样本例数的限制，有时也难以完全保证，故需要在研究中进行均衡性检验，并根据具体情况进行适当调整，满足实验要求。

扫一扫，查阅本章数字资源，含PPT、音视频、图片等

在医学科学研究中采用的主要方法有实验性研究和调查性研究，而科研设计是研究计划的核心，本章从实验设计和调查设计两方面来阐述几种常用的医学科研设计方法。

第一节　实验设计

一、完全随机设计

（一）定义和特点

1. 定义　完全随机设计又称单因素设计，或成组设计，是医学科研中最常用的一种研究设计方法，它是将同质的受试对象随机地分配到各处理组中进行实验观察，或从不同总体中随机抽样进行对比研究。

2. 特点　该设计优点是设计和统计分析方法简单易行，不受组数的限制，适用面广，且各组的样本含量可以相等，也可以不相等，但在总样本量不变的情况下，各组样本量相同时设计效率最高；如果在实验过程中，某实验对象发生意外，信息损失将小于其他设计。缺点是只分析一个因素，没有考虑个体间的差异，因而要求各观察单位要有较好的同质性，否则，需扩大样本含量。

（二）基本步骤

例 6-1，某研究单位欲探讨麻杏石甘汤对流感病毒感染小鼠的疗效，通过鼻腔接种法构建 A 型流感病毒感染小鼠模型后，将 15 只小鼠随机分为 A、B、C 共 3 组，分别以麻杏石甘汤低剂量、高剂量和生理盐水灌胃。7 天后检测血浆趋化因子含量，评价药物作用效果。具体的随机分组可以如下实施：先将小鼠按体重由小到大编号；查随机数字表，找随机数字，如，从第 1 行第 6 个两位数开始向右取 15 个随机数，各数除以 3，余数相同的分为同组，余数 0、1、2 分别表示分到 A、B、C 组，如表 6-1 所示。分组情况见表 6-1。

表 6-1　完全随机设计的随机数分配表

动物编号	1	2	3	4	5	6	7	8	9	10	11	12	13	14	15
随机数字	68	13	09	20	73	07	92	99	93	18	24	22	07	29	57
余数	2	1	0	2	1	1	2	0	0	0	0	1	1	2	0
初步分组	C	B	A	C	B	B	C	A	A	A	A	B	B	C	A

由于要求等分，需从 A 组的 6 只中随机取 1 只到 C 组。从随机数字表，再往后取随机数为 33，除以 6，余 3，将 A 组第 3 只为 9 号动物，调整到 C 组。结果是：A 组动物编号为 3，8，10，11，15；B 组动物编号为 2，5，6，12，13；C 组动物编号为 1，4，7，9，14。

（三）应用范围与注意事项

1. 应用　凡两组实验无法配对或多组实验无法配伍时，均可选用完全随机设计。在临床科研中，这种设计主要适于非专科疾病的对比研究；在动物实验研究中，这种设计主要用于大动物及珍贵动物的比较实验。

2. 注意事项　①尽量注意各组样本间的均衡性，缩小抽样误差。采用动态随机分组法，在可能条件下先按非被试影响因素分层，而后在分层基础上随机分配样本，必要时前面 85% 左右样本完全按随机分配，而后大约 15% 样本按非被试因素均匀分配，使组间不平衡指数达到最小。②尽量使每组样本数相等或接近。尽管完全随机设计可以各组样本含量不等，但在样本总量不变的条件下，各组样本含量相等时设计效率较高，一般认为可高 10%～15%。③根据科研目的，合理确定实验组数。例如研究某种实体癌切除后中药与化学疗法的效果，若中药与化疗对该类型肺癌的疗效尚未确定，则应设中药组、化疗组与常规对照组。假使已知中药与化疗都有一定的疗效，研究目的仅仅是比较两者疗效的优劣，则设中药与化疗两组即可。但若还需探索中药与化疗在疗效上是否存在叠加或交互作用，则应设四组，即空白组、中药组、化疗组和中药加化疗组，这时的统计学设计应按 2×2 析因设计进行分析。对照组可以不止一个，例如，同时设阳性对照和空白对照，多剂量对照等。由于本设计单纯依靠随机分组的方法对非处理因素进行平衡，缺乏有效的控制，因而其实验误差往往偏大。所以采用该设计时，对个体间同质性要求较高，在个体同质性较差或达不到设计要求时，完全随机设计并不是最佳设计。此时可以采用区组设计或拉丁方设计等。

二、配对设计

（一）定义与特点

配对设计指先将条件相同（或相似）受试对象配成对子，而后按随机原则给予每对中的个体施以不同处理。由于实验对象间条件基本均衡或完全相同，处理组间有较好的齐同可比性，能最大限度地排除非处理因素的干扰，因而抽样误差小，试验效率高，所需样本含量相对较少。配对设计可分为同源配对和异体配对设计两种。

1. 同源配对设计　亦称自身对照设计，包括自身前后对照设计和自身左右对照设计。前者是指观察同一个体在处理前后某些指标变化的一种设计。例如，观察中药降低血清谷丙转氨酶（SGPT）的效果，用药前及用药一段时间后，分别测定病人 SGPT 的含量，进行治疗前后对照比较。这种设计的前后变量均来自同一受试对象或标本，因此在一般情况下，这种设计实验的抽样误差是最小的。但这种设计要求被试因素施加前后的影响因素相同，往往并不容易，诸如气候、饮食、心理状态等条件都可能前后有些差别。例如对支气管哮喘进行疗效观察，若治疗前天气寒冷，治疗一定时间后气候转暖，这时支气管哮喘好转，这种疗效到底来自药物还是气温变化或者二者兼而有之，不能准确回答。自身左右对照设计是指两种不同处理分别施加于同一个体左右两部分。这种设计的突出优点是可比性强，前提是所用的处理必须是局部性的，不易吸收或不能通过神经体液反射而影响对侧，故应用面有限。例如，用中药膏剂（以凡士林为调料）治疗家兔股骨骨髓炎。在双后肢制造骨髓炎模型后，按随机原则分别在左、右病变部位涂上中药膏剂或凡士林。用药2周后观察两侧恢复情况，比较两者对骨髓炎的治疗效果。

2. 异体配对设计　在临床研究中，常将年龄、性别、体重、病情、病史等相似患者配成对子，对子配好后，分别把每对中的2个受试对象随机分配到实验组和对照组，给予不同的处理，观测同一指标，进行统计学分析。由于异体配对设计实验是同期平行进行的，可以排除时间、自然条件改变与医疗条件等因素对疗效的干扰，因此异体配对试验结论的可靠性大于自身前后配对设计。

（二）基本步骤

例6-2，现有病情、病种与年龄相近的男病人4对，女病人4对，将他们分到甲、乙两处理组。具体操作如下：①依次将4对男病人和女病人进行编号（对号），1，2，…，8，再对每1对病人编号，分别为1，2，3，4，…，16；②按随机数字表，任意指定10行1列开始，从左到右依次读取8个两位数的随机数字，如果随机数为单数，则对子中编号小的分配到甲组，大的分配到乙组；如果为偶数，则对子中编号小的分配到乙组，大的分配到甲组，即得分配方案。具体分配结果见表6-2。

表6-2　16个病人配对随机分组情况

性别 对号	男								女							
	1		2		3		4		5		6		7		8	
编　号	1	2	3	4	5	6	7	8	9	10	11	12	13	14	15	16
随机数	58		71		96		30		24		18		46		23	
分　组	乙	甲	甲	乙	乙	甲	乙	甲	乙	甲	乙	甲	乙	甲	甲	乙

（三）应用范围与注意事项

1. 应用　自身前后对照设计主要应用于急性与短期的实验；自身左右对照设计只适用于局部作用因素的研究，如扩瞳药、局部反应药等。由于异体配对试验是进行同期平行观察，因此它不仅适用于急性实验，而且可用于慢性实验或较长期观察。临床试验配对的基本要求是病种、病期、病情、病程、年龄与性别相同。动物配对的基本条件是同种、同品系、同性别、同体重，若是小动物，尽量要求同窝。配对设计中，除要求基本条件齐同外，关键在于将对实验结果有较大影响的非被试因素包括在配对条件之内。

2. 注意事项　自身前后对照设计：①尽量控制实验条件，保证处理前后其他条件具有可比性，并避免时间过长的实验，以排除时间与自然条件变化的影响。②应设立平行对照观察，根据实验目的需要可选用空白对照或阳性对照，没有平行对照，仅有前后对比，其结论往往是不可靠的。因为由前至后的过程中，除被试因素外，必然还有其他一些因素影响实验结果。③自身前后对照设计应用时应注意两种处理因素的效应必须较快消失，病情要稳定不易自愈，不易因其他因素加剧或缓解。

自身左右对照设计：①要求同一个体左右两个部位必须对称，病理条件应当相同。②必须保证被试因素的观察效应是局部性的，不会通过反射方式或体液途径影响对侧。③实验组和对照组的左右分配可用简单随机方法决定。

异体配对设计：①应尽量做到对子本身的齐同，配对条件力求包括所有主要影响因素，齐同

性要求 $P>0.2$。动物配对的基本条件是同种、同品系、同性别、同体重，若是小动物，尽量要求同窝；临床试验配对的基本要求是病种、病期、病情、病程、年龄与性别相同。②在慢性实验中或长期观察过程中应设法保持非处理因素的可比性，如考察疗效的辅助措施、护理、饮食等必须全程保持齐同。因此配对设计的应用受到了一定限制。配对条件不能过严、过多，否则难以配对。③在有处理前资料的条件下，尽管处理前两组比较 $P>0.05$ 甚至 $P>0.2$，并不意味着两组处理前基线水平完全相等，不宜以两组处理后资料直接进行成组 t 检验，应该以两组对子前后差值的差数作配对 t 检验。④无处理前资料的配对实验，实际上对处理前两组对子的齐同性只是表观认可，并无直接指标数据支持，故配对可能是成功的，也可能是不成功的。这时，若配对设计实验两组处理后资料经配对 t 检验结果 $P>0.05$，可试作成组 t 检验。

三、配伍组设计

（一）定义与特点

1. 定义　配伍组设计又称随机区组设计，是配对设计的扩展。它是按照配伍因素的条件，将条件相同的受试对象（如动物的性别相同、患者年龄相近，病情轻重接近）划成一个配伍组（区组），而后在每个配伍组内按照随机原则将每个受试对象分配到各不相同的处理组。本设计首先是在农业试验中应用的，认为小麦的产量不仅受其品种（处理因素）的影响，还受田块（区组因素）的影响，因此，将每个田块分成若干单元，每个单元所接受的处理是随机的，这样的设计既可分析处理因素的作用，也可分析区组因素的影响，提高了试验效率。

2. 特点　①配伍组设计属于两因素设计，它不仅能回答处理（第一因素）间的差异有无统计学意义，而且能回答区组（第二因素）间差异对实验结果有无明显影响。②随机区组设计是单向的区组化技术，由于同一区组内的受试对象条件基本相同，使得各处理组所用受试对象不仅数量相同，且保证了组间的均衡性，控制了一个已知来源的变异，降低了抽样误差，因而实验效率较高。③在样本分配上，不仅各处理组的样本含量相等，而且每个区组所含的受试对象例数与处理组数相等或是处理组数的倍数。

应用到医学研究领域，如将特征相同或相近的小白鼠（同窝、同性别、同体重等）按处理数的多少（比如 g 个）归为一个区组。至于同一区组内每个小鼠接受何种处理，则是随机的。当 $g=2$ 时，本设计就是配对设计。区组化的目的是对一些已知的非处理因素进行控制，以提高组间的均衡性，减少实验误差。

（二）基本步骤

例6-3　为了研究甲、乙、丙3种营养素的效果，以体重增加量为效应指标，以喂养3种不同营养素为研究因素，以6窝雌性小白鼠（每窝3只）为研究对象，评价3种营养素的效果。用随机区组设计的方法控制窝别的混杂作用。具体操作如下。

①对所有的小鼠依次进行编号为1、2、3……18。

②每窝3只确定了区组长度为3。

③确定区组长度和三个组的所有可能排列：设区组长度为3，根据可能排列数公式计算，则A、B、C三组所有可能的排列为6种方案。

计算公式是：A（n，m）= n（n-1）（n-2）……（n-m+1）= n! ／（n-m）!

排列用符号 A（n，m）表示，m≤n，此外规定 0! =1，n! 表示 n（n-1）（n-2）…1

表 6-3 每个区组 3 只小鼠的分配方案

方案 1	方案 2	方案 3	方案 4	方案 5	方案 6
ABC	ACB	BAC	BCA	CAB	CBA

④给每种可能排列的区组分配方案抽样号码（表 6-3）。

⑤用随机数字表法随机排列上述区组分配方案的号码。从随机数字表第 11 行第 1 个两位数的随机数开始，从左往右依次抄 6 个随机数 57、35、27、33、72、24，每个分配方案对应一个随机数。按照从小到大排序，得出上述区组分配的号码为：5、4、2、3、6、1。

⑥将小鼠按事先编好的序号，从 1 号开始，按顺序进入上述抽签后得到的区组号码顺序的各区组（表 6-4）。

表 6-4 18 只小鼠随机区组分配结果

分配顺序	方案 5			方案 4			方案 2			方案 3			方案 6			方案 1		
分组	C	A	B	B	C	A	A	C	B	B	A	C	C	B	A	A	B	C
小鼠编号	1	2	3	4	5	6	7	8	9	10	11	12	13	14	15	16	17	18

在本例中，若采用完全随机分组，尽管试验前 3 组的平均体重做到基本均衡，但来自同一窝的小鼠具有相同的遗传背景，其体重的增加可能有一定的相关性，不能保证每组 6 只小鼠来自不同窝别。只有采用区组设计，这样才可以保证同一区组的小白鼠来自同一窝，用各个区组内的处理间的差异就可排除遗传因素的作用，由各个区组内的随机分组可以平衡其他非研究因素的混杂作用，能较好地控制和平衡混杂因素。

（三）应用范围与注意事项

1. 应用 从原则上说，凡实验目的是回答两种因素（被试因素、配伍组因素）各自的差异有无统计学意义的情况，不管是两个或多个处理组，均可采用配伍组设计。例如研究老年性疾病的治疗，除比较不同药物疗效，还需观察不同年龄段对效应的影响，就应采用配伍组设计。再如研究不同方剂对乙型肝炎的不同证型的疗效，可以将不同方剂作为第一因素，不同证型作为第二因素。

2. 注意事项 ①在配伍组设计时，第一因素应当安排该研究的主要因素，第二因素相对次要一点，可以是待考察的因素，也可以是仅仅为了排除它对实验结果的影响。②正确规定划分区组的条件。一般说来，动物实验常取同品种、胎次相同的几窝动物，将每窝中性别相同与体重相近的动物划为一个区组。临床研究通常根据病种、病程、病情、性别与年龄相近者划为一个区组。总的原则是必须将对实验结果有明显影响的非处理因素列为划分区组的条件，要求区组间差异越大越好，区组内差异越小越好。③若每一区组为一受试对象时，处理之间应有足够的间隔期。④由于配伍较配对要求条件相同的样本含量为多，并不是任何情况下都可以做到的，所以，配伍组设计在实验中主要用于小动物实验，临床上主要用于专科医疗单位。⑤采用配伍设计时，要尽可能使观察值不缺失，因为一个数据缺失，该区组的其他数据也就不太好利用了。虽然统计学上有估计缺失值的统计方法，但缺失时信息的损失是较大的，缺失后的信息是难以弥补的。

四、交叉设计

(一) 定义与特点

1. 定义 交叉设计又称交叉配对设计，是指样本分配按异体配对方式，根据事先设计好的处理顺序，对两种处理先后交叉进行观察，即在前一处理作用完全消失之后接受另一处理，最后对两种处理的效应进行比较分析。

2. 特点 ①这种设计不仅兼有异体与自身配对的优点，而且每个样品先后接受两种不同处理，一个受试对象当作两个样品使用，因此较大程度地节省样本含量。②两种处理处于先后两个实验阶段的机会均等，因而平衡了实验顺序的影响，而且能把处理方法之间的差别与时间先后之间的差别分开来分析，因此效率较高。③采用方差分析，可以得到处理间、阶段间与个体间三个信息，有利于较准确地判断被试因素的有效性。但是，该设计要求受试者在两种处理前后的其他条件应保持一致，这使该设计的应用受到一定限制。

(二) 基本步骤

例6-4，为研究低分子肝素钙（A）的抗凝作用，以另一种抗凝药那曲肝素钙（B）为对照，比较两种药物的抗凝效果有无差异。这里选用交叉设计，将40名患有慢性肾衰竭并接受血液透析的病人按异体配对方式分为两组，每组各20名患者，每组观察两个阶段，每个阶段两周，透析4次。第一组为A→B顺序，即第一阶段使用低分子肝素钙（A），第二阶段使用速避凝（B）；第二组为B→A顺序。两种药物都是在血液透析开始时给药，每一阶段结束后检测凝血酶时间。这是两种处理、两个序列、两个时期的交叉试验，称为2×2交叉试验。由于每两次透析之间有3天的间歇期，且每次透析前都假定患者达到一定的透析条件，所以这3天的间歇期可以作为交叉试验中的洗脱期。2×2交叉试验的流程如图6-1。

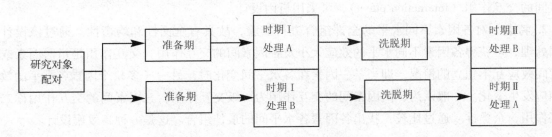

图 6-1 2×2 交叉试验的流程

其中：①准备期，系指试验对象经过一段时间不加任何处理（停药期）的观察，确认已进入自然状态，可以进行试验。②处理期，系按事先设计好的试验顺序，依次在各个试验时期施加相应的处理。③洗脱期，在经过第一阶段的治疗后，停药一段时间，确认前一阶段的处理效应已经消失，试验对象又回到自然状态，以保证后一时期的处理结果不受前一时期治疗的影响，即没有延滞作用。实际上，准备阶段也属于洗脱期，是为了消除其他可能的干扰作用。

采用交叉设计有一个假设，即试验对象在进入各期治疗阶段时已经回到了开始时的自然状态。而使用该设计的一个困难是如何确认受试对象已经回到了开始时的自然状态，即前一处理的效应已完全消失。

如有3种处理A、B、C，可采用三阶段交叉设计。具体操作为则事先随机化试验顺序，比如

3 组的试验顺序为：第一组：BAC；第二组：CBA；第三组：ACB。将受试对象随机分为对应的 3 组，各组在 3 个不同时期分别按上述顺序进行试验，称为 3×3 的交叉试验，依此类推。

（三）应用范围与注意事项

1. 应用 交叉设计是成组设计与自身配对设计的综合运用，其适用范围与自身配对设计相同，主要用于样品来源较少且受试对象状态比较恒定的情况。临床上适用于目前尚无特殊治疗而病情缓慢的慢性病患者的对症治疗研究（如稳定型高血压的降压效果，血糖的控制，类风湿关节炎的镇痛效果）。不适于有自愈倾向，或病程较短的疾病的治疗研究。在实验室研究中，这种设计适用于离体器官的研究。在新药临床试验中，尤其是在 I 期临床试验、生物等效性试验中，交叉设计是经常采用的一种设计方法。

2. 注意事项 ①样本含量必须为偶数。②进行交叉设计实验的两个被试因素必须没有蓄积作用与交互效应。③为删除两个因素效应彼此的相互影响，在两个处理之间应有足够的间歇期。间歇期的长短视处理因素的半衰期而定，一般至少为 6～8 个半衰期；同时要考虑生物学作用特点，如阿司匹林的半衰期为 0.5 小时，但它对血小板的影响需一周左右才会消失，故间歇期一般需 10 天左右。④本设计不宜用于病情不稳定，具有自愈倾向或病程短的病症研究。⑤各个观察阶段时间应当相同，一般作两阶段交叉，为进一步提高结论的可靠性，必要时可作三阶段（双重）交叉或四阶段（拉丁方）交叉实验。

五、析因设计

（一）定义与特点

1. 定义 析因设计是指对两个或多个处理因素的各个水平进行排列组合，交叉分组进行实验，故又称交叉组设计。在研究中既要了解各因素的作用（又称主效应，main effect），又要了解因素间的交互作用（interaction effect），可采用析因设计。

2. 特点 对各因素不同水平的全部组合进行实验，故具有全面性和均衡性。通过该设计与数据处理，可获得各因素不同水平的效应大小及各因素间的交互作用。交互作用是指两因素或多因素间效应互不独立的情况，即当某一因素在各水平间变化时，另一（多）个因素各水平的效应也相应发生变化。一般认为，两因素间的交互作用为一级交互作用，三因素间的交互作用称二级交互作用，余类推。通过比较，找出各因素各水平间的最佳组合。这是一种高效率设计。

（二）基本步骤

例 6-5，为了研究药物治疗附加磁场不同时间对人体内磁性物质分布的影响。选用小鼠作为实验对象，所有小鼠均给以"丝裂霉素+高分子物质+磁性物质"。但实验组同时加磁场，对照组不加磁场，并分别于给药后 15 分钟和 60 分钟处死实验小鼠，检测其肝脏组织的磁性物质浓度，即铁浓度（mg/g），以比较给药后不同时间小鼠肝脏组织的铁浓度有无差异。

这里涉及两个因素，一个因素为是否加磁场，有 2 个水平，即实验组（A_1）和对照组（A_2）；另一个因素为给药后时间，亦有 2 个水平，即 15 分钟（B_1）和 60 分钟（B_2）。考虑到磁场与作用时间可能存在交互作用，采用 2×2 析因设计，两个因素共 4 种组合：

第一组（A_1B_1）：磁场，给药后 15 分钟；

第二组（A_1B_2）：磁场，给药后 60 分钟；

第三组（A_2B_1）：不加磁场，给药后 15 分钟；

第四组（A_2B_2）：不加磁场，给药后 60 分钟。

将 24 只小鼠采用完全随机分组，分配到 4 个处理组，每组 6 只。

（三）应用范围与注意事项

1. 应用 研究中既要了解各因素的作用，又要了解因素间的交互作用，可采用析因设计。析因设计各处理组在均衡性方面的要求与完全随机设计一致，各处理组样本量应尽可能相同。

析因设计是各个因素水平完备的设计，因此其结果的推论是比较完善的。析因设计的资料可以分析有无交互作用。在没有交互作用的情况下，用分析主效应取代某个因素的两个水平之间的比较检验，则检验效能可以提高，并且析因设计的结果作推论时，推论的逻辑是完备的。但当考虑的因素较多，处理组数会很大（比如，4 个因素各 3 个水平的处理数为 $3^4 = 81$ 种）。因此，试验因素与水平数应尽量少而精，以避免工作量过大。若确实需要同时考虑很多因素，此时，采用析因设计不是最佳选择，可根据实际情况选用正交设计或其他方法。

析因设计可以考虑交互作用，但有时高级交互作用是很难解释的，而且分析的工作量会很大，所以实际工作中常只考虑一、二级交互作用。

2. 注意事项 ①在侧重了解两个因素的主次与交互作用时，应注意设立"空白"对照组，没有空白对照组很难说明前三组的作用是正性还是负性的。②样本分配方法是随机的，但应尽量保持组间样本的均衡性。③析因设计试验结果的统计分析应采用析因设计资料的方差分析。

六、正交设计

（一）定义与特点

正交试验设计是一种高效、快速的多因素分析方法，它通过一套规格化的正交表和交互作用表，使各因素得以合理安排，并对试验结果进行分析，获得有关信息。这种设计不仅能明确各因素的主次地位，而且能知道哪些因素存在什么性质的交互影响，还可以找出诸因素各水平的最佳配比，因此已广泛地应用于各科研领域。正交设计法保留了析因设计整体考虑、综合比较的优点，避免了析因设计的全面试验、工作量大的弊病。所以正交设计是全面试验的部分实施。

正交表是合理安排试验和数据分析的主要工具，每一正交表的表示形式为：$L_{\text{试验数}}$（水平数^{因素数}）

例如：$L_4(2^3)$（见附表 3），L 为正交表，4 为试验的组数，3 为最多能安排的因素个数，2 为每个因素的水平数。又如 $L_9(3^4)$，表示有 9 个试验组合（附表 4），最多能安排 4 个因素，且每个因素为 3 个水平。附表 3 为 $L_4(2^3)$ 正交表，其中，列号 1、2、3 可安排 3 个因素，表中的 1、2 代表 1 水平和 2 水平，表的第一列为试验号，每一试验代表各因素不同水平的一个组合，例如试验 1 是各因素都取第 1 水平的试验；试验 2 是第一因素取第 1 水平、第二、三因素取第 2 水平的试验；余类推。从附表 3 还可看出正交表的两个性质：①各列中不同数字出现的次数相等，如第一列中 1 与 2 均出现两次；②任意两列同一行的数字搭配均匀，如第 1、2 两列各行的数字 1、1，1、2，2、1，2、2 各出现一次，这也体现了正交表的均衡性。

当因素的水平数不同时，可以用混合型正交表，如 $L_8(4^1 \times 2^4)$（附表 5）：表示试验组数为 8，最多可安排 5 个因素，其中 1 个因素 4 水平，4 个因素各 2 水平。又如，$L_{16}(4^2 \times 2^9)$（附表 6）表示试验组合数为 16，最多可以安排 11 个因素，其中 2 种因素各有 4 个水平，9 个因素各有

2 个水平。在行数为 mn 型的正交表中（m，n 是正整数）

试验次数（行数）＝Σ（每列水平数−1）＋1

如 L_8（$4^1×2^4$），8＝（4−1）＋4×（2−1）＋1

利用上述关系式可以从所要考察的因子水平数来决定最低的试验次数，进而选择合适的正交表。比如要考察 5 个 3 水平因子及 1 个 2 水平因子，则起码的试验次数为

$$5×（3-1）+1×（2-1）+1=12（次）$$

这就是说，要在行数不小于 12，既有 2 水平列又有 3 水平列的正交表中选择，L_{18}（$2×3^7$）适合。

常用的正交设计表有：

二水平：L_4（2^3），L_8（2^7），L_{12}（2^{11}），L_{16}（2^{15}），L_{20}（2^{19}），L_{32}（2^{31}），L_{64}（2^{63}）

三水平：L_9（3^4），L_{18}（3^7），L_{27}（3^{13}），L_{30}（3^{13}），L_{31}（3^{14}）

四水平：L_{16}（4^5），L_{32}（4^9），L_{64}（4^{21}）

五水平：L_{25}（5^6），L_{50}（5^{11}）

混合水平：L_8（$4×2^4$），L_{16}（$4×2^{12}$），L_{16}（$4^2×2^9$），L_{16}（$4^3×2^6$），L_{16}（$4^4×2^3$）

每一正交表均有一相应的交互作用表。如 L_4（2^3）的交互作用表，见附表7。由附表7所示，第一列的因素与第二列的因素的交互作用项应安排在第三列上，第一列的因素与第三列的因素的交互作用项应安排在第二列上，第二列的因素与第三列的因素的交互作用项应安排在第一列上。即 L_4（2^3）的任意两列间的交互作用出现于另外一列上。因此，选用 L_4（2^3）设计时，如果不考虑因素间的交互作用，则可安排最多 3 个因素的实验。L_8（2^7）的正交表和二列间的交互作用见附表8 和附表9。

因此，正交表的每一列有 3 种安排：①安排某一因素；②安排交互作用；③不安排（留作误差计算列）。如何安排各列，视具体情况而定。

选择正交表要依据研究目的和方案。正交表的选择应考虑：①因素效应和交互作用的安排；②是由空列获得误差的估计，还是由重复试验获得。

（二）基本步骤

例 6-6，作为载药载体的纳米粒球体直径以 100nm 最为理想，某研究为了探索生产纳米粒的 3 种混合物质的最佳配方，考虑 3 个因素，分别是溶剂（A）、稳定剂浓度（B）和合成高分子材料的单体浓度（C）。每个因素都有 3 个水平。溶剂的 3 个水平为：不加溶剂、二氯甲烷和丙酮；稳定剂浓度的 3 个水平为 1%、2%、3%；合成高分子材料的单体浓度 3 个水平为 1.5%、2% 和 2.5%。

正交设计的首要关键是表头设计。表头设计就是将因素及其交互作用在正交表的表头上进行有计划地合理安排。

1. 表头设计的原则 ①在多因素中凡已成定论者可固定化，而不列入观察的因素，需观察的因素应当精选，宜少勿多。②水平数与具体量根据实验目的，参照专业知识与预备试验或实践经验而定。③能忽略的交互作用应尽量忽略。④因素与不可忽略的交互作用不能排在同一列，不混杂是表头设计的根本原则，否则无法分析效应究竟由何引起。

2. 表头设计的步骤 ①确定列数，欲观察的处理因素与不可忽略的交互作用共有多少个就需要安排多少列。当每个试验号无重复，只有 1 个试验数据时，为便于统计分析，可设 2 个或多

个空白列，以作计算误差项用。在多数情况下，每个试验号有重复（即有多个试验数据时，一般3~5个），可以不设空白列，这样能够获得较多的信息。②确定水平数，即根据实验目的来确定水平数，如果实验目的可决定因素取舍，则可设有、无两个水平，若欲了解最佳剂量搭配，则应用不同剂量作为不同水平。③选定正交表，根据确定的列数与水平数选择相应的正交表。④表头安排，在正交表的表头进行处理因素与交互作用的合理安排。在安排时务必优先考虑交互作用不可忽略的处理因素，按照不可混杂的原则，将它们及其交互作用首先在表头排妥。而后将其余可以忽略交互作用的那些处理因素任意安排在剩下的各列上（剩下的列为空白列）。⑤检查需观察因素与交互作用在列安排上有无混杂现象，如有混杂，应该调整，以确保无混杂。⑥组织实施方案，抽出处理因素所占的列组成实施方案表。例 6-6 中，如果需考虑一级和二级交互作用，则选择 3×3×3 析因设计，此时有 27 种不同的处理组合；如果不需要考虑交互作用，试验次数（行数）=Σ（每列水平数−1）+1=（3−1）×3+1=7，可选用 $L_9(3^4)$ 正交设计模型，表头设计见表 6-5；当需考虑一级交互作用时，则选用 $L_{27}(3^{13})$ 正交设计模型，表头设计见表 6-6。

表 6-5　$L_9(3^4)$ 表头设计

列　号	1	2	3
成　分	A	B	C

表 6-6　$L_{27}(3^{13})$ 表头设计

列　号	1	2	3	5	6	8
成　分	A	B	A×B	C	A×C	B×C

（三）应用范围与注意事项

1. 应用　正交试验是多因素各水平间所有组合或部分组合进行实验，当取全部组合进行实验时，与析因设计等价，但正交实验设计更为灵活。因此，一切多因素多水平的实验，诸如临床上多因素综合治疗，细胞培养最佳条件组合，PCR 最适条件，有效成分提取与纯化的最佳条件，多步骤的化验过程与多环节的药品生产等，都可使用正交设计来确定最佳搭配。特别是中医药治病大多使用复方，并且各药物剂量不一，即中药方剂大多是多因素多水平的，因此用正交设计研究中药或西药复方，是一种多快好省的设计方法。

2. 注意事项　①正交设计依正交表进行，都有若干个试验号。在受试对象分配时，注意各试验号的均衡可比性。在可能条件下，尽量争取按随机区组分配，这就要求每个区组的样本含量应等于试验号或是它的倍数。②不同试验号的试验尽量同时平行进行，不宜在不同时间和条件下进行不同试验号实验。若的确无法安排同时平行试验时，应设法保持不同试验号实验条件的严格一致。③采用正交试验设计时，需注意将主效应安排在主效应列，一般不安排在交互作用列，如果从专业理论上认为无此交互作用，则才可将主效应安排在交互作用列。④由正交试验得到的诸因素最佳组合，均应以常规或经验组合为对照，进行再确认试验。特别注意，实验值是落在最佳组合指标值 95% 可信区间内。如果远离此区间，应查寻原因或重新实验。⑤在条件允许的情况下，表头设计尽量不留空白列，利用重复试验的办法，这样既增加信息量，又提高准确性。⑥正交设计重复试验结果若有个别缺项，在无法补做时，也可参照随机区组试验的补缺方法。

七、拉丁方设计

（一）定义与特点

1. 定义 假若实验的目的除比较不同处理的反应外，还需考察另外两个因素或试图将另外两个因素对实验的影响分离出来，这种情况可以采用拉丁方设计。拉丁方是由 g 个拉丁字母排成的 $g×g$ 方阵，每行或每列中每个字母都只出现一次，这样的方阵称为 g 阶拉丁方（如表6-6所示）。拉丁方设计是按拉丁方的行、列、拉丁字母分别安排 3 个因素，每个因素有 g 个水平。一般以拉丁字母代表处理因素，将 g 个不同字母分别表示处理的 g 个不同水平，g 行表示 g 个不同区组（行区组），而 g 列表示另一个区组因素的 g 个水平（列区组）。表6-7为常用的几个基本拉丁方。

表 6-7 常用的几个基本拉丁方

2×2	3×3	4×4	5×5	6×6
AB	ABC	ABCD	ABCDE	ABCDEF
BA	BCA	BCDA	BCDEA	BCDEFA
	CAB	CDAB	CDEAB	CDEFAB
		DABC	DEABC	DEFABC
			EABCD	EFABCD
				FABCDE

2. 特点 在因素安排时实行了双重局部控制，使每种处理在行和列间均衡分布（精确度最高），因此，无论在行或列间出现差异时，都不影响处理因素所产生的效应。拉丁方的方差分析能将变异分解为 4 个部分，即：处理组间的变异（字母间的变异），行区组间的变异，列区组间的变异以及误差。这样，方差分析的误差项较小，因此，该方法也是节约样本量的高效率实验设计方法之一。但由于该方法要求三因素的水平数相等且无交互作用。虽然当三因素的水平数不等时，可以通过调整次要因素的水平数以满足设计的要求，但有时无法达到，况且因素间可能存在交互作用，故在实际工作中有一定的局限性。另外，当因素的水平数（g）较少时，搜集整理易受偶然因素的影响。为了提高精确度，可应用 m 个 $g×g$ 拉丁方设计。

（二）基本步骤

例6-7，为观察电针不同穴位对人体免疫功能的影响，分别对 6 个不同穴位：A-井穴，B-荥穴，C-输穴，D-经穴，E-合穴，F-内关进行实验，选 6 名正常男性青年，考虑到昼夜节律对结果的影响，分别于 6 个不同时辰［戌时（20：00），子时（0：00），寅时（04：00），辰时（8：00），午时（12：00），申时（16：00）］进行实验。本例的研究因素为不同穴位，要控制的两个因素是不同的人和不同的时辰，共有 3 个因素，即穴位、个体和时辰，每个因素均为 6 个水平，采用6×6拉丁方设计。对6×6的基本拉丁方进行随机化，具体步骤如下：

1. 基本拉丁方 如表6-8，用 6 个时辰对应第 1～6 行，用 6 个对象编号 1～6 号对应第 1～6 列。

表 6-8　6×6 基本拉丁方

	1	2	3	4	5	6
戌时	A	B	C	D	E	F
子时	B	C	D	E	F	A
寅时	C	D	E	F	A	B
辰时	D	E	F	A	B	C
午时	E	F	A	B	C	D
申时	F	A	B	C	D	E

2. 对行随机化　找随机数，从第 1 行第 1 列开始依次抄 6 个小于等于 6 的随机数，依次对应 6 行，随机数为几，相应位置就放置原来的第几行，例如原来第 1 行为戌时，对应的随机数为 2，第 1 行就放置原来排第 2 行的子时行，依此类推，见表 6-9。行随机化后的相应拉丁方见表 6-10。

表 6-9　行随机化前后的行对应变化

行随机化前的时辰	戌时	子时	寅时	辰时	午时	申时
随机数	2	1	6	5	3	4
行随机化后的时辰	子时	戌时	申时	午时	寅时	辰时

表 6-10　行随机化后的拉丁方

	1	2	3	4	5	6
子时	B	C	D	E	F	A
戌时	A	B	C	D	E	F
申时	F	A	B	C	D	E
午时	E	F	A	B	C	D
寅时	C	D	E	F	A	B
辰时	D	E	F	A	B	C

3. 对列随机化　从第 10 行第 1 列开始从左往右，依次抄 6 个小于等于 6 的随机数，依次对应 6 列，同样用每列的随机数的排序号对应相应的列的位置，见表 6-11。列随机化后的相应拉丁方见表 6-12。

表 6-11　列随机化前后的列对应变化

列随机化前的编号	1	2	3	4	5	6
随机数	5	1	6	3	2	4

表 6-12　列随机化后的拉丁方

	5	1	6	3	2	4
子时	F	B	A	D	C	E
戌时	E	A	F	C	B	D
申时	D	F	E	B	A	C
午时	C	E	D	A	F	B
寅时	A	C	B	E	D	F
辰时	B	D	C	F	E	A

4. 对拉丁字母与处理组的对应关系进行随机化　从第 20 行第 1 列开始从左往右，依次抄 6

个小于等于 6 的随机数，依次对应 A、B、C、D、E、F，对随机数排序，同样按各个字母对应的随机数的排序号依次从小到大对应处理：井穴，荥穴，输穴，经穴，合穴，内关，见表6-13。处理随机化后的拉丁方见表6-14。

表 6-13 处理随机化前后的字母处理的对应

列随机化前的编号	A	B	C	D	E	F
随机数	3	6	4	5	1	2
列随机化后的编号	输穴	内关	经穴	合穴	井穴	荥穴

表 6-14 处理随机化后的拉丁方

	5	1	6	3	2	4
子时	荥穴	内关	输穴	合穴	经穴	井穴
戌时	井穴	输穴	荥穴	经穴	内关	合穴
申时	合穴	荥穴	井穴	内关	输穴	经穴
午时	经穴	井穴	合穴	输穴	荥穴	内关
寅时	输穴	经穴	内关	井穴	合穴	荥穴
辰时	内关	合穴	经穴	荥穴	井穴	输穴

因此根据上述拉丁方设计，可知 6 个对象在 6 个时辰对应打 6 个不同的穴位。

由于一个拉丁方只有 6 个研究对象，样本量显然是不够的，对于上述情况，在实验设计时，样本量应取拉丁方阶的倍数，并对应取多个拉丁方重复实验。如本例，样本量应取 6，12，18 等，相应取 1 个拉丁方，2 个拉丁方，3 个拉丁方等重复实验。拉丁方设计的实验资料统计分析为方差分析。

（三）应用范围与注意事项

1. 应用 凡三因素实验，其水平数相等，且各因素间无交互作用，均可考虑应用拉丁方设计。在实验室研究中，条件相对容易控制，尤其是细胞培养的实验，拉丁方设计有着广泛的用途。动物实验或离体器官实验有时以一个动物或器官为一个区组，当顺序因素对实验结果有影响时，必须使用拉丁方设计。如欲观察不同中药对兔血凝固时间的影响，由于血液与带负电荷表面接触的面积与时间不同，常是第一管凝固时间最短，最后一管凝固时间最长，为排除顺序影响，将药物作为第一因素，兔个体作为第二因素，顺序作为第三因素。再如观察不同治疗措施对慢性病的对症治疗或不同防护装置对劳动者的保护作用，也可将受试对象作为区组因素，时间作为序列因素。在中医临床科研中，拉丁方设计也是常用设计方法之一，特别在不同中药或复方对同一疾病不同证型和同一证型不同疾病的疗效研究中具有重要意义。

2. 注意事项 ①除样本分配需要在区组内随机外，处理因素诸水平与拉丁字母关系的确定也要随机化。②须明确三个因素彼此之间无交互作用。③若一个受试对象作为一个区组时，应当在前一处理作用确实消失后，方可进行后一处理。④为提高结论的可靠性，应用另一个或两个拉丁工作方进行重复。

第二节 调查设计

调查设计是对调查研究进行的周密计划，包括资料的搜集、整理与分析的全过程进行统计设想与合理安排，是调查研究取得成功的保证。在调查研究中，研究者不施加任何干预措施，只是"被动"地观察客观实际情况。凡是涉及行为目的、观点态度、状况特点、认知程度均可采用调查研究的方式。因此，调查研究也称为观察性研究。按照所研究的任务，调查研究分为描述性研究和分析性研究。描述性研究主要是对人群的疾病或健康状态在时间、地区、人群的分布及强度方面进行描述，其中应用最多的方法是"现况调查"。分析性研究的主要任务是探索和验证病因假说，常用的方法有病例对照研究和队列研究。

一、现况调查

（一）定义与特点

1. 定义　现况调查也称为横断面研究，是指按事先设计的要求，在某一特定的时间（或较短的时间内），对某一特定人群进行随机抽样调查或普查，以了解当前该人群的有关健康、疾病情况及与研究因素之间的联系，为进一步研究提供基础资料。

2. 特点　现况调查的主要特点：①是一种观察性研究，研究者不给研究对象任何干预，只是客观地收集研究资料；②设计时无须专门设置对照组，事先对病例状态及暴露状态不进行分组，③可同时获得个体的暴露与疾病结局资料，在确定因果关系时受到限制，但对不容易发生变化的暴露因素（如吸烟、饮酒等）可进行因果推断；④不能验证因果关系，因为调查时暴露与结局同时获得，但可以为分析性研究提供初步的病因假设。

（二）分类

按涉及的对象多少，现况调查研究可分为全面调查和抽样调查。

1. 普查　又称全面调查。是指在一定时间内对一定范围人群中的所有成员进行调查，如我国的人口普查。普查没有抽样误差，但因调查对象众多，工作量大，不易精确细致或仪器设备不够用，难免造成诸多偏倚，因此，普查需要有严密的组织计划，特别要统一调查时点，统一标准，统一方法等。普查适用于人群中患病率较高，检测手段简易而准确，且有切实的治疗方法的疾病。不适用于患病率很低而无简单易行诊断手段或诊断后无法治疗的疾病。

2. 抽样调查　从总体中随机抽取一定数量具有代表性的观察单位组成样本，然后用样本的资料来推断总体特征。抽样调查范围远远小于普查，工作更易精确细致，是值得采用的方法，但抽样调查不适用于患病率低的疾病和个体间差异较大的研究资料。根据调查目的和调查对象的特点，常用的抽样方法有单纯随机抽样、系统抽样、分层抽样和整群抽样。

（三）基本步骤

例6-8，2002年我国进行了全国居民营养与健康状况的抽样调查，目的是掌握我国城乡居民的营养状况与差异，掌握城乡居民肥胖、高血压、糖尿病及血脂异常患病状况与差异，以及与营养状况的关系。现以此例说明现况研究调查设计的基本步骤。

1. 确定调查目的和指标　确定调查目的就是明确在调查中要解决哪些问题，应取得什么样的资料，取得这些资料有什么用途等。从统计学的角度，调查研究的目的可归纳为两类：一类是了解总体情况即参数，说明总体特征，如居民中平均总热能摄入量、某地高血压病的患病率等；另一类是研究事物之间的相关关系，探讨病因，如高血压与脂肪摄入量的关系，糖尿病与肥胖、体力劳动的关系等。

　　调查目的要通过具体的调查指标来体现，因此，一定要把调查目的落实到指标。调查指标要精选，要重点突出，尽量用客观性强、灵敏度与特异度高、精确性好的定量指标，少用定性指标。例6-8的研究有两个目的，一是测定居民营养状况，另一个是居民健康状况（与营养有关的疾病如高血压、糖尿病和高血脂的患病率）。因此，分析的指标主要有24小时食物与营养素摄入量、血红蛋白、血糖、血脂、血浆维生素A、血浆铁蛋白等检测指标，高血压、糖尿病和高血脂患病率等。

　　2. 拟定调查项目和调查表　根据调查指标确定调查项目，包括分析项目和备查项目。分析项目是直接用于计算调查指标以及分析时排除混杂因素影响所必需的内容，如身高、体重、每日脂肪摄入量等。备查项目是为了保证分析项目填写的完整、正确，便于对其核查、填补和更正而设置的，通常不直接用于计算分析，如姓名、地址、编号等。项目的定义要明确，通俗易懂，尽量做到不加说明或少加说明也能理解。分析项目和备查项目构成调查项目，把调查项目按逻辑顺序列成表格形式供调查使用，即为调查表或调查问卷（questionnaire）。调查表应精简，其中分析项目一个也不能少，备查项目不宜多。当调查对象不多而调查项目较多时，用问卷或调查卡；当调查对象很多而调查项目较少，特别是对某个群体如班级、家庭等调查时，可用一览表。

　　3. 确定调查对象和观察单位　明确了调查目的之后，就要确定调查对象和观察单位，解决向谁调查和由谁来具体提供资料的问题。首先，根据研究目的确定调查的总体，划清调查总体的同质范围。调查对象要具体，明确时间、地点、人物。观察单位是组成总体或样本的个体，不在总体范围内的个体不应作为观察单位。例6-8调查对象确定为全国31个省、自治区、直辖市（不含台湾、香港、澳门地区）抽中样本单位（住户）的常住人口。研究中，观察单位是每个人，而抽样单位是户。

　　4. 确定调查方法和估计样本含量　根据调查目的、调查对象范围和现有的调查条件来确定调查方法。一般说来，若目的在于了解总体特征和早期发现疾病，可采用全面调查方法；目的在于研究事物之间相互关系和探索病因，可采用抽样调查方法；调查的总体不大时可采用全面调查，调查的总体很大时可采用抽样调查；有足够的调查人员和费用时可采用面对面的问卷调查，否则可采用邮寄问卷调查、电话调查网络及手机客户端调查等；需要快速得到结果时可采用集中在一起的小组调查方法（如核心小组法、集体填表法）等。如果是抽样调查，在研究设计中要规定详细的抽样原则和抽样方法，在实际工作中，可将多种调查方法结合使用。

　　采用抽样调查时，关键要考虑的问题是估计样本含量（sample size），其目的是在保证调查结果具有一定可靠性的前提下，确定最少的样本例数。在估计样本含量时，一般要考虑几个因素：①患病率（或其他类似率）的高低；②容许误差，即对调查研究要求的精确性；③控制容许误差的概率，即显著性水准α，一般取$\alpha = 0.05$。样本含量估计的方法有经验法、查表法和计算法。经验法是根据过去研究结果总结的经验或别人研究的经验而确定调查的样本例数。查表法是根据已知的条件或确定的条件查样本例数估计表以确定样本含量。计算法是根据已知条件或确定的条件代入样本含量估计公式计算，以确定样本含量。抽样方法不同，则计算样本含量的方法亦不同。各种抽样方法的抽样误差一般是：整群抽样≥单纯随机抽样≥系统抽样≥分层抽样。样本含量估计保证了调查研究有足够的效能发现疾病与各种影响因素的关联，保证结果指标有足够的精确度，是调查统计设计的主要内容，详细的样本含量估计方法可参考相关书籍。

　　5. 制定调查的组织计划　调查组织计划包括组织领导、宣传动员群众、时间进度、调查人员培训、任务分工与联系、经费预算、调查表和宣传资料的印制、器材的准备等。在正式调查前，应作小范围的试点调查，以便检查和修改调查计划。

6. 收集资料 资料收集方式主要有直接观察法和询问法，各有特定的适用条件。一般来说，对于客观指标的测量、临床检查结果等可采取直接观察法，如儿童身高、体重的测量，粪便中蛔虫卵检查等。直接观察法获取的资料真实可靠，但所需人力、财力较多，而有些资料只能通过询问获得，如病史。询问法是通过一定形式的问话与被调查者的回答来得到结果，可以是直接访问，如现场问卷调查（自填、他填）、采访、开会调查，也可以是间接访问，如信访、电话访问、电子邮件访问等。有足够的调查人员和费用时可采用面对面的问卷调查，否则可采用邮寄问卷调查或电话调查等；需要快速得到结果时可采用集中式的小组调查方法（如核心小组法、集体填表法）等。

7. 资料整理与分析 整理资料是将原始资料进行科学加工，去粗取精，去伪存真，使之系统化、条理化，便于进一步计算统计指标和分析。整理工作从收到第一份问卷即开始，包括问卷接收和核查、数据编码和录入、拟定整理表和数据分组、归纳汇总等几个步骤。在编码和录入之前，应由专人对收集到的资料进行逐项检查，利用手工和计算机进行核对与纠错，保证数据的完整与精准。数据编码是对每条调查项目的可能结果分配代码，便于计算机录入与识别。数据分组有两种：①类型分组，又称质量分组，即将观察单位按其属性或类别（如性别、职业、疾病分类、婚姻状况等）归类分组。②数量分组，即按观察单位数值大小（如年龄大小、血压高低等）分组。两种分组往往结合使用，一般是在类型分组基础上进行数量分组。如先按性别分组，再按身高的数值大小分组。数据汇总即按拟定的整理表和分组要求，将原始资料分别归入各组，资料多时采用计算机汇总，少时可采用手工汇总（如划记法或分卡法）。

不同的资料采用不同的统计分析方法。一般而言，定量资料采用均数、标准差、95%置信区间以及适宜的假设检验方法对资料进行统计描述与统计推断；定性资料用率或构成比对资料进行统计描述，同时用参数估计和假设检验（卡方检验）进行统计推断。可对某些研究变量按地区、时间和人群进行分组，描述数据的分布特征；也可对变量间的数量关系进行相关和回归分析，还可对各研究指标进行单因素或多因素分析。

8. 控制误差与质量 对于一项大规模的调查，质量控制是保证研究成功的基础。在研究设计方案中必须规定调查中质量控制的措施和监督机制。常见的偏倚有选择偏倚和信息偏倚，前者包括选择性偏倚、无应答偏倚和幸存者偏倚，主要是由于研究对象选择不当造成的；后者包括调查对象偏倚、调查者偏倚和测量偏倚，主要是收集信息的方法有缺陷而造成的。由于偏倚会严重影响调查质量，故需通过随机化原则选择研究对象，设法提高应答率，使用稳定精确的仪器和设备，培训调查人员等措施防止偏倚，提高资料的可信度。

（四）应用范围与注意事项

1. 应用 现况调查常用于：①描述疾病患病率及其分布的特征。②描述和研究影响人群健康与疾病患病有关的因素。③作为队列研究的预试验，由此提出某些病因学假设。④评价一个国家或地区的健康水平。通过现况调查，可为卫生标准的制订和卫生决策等提供依据。

2. 注意事项 进行现况调查时，疾病或健康状况与某些研究因素或特征是在一次调查中得到的，并且对于每个调查指标而言都是一个时点的观察值，研究的因素与患病（即因与果）是并存的，并不能区分出研究因素与患病的时间顺序关系，因而在病因学研究中，只能提供病因线索，而得不到研究因素与疾病的因果关系的结论。对于患病率非常低的疾病，一般不适宜用现况调查，因为需要非常大的样本量才可以抽取一定数量的病例。现况调查不能估计发病率，同样也不能估计发病相对危险度，但可以估计患病率，所以如果调查中包括某个因素的暴露和非暴露的项目，则可以估计该因素暴露与非暴露的患病相对危险度。

二、病例-对照研究

（一）定义与特点

1. 定义 病例-对照研究（case-control study）是指以现有确诊患某病的一组病人为病例组，以不患有该疾病但具有可比性的另一组个体为对照组，通过回顾性调查过去的某段时间内各种可能危险因素（研究因素）的暴露史，比较两组间各因素的暴露率差异，判断研究因素与疾病间是否存在统计学关联及程度，进一步推断各研究因素与疾病的联系。病例-对照研究是 20 世纪 50年代发展起来的一种分析性流行病学研究方法，是一种"由果溯因"的回顾性调查研究，又称为回顾性研究（retrospective study），主要用于探索疾病的危险因素与病因。

暴露是指研究对象接触过某种物质（如放射线、接种某种疫苗等），具备某种特征（年龄、性别、种族、职业、遗传特性等），具有某种行为、习惯（抽烟、经常晨练）等。暴露在不同的研究中有不同的含义，暴露可以是有害的，也可以是有益的，也可能是与疾病无关的。

2. 特点 病例对照研究的主要特点有：①观察方向是由"果"到"因"，即先已知研究对象患某病或未患某病，再追溯可能的病因（暴露因素）；②属于回顾性调查研究，暴露因素是通过回顾观察所得，在研究时暴露与否及程度已成事实，研究者不能干预；③设有对照组，主要用于和病例组进行比较分析；④不能验证因果关系，只能推测暴露与疾病是否有关联。

（二）分类

病例对照研究可分为病例与对照不匹配、病例与对照匹配两种类型。

1. 病例与对照不匹配 又称成组比较法，按与病例组可比的原则，选择一定数量的对照，数量不需成严格的比例关系，但多于或等于病例数量。

2. 病例与对照匹配 匹配或称配比，即在某些因素或特征上如年龄、性别等要求对照与病例保持一致，目的是排除匹配因素的干扰。又可分为频数匹配和个体匹配，前者是指匹配因素所占的比例与对照组和病例组一致；后者是为每一个病例选择一个或几个对照，配成对或配成伍，常用 1∶1 配对，也可 1∶2 或 1∶3，最多不超过 1∶4，以避免出现配比过头。

随着研究方法的进步，病例对照研究衍生出许多改进的、非传统意义的新类型，如巢式病例对照研究、病例队列研究、病例交叉研究、病例时间对照设计等，这些方法针对特定事件或特定病例，大大减少了病例对照研究的偏倚，提高了检验效率和统计效率，成为传统病例对照研究的有力补充。

（三）基本步骤

病例对照研究的基本步骤包括建立假说、拟定研究设计、资料收集与分析、撰写研究报告等几个主要环节。

1. 建立假说 研究工作者根据现况调查、临床观察、实验研究以及文献报道资料，选择一个或几个作为研究的因素，提出某病的病因假说。

2. 拟定研究设计 设计的主要内容有：①确定研究类型：选择成组设计还是匹配设计。②选择研究对象：病例组的病人都应当是经过金标准或公认标准确诊的，病例可来源于医院也可来源于地区，包括新发病例、现患病例和死亡病例，为了减小偏倚，可选取某一地区或某单位、某一确定时间内的全部新发病例；对照组应当是性别、年龄、职业、经济、居住、文化和卫生水平等方面尽可能与病例相似，但未患所研究疾病的其他病人或健康人。③估计样本含量：病例对照研究的样本含量估计需了解某些参数，如病例组暴露率 p_1 和对照组暴露率 p_0、估计的待研究因素暴露的比值比 OR、第一类错误的概率 α（有单双侧之分，一般取 0.05 或 0.01），第二类错误的概率 β（只有单侧，一般取 0.1 或 0.2）。成组设计和匹配设计的计算公式不同，可查阅相关书籍。④制定调查表：根据拟定的危险因素，制定合适的调查表，包括一般项目（个人基本信息）和分析项目（待研究的因素）。⑤制定质量控制措施：病例对照研究中存在选择偏倚、信息偏倚和混杂偏倚，应在研究过程中加以控制。

3. 资料收集与分析　资料可依据医院病案记录、检测病人的标本或询问等方式获得。收集的资料经过整理后，就可进行描述性和推断性统计分析。描述性分析应首先描述病例组和对照组的一般特征，如性别、年龄、职业、居住地等，了解资料的一般情况；频数匹配时需描述匹配因素的频数比例；再对资料进行均衡性检验，判断两组间除待研究因素以外的其他特征是否均衡可比。若均衡可比，则疾病很可能与暴露有关。推断性分析主要是分析暴露因素与疾病统计学关联程度，常采用 x^2 检验和比值比 OR 进行分析。

在病例对照研究中，研究者不是按有暴露和无暴露抽取观察人数，故不能计算发病率或死亡率，因此无法计算相对危险度 RR。但当发病率或死亡率很低时，优势比 OR 可作为相对危险度 RR 的近似估计来表示疾病与暴露的联系。优势比 OR 定义为：病例组中暴露的比例（暴露/非暴露）是对照组中暴露比例（暴露/非暴露）的多少倍。优势比是两个比值的比，又称比值比。显然，OR 值表明暴露因素导致人群患病的可能性。$OR>1$ 表示暴露因素是患该病的危险因素，$OR<1$ 表示暴露因素是该病的保护因素，$OR=1$ 表示暴露因素与疾病无联系。

（1）成组病例对照研究资料

1）先将资料整理成表 6-15 的形式

表 6-15　成组病例对照研究资料的格式

组别	暴露	非暴露	合计
病例组	a	b	$a+b$
对照组	c	d	$c+d$
合计	$a+c$	$b+d$	n

2）计算优势比 OR　见公式 6-1，病例组的 $odds$：a/b 表示病例中暴露与非暴露的比；对照组的 $odds$：c/d 表示对照中暴露与非暴露的比。

优势比 OR＝病例组的 $odds$/对照组的 $odds$，即

$$OR = (a/b)/(c/d) = ad/bc \tag{6-1}$$

3）优势比 OR 的假设检验

$$H_0: OR=1, \ H_1: OR\neq1, \ \alpha=0.05$$

$$x^2 = \frac{(n-1)(ad-bc)^2}{(a+b)(a+c)(c+d)(b+d)}$$

$$\nu = 1$$

4）OR 的可信区间　总体 OR 的 95% 可信区间可按 Miettinen 法计算（见式 6-2），也可用 Woolf 法计算（见式 6-3，6-4）

$$\widehat{OR}^{1\pm\frac{1.96}{\sqrt{x^2}}} \tag{6-2}$$

$$\exp[\ln\widehat{OR}\pm1.96SE(\ln\widehat{OR})]\qquad(6-3)$$

$$其中，SE(\ln\widehat{OR})=\sqrt{\frac{1}{a}+\frac{1}{b}+\frac{1}{c}+\frac{1}{d}}\qquad(6-4)$$

（2）匹配病例对照研究资料（以1：1配对为例）

1）先将资料整理成表6-16的形式

表6-16　1：1配对病例对照研究资料的格式

病例组	对照组		合计
	暴露	**非暴露**	
暴露	a	b	$a+b$
非暴露	c	d	$c+d$
合计	$a+c$	$b+d$	n

2）计算优势比 OR，见式6-5

$$OR=\frac{b}{c}\qquad(6-5)$$

3）优势比 OR 的假设检验

$$H_0：OR=1，\ H_1：OR\neq1，\ \alpha=0.05$$

$$x^2=\frac{(|b-c|-1)^2}{(b+c)}$$

$$\nu=1$$

4）OR 的可信区间　OR 的95%可信区间可按上式6-2或6-3，6-4计算，但6-4改为如下：

$$SE(\ln\widehat{OR})=\sqrt{\frac{1}{b}+\frac{1}{c}}\qquad(6-6)$$

　　病例对照研究在数据分析时还常将研究对象根据某些特征或因素进行"分层"，然后在层内分析暴露因素与疾病的关系，其目的是控制混杂因素的作用。如能获得暴露因素的不同水平，也可采用剂量-反应关系分析，来增加因果关联推断的依据。具体分析方法可查阅相关统计学书籍。

　　4. 撰写研究报告　结果分析完成后，应尽快撰写研究报告。例6-9，英国的 Doll 和 Hill 于1948~1954 年间用病例对照研究的方法研究了吸烟与肺癌的关系，在伦敦等地区的 20 多家医院选择了已确诊的 649 名肺癌病人，并选择了 649 名胃癌、肠癌等非肺癌病人和非癌症病人作为对照。病例与对照是 1：1 匹配的，匹配的条件是医院、性别、民族、职业、经济生活条件、社会阶层一致，且年龄在同一年龄组内，特别强调不应将病因可能与肺癌相同的疾病作为对照。研究结果说明，吸烟与肺癌之间存在关联，且这种关联男性大于女性。这是病例-对照研究的经典范例，不仅为肺癌的病因学研究做出了贡献，而且为流行病学方法学做出了贡献。

（四）应用范围与注意事项

　　1. 应用　病例对照研究主要用于罕见疾病及"潜伏期"较长的慢性病的病因学研究，还可应用于疫苗效果及疗效评价、药物不良反应观察、疾病早期诊断，筛检项目评估及暴发调查研究中。

　　2. 注意事项　病例对照研究是由果及因的回顾性调查，故不能验证"因果关系"。因事先不知道病例与对照的暴露情况，故不能计算相对危险度 RR，只能用优势比 OR 作近似估计。当研究人群中暴露的比例很低时，往往需要较大的样本才能得到比较稳定的结果。病例对照研究有其优缺点，优点是与队列研究相比，节省时间、人力、物力，且容易实施。还可得到与疾病有关的多个病因因素的资料，是探索疾病病因快捷、有效的途径。缺点是不适用于罕见暴露的研究；在研究设计阶段，因研究对象与非研究对象的某些特征存在系统差别而易导致选择偏倚；在研究实施过程中，因研究者的诱导或研究对象对暴露史回忆不全易产生回忆偏倚；在选择对照时因未匹配某些可能影响研究结果的混杂因素或在分析资料时未对混杂因素做分层分析造成混杂偏倚，这些偏倚均能影响研究质量，使得研究结果不真实。

三、队列研究

（一）定义与特点

1. 定义　队列研究（cohort study）又称为前瞻性研究（prospective study）或随访研究（follow-up study），是指将特定人群分为暴露于某因素和非暴露于某因素的两组或不同暴露水平的几个亚群，追踪随访一定时期观察其各自的结局，比较两组或多组某结局的发生率，从而判定暴露因素与结局有无因果关联及程度大小的一种调查方法。

如果分为两组，一般是暴露组和非暴露组；如果是几个亚组，则暴露可能有低、中、高等不同剂量。除暴露因素外，各组其他方面的条件应基本接近。观察的结局是多种多样的，反映结局的终点指标也各不相同，如在病因研究中，常选择发病率指标，其次是死亡率；在疾病治疗后的生存率比较时，也可选择死亡、复发、转移等指标。队列研究是检验疾病病因假说的一种重要的分析性流行病学方法，属于"由因到果"的前瞻性研究。

"队列"是指在相同时期（如同一年）内出生的或有共同经历的一批人。在队列研究中，"队列"泛指共同暴露于某一因素或者具有某种共同特征的一组人群。

2. 特点　队列研究的特点是：①设有对照，非暴露组即为对照组，用于比较分析；②属于观察法，因为暴露与否是人群中自然存在的，不受研究者干预；③研究方向是由"因"到"果"，先根据暴露与否分组（因），再随访观察结局（果）；④验证因果关系的证据强。

（二）分类

可分为前瞻性队列研究、回顾性队列研究和双向性队列研究。

1. 前瞻性队列研究　又称为前瞻性调查，它是对可疑危险因素的现在分布情况分组，从现在开始平行随访观察若干年，然后分析某因素与疾病的关系，故又称为追踪研究。这种研究的论证力较强，但观察时间长，组织与实施过程较复杂。

2. 回顾性队列研究　又称历史性队列研究，它是对过去某个时点可疑危险因素的暴露情况分组，以回顾方式从现在追溯到过去若干年某病发生或死亡的情况，从而分析某因素与疾病的关系。回顾性队列研究与病例对照研究均属于回顾性研究，它们的区别在于前者是依可疑危险因素分组，而后由因查果；后者是依某病的有无分组，而后由果查因。

前瞻性队列研究与回顾性队列研究二者均是依可疑危险因素分组，但前者是对未来的"果"进行随访观察，后者是对以往的"果"进行收集与分析。因此，回顾性队列研究实施较易，可是其论证力较前瞻性队列研究差。

3. 双向性队列研究　又称混合型队列研究。在回顾性队列研究完成之后，继续进行前瞻性队列研究，从而发挥了两者的优点，弥补了两者的不足。

（三）基本步骤

1. 确定研究因素和结局 队列研究的研究因素通常是现况研究、病例对照研究提出的病因假说，在队列研究中常称为暴露因素。对暴露因素的规定要明确，尽可能采用国内外统一的标准，明确暴露的程度、时间和方式，同时收集其他背景资料加以控制。研究结局是随访中将出现的预期结果，也就是研究者希望追踪观察的事件（如发病或死亡）。结局事件与观察期内出现的终点事件不是一个概念，终点事件可能是失访。判断结局的标准也应尽量采用国内外的统一标准。某个暴露因素可能会导致多个结局，结局不仅限于发病或死亡，也可能是各种生理指标的改变（如血糖）。

一旦确定研究因素和结局，就需对观察对象进行定期测量、记录，采集的信息要真实、准确。对于治疗观察，应追踪记录，登记接受治疗措施的情况及治疗措施的接受程度；登记所研究疾病结局的发生日期和测定日期，登记随访对象的迁移、外出及返回等信息。由于随访时间较长，研究小组应当制定提高患者依从性的措施，包括建立患者就诊的绿色通道，定期提醒系统，提供宣教手册，减免医疗费用，甚至为患者提供随访的交通补助等。

2. 确定研究对象和场所 队列研究的研究对象主要包括暴露队列和对照队列。选择暴露队列时应注意研究对象已处在研究因素的暴露之中或既往已有暴露；能够提供准确的暴露史；有良好的依从性便于追踪调查等。暴露人群可从特殊暴露人群、特定地区人群中选择，前者是指高度暴露于某种可疑因素的人群，如职业人群、学生等；后者是指存在可疑因素的某个特定地区的全部人口。选择对照队列时尽可能使除研究因素之外的其他能影响疾病结局的因素保持一致。对照队列可以是内对照（即从研究队列内部选取非暴露或低水平暴露的人群），也可以是外对照（即选择另一个与暴露队列可比的非暴露或低水平暴露人群），还可以是一般人群（即和全人群的发病率或死亡率进行比较）。对象的选择应制定相应的纳入和排除标准。根据纳入和排除标准确定患者是否暴露，分为暴露组和非暴露组，或根据暴露程度的不同分为不同的亚组。研究现场应有足够的人口数且代表性好；人口稳定不易失访；有较健全的医疗机构；受领导和群众重视。由于队列研究要求的样本量较大，通常需要在几家研究场所进行观察，如不同的医院或社区。

3. 估计样本量 队列研究的样本含量计算时，需先了解四个参数：①非暴露组的发病率或死亡率估计值 p_0，常用一般人群的数据代替，发病率越接近50%，所需样本量越小，反之越大；②暴露组的发病率或死亡率估计值 p_1，两组的差值为 $d=p_1-p_0$，d 越大所需样本量越大；③显著性水平 α，一般取0.05；④检验效能（$1-\beta$），一般取0.8或0.9。样本量的具体计算见式6-7，其中 Z_α 和 Z_β 为 α 和 β 的标准正态离差，$p=(p_0+p_1)/2$，$q=1-p$，$q_0=1-p_0$，$q_1=1-p_1$。

$$N = \frac{\left(\mu_{\alpha/2}\sqrt{2pq} + \mu_\beta\sqrt{p_0 q_0 + p_1 q_1}\right)^2}{(p_1 - p_0)^2} \tag{6-7}$$

4. 收集研究资料 可采用问卷调查或访谈、体格检查、中医辨证分型（针对中医药研究）和实验室检查等方法获取基线信息。对结局资料的收集主要是靠随访队列获得，随访的方式可以是信访、电话、电子邮件、现场面对面访问或定期疾病监测等；随访的内容是预期的结局，还包括医学检查和某些病例的生物样本。建立数据库，将定期随访收集到的资料录入计算机数据库中，对资料进行核对和整理。

5. 分析研究资料 队列研究的资料可整理成表6-17。队列研究可用几种方法进行分析，分析的指标主要有：

表 6-17　队列研究发病率资料

组别	发病	未发病	合计	发病率
暴露组	a	b	$a+b$ （n_1）	$p_1 = a/n_1$
非暴露组	c	d	$c+d$ （n_0）	$p_0 = b/n_0$
合计	$a+c$ （m_1）	$b+d$ （m_0）	$a+b+c+d$ （N）	$p = m_1/N$

（1）反映结局发生的指标

①累计发病率（CI）　该指标适用于固定队列，进出队列的研究对象相对平衡，可用固定的人口数作为分母。累计发病率等于观察期内发病数（D）除以随访时开始的人数（N），见式 6-8。

$$CI = \frac{D}{N} \tag{6-8}$$

②发病密度（ID）　又称人年发病率，是一定时期内的平均发病率，其等于观察期内的发病数（D）除以随访人年（PY），见式 6-9。

$$ID = \frac{D}{PY} \tag{6-9}$$

③标准化死亡比（SMR）　当暴露人群数较少，或无法获得死亡率资料时，可用 SMR，这是研究人群中观察的死亡数（O）与以标准人口死亡率计算的预期死亡数（E）之比，计算见式（6-10）。

$$SMR = \frac{研究人群的死亡数（O）}{标准人群预期死亡数（E）} \tag{6-10}$$

（2）反映结局与暴露因素关联程度的指标

①相对危险度（RR）　也称危险比，定义为暴露组的发病率（或死亡率）p_1 与非暴露组的发病率（或死亡率）p_0 之比。RR 表示暴露组人群相对于非暴露组人群发病危险性的大小。显然，RR 越大，表明暴露导致人群发病的危险性越大。$RR>1$ 表示暴露因素是疾病的危险因素，$RR<1$ 表示暴露因素是疾病的保护因素，$RR=1$ 表示暴露与疾病无联系。以表 6-16 为例，RR 及其 95% 可信区间的计算公式分别见 6-11 和 6-12，6-13。

$$RR = \frac{p_1}{p_0} = \frac{\dfrac{a}{a+b}}{\dfrac{c}{c+d}} \tag{6-11}$$

$$\exp[\ln RR \pm 1.96 SE(\ln RR)] \tag{6-12}$$

$$其中，SE(\ln \widehat{OR}) = \sqrt{\frac{b}{b(a+b)} + \frac{d}{c(c+d)}} \tag{6-13}$$

②归因危险度（AR）　该指标表示暴露组的发病风险与非暴露组的发病风险相比较的绝对值，反映暴露危险因素造成发病增加或减少的绝对量，计算见式 6-14。归因危险度也可表示为相对数的形式，即归因危险度比率（ARP），表示暴露危险因素可导致多少比例的疾病发生，计算见式 6-15。

$$AR = p_1 - p_0 \tag{6-14}$$

$$ARP = \frac{p_1 - p_0}{p_1} \times 100\% \tag{6-15}$$

③人群归因危险度（PAR） 该指标指在整个人群中，暴露危险因素所引起的发病率增高的部分，又称病因学成数，计算见式 6-16，式中 p 表示整个人群中该疾病的发病率。人群归因危险度也可表示为相对数的形式，即人群归因危险度比率（PARP），表示整个人群中，暴露危险因素可导致多少比例的疾病发生，计算见式 6-17。

$$PAR = p - p_0 \tag{6-16}$$

$$PARP = \frac{p - p_0}{p_1} \times 100\% \tag{6-17}$$

6. 质量控制 队列研究中也存在一些偏倚，如选择偏倚、失访偏倚、信息偏倚和混杂偏倚，如控制不佳，将影响研究结果的真实性。对于选择偏倚，可在确定研究对象时对标准加以控制；对于失访偏倚，可通过选择依从性好的研究对象、考虑失访因素扩大样本含量，尽可能追踪失访者等方式加以控制，控制失访率不超过 10%；对于信息偏倚，可通过提高调查质量，严格执行调查要求来控制；对于混杂偏倚，可通过使两组排除研究因素之外的其他因素尽可能保持一致或做分层分析来控制。

7. 撰写研究报告 结果分析完成后，应尽快撰写研究报告。著名的 Framingham 心脏研究（framingham heart study，FHS）是世界上最早的前瞻性冠心病流行病学研究，这是一项经典的队列研究，始于 1948 年，在马萨诸塞州 Framingham 镇约有 10000 名年龄 30～62 岁居民，其中抽取 5209 名男性和女性居民，进行随访，每 2 年就对有关心血管病的相关检测项目复查一次，称为初始队列。1971 年，选入第一代观察对象的子女及儿媳、女婿 5124 人，进行类似的研究。称为第二代队列。目前研究被称为第三代队列，都是第一代研究对象的孙子或孙女，观察对象共计 3500 人。该研究小组于 1961 年首次提出引起冠心病的有 3 个主要"危险"因素，即血清胆固醇增高、高血压和吸烟。此后又发现，糖尿病、肥胖、缺少体力活动等也与之相关。在人群中进行有效干预，尤其是在美国开展的国家胆固醇教育计划防治高血压的宣传活动等，使美国冠心病患者的死亡率自 1968 年后开始下降，1976～1985 年下降 48%。

（四）应用范围与注意事项

在病例对照研究基础之上或其结果出现矛盾时，可进行队列研究，对病因的特定假说进行直接检验。

1. 应用 队列研究主要可用于以下几方面：

（1）检验病因假设 深入检验某个或某些病因假设，一般一次研究只检验一种暴露与一种疾病的因果关系，但也可同时检验一种暴露与多种结局间的关系。例如，一项探讨患者感染乙肝病毒是否与针灸医师携带乙肝病毒有关的研究采用了回顾性队列研究设计。该研究发现乙肝病毒的感染与针灸医师携带乙肝病毒有关，虽然传播途径不明，但建议针灸医师应注射乙肝疫苗进行免疫接种。

（2）评价防治措施效果 有些暴露有预防某结局发生的效应，可以用队列研究观察其预防效果，但这些暴露应该是研究对象的自发行为，而不是研究者实施的干预措施。如观察体育锻炼对高血压的预防效果，可以选择人群中自发进行体育锻炼的人群作为暴露组，不锻炼者或少锻炼者作为非暴露组，追踪随访，观察高血压的发生情况，从而评价体育锻炼对高血压的防治效果。

（3）研究疾病的自然史 队列研究可以观察人群从暴露于某因素后，疾病逐渐发生、发展直至结局的全过程，包括亚临床阶段的变化和表现。队列研究不但可了解个体疾病的全部自然史，还可了解全部人群疾病的发展过程。

（4）**评价医疗服务管理的效果** 由于管理者不愿将服务或管理纳入试验研究等原因，故需要应用队列研究来评价这类问题。例如，加拿大温哥华将中医诊疗服务纳入初级医疗保健体系中，采用队列研究对引入中医服务的诊疗中心和没有采纳中医服务的诊疗中心进行跟踪随访，了解患者利用医疗服务的程度、满意度以及患者西医就诊次数等相关信息。

2. 注意事项 队列研究有其优缺点，优点是由于研究对象暴露在结局发生前，符合因果关系发生的时间顺序，故可以计算相对危险度，测量暴露因素与疾病的关联，因此检验病因假说的能力较强，一般可证实因果联系；在追踪随访的过程中，可以了解疾病的自然史，还可观察到多种结局；适用于恶性疾病和罕见暴露的研究；信息偏倚较病例对照研究少。缺点是研究设计与实施要求高、难度大；如果暴露因素与发病的关联性不大，则需要观察对象数较多，组织实施有一定难度，且耗费的时间、人力、物力较多；不适合发病率很低的疾病，因为需要的研究对象数量太大，实际工作中难以做到，还可能观察不到结局；由于随访时间较长，容易产生失访，且研究对象的暴露情况可能在随访过程中发生变化，使结局受到影响，问题变得复杂；如果研究的周期较长，在研究期间出现新的进展，可能导致该队列研究的结果失去价值。

以上三类调查研究方法的目的和作用并不相同。现况调查是为病因提供初步的线索，病例对照研究是提出病因假设并检验假设是否真实以提供进一步的证据；前瞻性队列研究则对病因假设进一步作出检验和验证。实际工作中，三者常结合使用。

扫一扫，查阅本章数字资源，含PPT、音视频、图片等

第七章

医学科研中的误差、偏倚及其控制

误差是泛指原始数据及其统计指标与真实情况之间的差别。在医学科研活动中，由于研究对象的个体差异、内外环境因素的影响，研究样本的有限性，研究人员认识能力和观察、测量技术的限制，以及一些假象的迷惑，可能会出现研究结果没有真实地反应事物变化的本质，也即是研究结果偏离了客观真实的情况。如果研究者对这个问题不予重视，其研究结果就会因为误差的存在而不能真实、精确地反映研究事件的本质，甚至会导致错误的结论。因此，研究者识别研究中的各种误差的性质、来源及其规律，并掌握控制误差的方法，是得到真实而又可靠研究结果的重要保证。

第一节　医学科研中误差及对研究结果的影响

一、医学研究结果的真实性与可靠性

1. 真实性（validity）　是指测量值与实际值相符合的程度。在研究中，指的是研究所得结果真实程度，即所得结果能反映观测对象或推论对象真实情况的程度。医学研究的目的是从对样本的观察和研究中，获得研究变量与结果变量的真实联系，并将此真实联系推广到样本所属的总体范围内。因此，根据研究结果来源或推论对象不同，真实性可分为内部真实性和外部真实性两种。

内部真实性（internal validity）是研究结果与实际研究对象真实情况的符合程度，反映研究本身是否真实或有效指就实验本身而言、其设计是否科学严谨、研究方法是否合理、统计分析是否正确、结论是否可靠等。外部真实性（external validity）是指研究结果与推论对象真实情况的符合程度，表达了研究结论能否推广到研究对象以外人群的情况，指一项实验在多大程度上也适用于其他类似情况并重视研究结果。内部真实性是外部真实性的前提，如果一项具有内部真实性的结果推广至研究对象以外的总体其他人群仍然有效，表明该项研究结果不仅具有好的内部真实性，而且还具有很好的外部真实性。一项不具有较好内部真实性的结果，不可能具有较好的外部真实性，但是即使具有较好的内部真实性，也不一定就具备较好的外部真实性。在医学研究中，研究者往往比较注重通过限制研究对象的类型和研究的环境条件，改善研究结果内部真实性而忽略了其外部真实性。也常常容易将一项具有较好内部真实性而无较好外部真实性的研究结果任意推广至目标人群以外的其他人群，忽视了这种在严格控制或特定的环境下得出的研究结果可能不适用于通常的情况，而急于将此结果应用于实践，最终可能导致实（试）验效应较好而临床上无效的情况。

2. 可靠性（reliability） 是相同条件下用某测量工具重复测量同一受试者时获得相同结果的稳定程度。在研究中指在相同条件下进行重复研究获得相同结果的稳定程度。故又称精确性（precision）或可重复性（repeatability）。影响可靠性的因素主要包括研究对象的生物学变异（个体内变异及个体间变异），观察者变异（观察者变异、观察者自身变异）和试验方法的差异。

3. 真实性与可靠性的关系 真实性和可靠性反映研究结果的两个方面，前者反映了一项研究结果与研究对象真实情况的吻合程度；后者反映了重复测量或研究之间结果的一致程度。需要注意的是，一项研究具有较好的真实性，不一定同时具有较好可靠性；反之可靠性较好，不一定真实性也好。如果将研究结果比作射靶，箭箭射中靶心，相当于一项研究所得的结果既真实又可靠。如果不能瞄准靶心而总是射在偏离靶心的相同位置，说明该研究结果真实性差但可靠性好。因此，在进行医学研究时既要注意研究结果的真实性，也不可忽略其可靠性，更不能把只有较好可靠性的结果误认为一定有好的真实性。

二、误差的概念及分类

1. 误差（error） 是指测定值与真实值之差，在统计学上表现为样本统计量与总体参数之差，在科研中表现为研究结果与真实情况的差异。在医学研究中，由于多种原因如设计不当、实施不规范、分析或结果解释与推论不合理等，使得研究结果和真实情况往往有一定差异，有时甚至得出错误结论，就是由于误差所造成。因此，在医学研究中，研究者在研究过程中应意识到误差的可能存在及其影响，并采取必要措施尽量减少这两种误差的出现，以提高研究结果的真实性。

2. 误差的分类 就其来源和性质的不同，误差可归纳为两类，即随机误差和系统误差。

（1）**随机误差（random error）** 是由于多种无法控制且不能预测的因素所引起的一类表现不恒定、随机变化的误差，也叫机遇（chance）。主要包括随机测量误差（random measurement error）和随机抽样误差（random sampling error）。前者是在排除了系统误差后仍然存在的，由大量微小的、偶然因素引起的不易控制的差异；后者是由于随机抽样所引起的样本统计量与总体参数间的差异以及各样本统计量之间的差异。虽然在一次观察中，随机误差的大小没有方向也无法估计，但在大量重复测定的情况下，随机误差的出现具有统计规律性。

（2）**系统误差（systematic error）** 是指研究过程中，由一些已知或可控制的因素引起的使研究结果或推论系统地偏离真实情况的误差。通常是由于研究者对研究因素或条件控制不严而出现的一种误差，它总是使研究结果倾向性地偏离真值，表现为恒定偏大或偏小，或周期性变化，故亦称偏倚（bias）。系统误差是一种恒定误差，它的观测值不是分散在真值的两侧而带有方向性和系统性。

（3）**随机误差与系统误差关系** 两者都是影响结果可靠性和真实性的重要因素，但由于它们产生的原因不同，应该加以区别。随机误差是某种结局可能出现的概率，而非观察本身的原因引起的，与偏倚的性质不同。例如，在测量血压时，以动脉导管直接测定血压可以得到血压真实值，但通常只能使用袖带式血压计测定以获得体外血压的间接测量值，它与真实值之间的差异即为偏倚。当用袖带式血压计测量血压时，尽管认真控制条件，反复测定，但所获得的测量值总有差异，都围绕均数上下波动，在一个范围内变化，这就是机遇即随机误差的影响。如在测血压时没有让患者充分休息，或者由于血压计与心脏不同高度位置而导致的误差则为系统误差。

三、误差对研究结果的影响

如上所述，影响研究结果的误差主要可归类为随机误差和系统误差两大类。随机误差主要影响研究结果的可靠性；而系统误差则主要影响研究结果的真实性。

1. 随机误差对研究结果的影响　随机误差制约着研究结果的可靠性，主要由研究中的一些不可控制的因素或抽样所引起。由于这些因素的存在，影响了研究结果的可重复性，即稳定性。而且如果是由于抽样所引起的随机误差，虽然可以通过增大抽样的样本量使其缩小但不能消除。随机误差对研究结果的影响还表现在假阳性和假阴性错误上。在研究中，假阳性一般指本来没有差别的两种比较，分析结果却表现为有统计学差异，那么这种差别则是假的，例如两种事实上疗效相同的治疗措施，如果研究时抽样的样本量较小，则可能得到两种治疗措施的疗效有显著性差异的结果，这就是由于抽样所致的随机误差的影响而发生的假阳性错误。同样，两种本来有差别的处理措施，由于抽样研究也可能得到没有差别的结果，这就是假阴性错误。

2. 系统误差对研究结果的影响　系统误差主要是影响研究结果的真实性。系统误差通常是由于某种确切的因素如实验方法不当、仪器不准、试剂不同、调查者主观偏见、操作人员不熟练等原因所引起的确定性误差，表现为研究结果有规律性的偏离真实结果。其对研究结果真实性的影响是恒定且有方向性的，即由同一因素引起的系统误差，其对研究结果的影响也是一定的，要么夸大，要么缩小。

第二节　随机误差及其控制

一、随机误差的来源

随机误差是一类不恒定的、随机变化的误差，可由多种尚无法控制的因素引起。如可以是测量方法本身的随机变异，也可以是被测定的生物现象的随机变异以及抽样过程中产生的抽样误差。随机误差主要来源于：

1. 测量方法或测量工具本身产生的随机变异　是指在同样条件下，用同一方法，对同一研究对象的某项指标（如血清、尿等）重复进行测量，在极力控制或消除系统误差后，每次测量结果仍会出现差异的现象。随机测量误差是不可避免的，没有固定倾向，而是有高有低，所以也叫作偶然误差。受测量仪器的准确度与精密度和测定次数的影响，准确度与精密度高的仪器，随机测量误差小；当测定次数增多时，这种误差也可以相互抵消或减少。

2. 个体间的随机变异　医学研究不可能对总体中的每个个体都进行观察或测量，一方面是由于总体很大甚至是无限的，另一方面，即或总体有限，限于人力、物力、财力、时间等因素，不可能也没必要逐一研究，常常是通过从总体中随机抽取一定的样本，通过对样本中每个个体的观察或测量的结果来推论总体。由于生物间个体差异的存在，抽得的样本指标并不恰好等于总体指标，这种在抽样过程中所造成的样本指标与总体指标间的差异，即是抽样误差，主要由个体间的随机变异引起。

3. 个体内的随机生物学变异　指在稳定的机体状态下，排除已知可能外环境影响因素后依然存在的随机变异。如血压值在同一个体内的不同时间点进行测量，其值的大小也存在差异，这种差异是由于个体内的生物学因素所引起。

二、随机误差的估计

由于测量方法、测量工具本身以及研究过程中种种不稳定随机因素产生的随机误差，其大小和正负方向都不固定，很难测量。但多次测量时其绝对值相同的正负随机误差出现的概率大致相同，因而它们之间的影响常能相互抵消。而由于抽样引起的随机误差虽然从表象上看是随机的、偶然的，但究其本质，其分布存在一定的规律性。这种规律可以用统计学方法进行估计或测量，样本资料的随机误差可用统计学指标中的变异系数或标准误来估计，其总体观察值的随机误差则可采用相对应的可信区间来量化。如果是多组比较的研究，必须进行统计学显著性检验以估计随机误差的大小，如统计学显著性检验显示组间差异具有统计学意义（$P<0.05$），表明所观察到的差别中因抽样误差所引起的概率小于5%。

三、随机误差的控制

随机误差从表象上看是随机的、偶然的，是不能消除和避免的，但究其本质，其分布又存在一定的规律性。这种规律是可以被认识的，并可通过一定的措施来控制或减少其发生。

1. 在研究设计阶段

（1）改善研究设计和抽样方案　在研究设计阶段，根据研究目的对研究对象制订出科学合理的纳入和排除标准，如果研究对象是某疾病的患者，还要采用公认的诊断标准来选择对象，以提高样本的代表性而减少抽样误差。同时，在设计时还需合理运用各种抽样方案来控制抽样误差。常用的抽样方案主要包括简单随机抽样、系统抽样、分层抽样、整群抽样和多级抽样。每种抽样方式都有不同的特点，需要根据不同的研究目的和不同的总体状况，采用最合适的抽样方式，才能把抽样误差控制在最小范围内。

（2）科学估计样本含量　样本含量过小，所得观察指标的平均值则不稳定，可能导致更大的抽样误差，因而增大样本量是减少抽样误差的有效途径。然而，样本含量过大，虽然减少了抽样误差，但可能增加实际工作的困难，浪费人力、物力和时间，还可能引入更多的混杂因素或偶然误差而导致研究结果的不准确。因此，在研究设计时需要根据研究目的及精确度的要求，应用一定的统计学方法科学地确定样本含量数，合理地控制抽样误差。

2. 在实施阶段　为控制随机误差的影响，应在研究实施阶段严格控制测量条件，尽量使每次测量时的各种因素保持齐同，提高研究结果的可靠性。主要措施包括：

（1）随机化　在选择样本时，遵循随机化的原则，使研究样本更具有代表性。

（2）改善测量方法或测量工具　选择符合要求的测量方法或工具，制订标准化的测量操作规程，测量前仪器的校正等。

（3）统一调查或测量时间和/或研究对象的生理状态　在科研的实施阶段，在相同时间对研究对象进行调查或测量，和/或在相同的生理状态下对研究对象进行调查或测量，均有利于减少研究对象个体内生物学变异引起的随机误差。

（4）重复测量或实验　按照统一的标准进行多次重复测量或实验。

3. 在资料分析阶段　在资料分析阶段，对研究结果进行统计学残差分析，并计算测量结果的平均值、标准误及其总体参数的置信区间，或根据需求选择方差分量法、SN 值等，以估计随机误差导致影响的可能范围。对重复测量的结果还常采用一致性评价，以分析结果的可靠性。

第三节　偏倚及其控制

偏倚（bias）是指在研究的设计、实施、分析等阶段发生的系统误差。由于某种或某些因素的影响，使得研究或推论结果与真实情况存在系统误差，以及在研究或推论过程中所获得的结果系统地偏离其真实值。

一、偏倚的分类

医学研究从研究设计、实施、分析甚至推论过程中均可能发生偏倚，根据其产生的原因和阶段，常见的偏倚有三大类：选择偏倚（selection bias）、信息偏倚（information bias）和混杂偏倚（confounding bias）。

1. 选择偏倚（selection bias）　指在确定研究对象时出现的系统误差，主要发生在研究的设计阶段。由于研究对象的选择方式不当，导致入选对象与未入选对象在与研究结局有关的特征上存在差异，使得研究样本不能代表总体而造成的系统误差。选择偏倚通常来自不恰当的抽样及选择对象等方面。常见的选择偏倚有由于非随机抽样（方便抽样、随意抽样、偶然抽样等）所致的偏倚；参与者引起的不应答偏倚、志愿者偏倚、失访偏倚以及病例确认不恰当所致的入院率偏倚、新发病例和现患病例偏倚、检出证候偏倚、时间效应偏倚、领先时间偏倚等。选择偏倚有多种，因研究对象的纳入方式和选择条件不同，在不同的医学研究中发生的选择偏倚也存在差异。

2. 信息偏倚（information bias）　又称测量偏倚（measurement bias）或观察偏倚（observation bias），是指在研究的实施阶段，在进行资料收集、整理、编码和分析过程中出现的系统误差，如资料收集不完整、仪器测量不准确等，造成对研究对象的暴露程度或疾病结果的错误归类，影响了结果估计的真实性。信息偏倚可来自研究者、研究对象和测量工具。研究者本身可由于不恰当的观察或访问、偏性随访、错误的资料编码和分析以及结果的解释与发表等原因产生信息偏倚；研究对象可因为回忆或报告不准确而产生信息偏倚；而测量工具的不准确亦可导致信息偏倚。根据导致信息不准确的原因，信息偏倚可分为回忆偏倚、报告偏倚、测量偏倚等。

3. 混杂偏倚（confounding bias）　当研究某暴露因素与疾病之间的关系时，由于某个既与所研究的疾病有联系，又与所研究的暴露因素有联系的其他因素的影响，掩盖或夸大了所研究的暴露与疾病的联系，这种现象叫混杂（confounding），而由其产生的偏倚叫混杂偏倚，引起混杂偏倚的因素为混杂因素（confounding factor）。混杂是医学研究设计中一个不容忽视的问题，在混杂存在的情况下估计的暴露因素与疾病间的联系强度本质上是暴露因素与混杂因素的混合效应，是对真实联系的有偏估计。混杂作用可以在任意方向上造成偏差，它可以高估效应，也可以低估效应。

混杂因素的存在是产生混杂偏倚的前提，必须具备三个基本特征：①必须同疾病有关联，是该疾病的危险或保护因素之一；②必须与主要研究的暴露因素有关联；③不能是暴露的效应，尤其不能是暴露因素与疾病病因链上的中间环节或中间变量。然而，即使存在混杂因素，也不一定肯定产生混杂偏倚，而只有当混杂因素在各比较组间分布不均衡时才可能发生混杂偏倚。

二、医学研究中的常见偏倚

在医学研究中，存在着多种研究方法，如横断面研究、病例对照研究、队列研究和随机对照研究等。这些研究方法按照是否存在研究者主动施加的干预措施可分为观察性研究和试验/实验性研究两大类。这些研究方法在设计、实施、分析阶段均可能出现各种各样的偏倚，但都可归类为选择偏倚、信息偏倚和混杂偏倚三大类中。

（一）观察性研究中的常见偏倚

观察性研究是指有目的地观察或测量自然状态下研究对象某结果事件的发生状况，并通过描述或对比分析发现该事件的分布特点或差异，从而获得研究结论的一类研究，如生态学研究、横断面研究、病例对照研究和队列研究等。观察性研究不能对研究对象进行随机化分组，也不能主动控制研究条件，因而更容易发生各类偏倚。

1. 入院率偏倚（admission rate bias） 又称就诊机会偏倚，是指利用医院门诊或住院病人为研究对象时，由于入院率的不同而造成的偏差。因首先由 J. Berkson 于 1946 年提出，故也称伯克森偏倚（Berkson bias）。由于医院的技术专长、患者所患疾病的严重程度、患者的经济状况、就诊的方便程度、离医院的远近等多方面的因素影响，病人对医院以及医院对病人都有一定的选择性而导致入院率不同。当以医院为基础选择研究对象时，由于入院率不同而使其选择的对象可能不具有代表性而产生了选择偏倚。

2. 奈曼偏倚（neyman bias） 亦称现患病例-新发病例偏倚（prevalence-incidence bias）。在病例对照研究或现况研究中，用于研究的病例一般是研究时的现患病例而较少新发病例或死亡病例。但由于存活病例（包括现患和新发病例）与死亡病例间、现患病例和新发病例间在所研究的因素方面往往存在系统差异，使得在所得到的信息中，很多信息可能只与存活有关，而未必与该病的发病有关，或者某些病人在患病后，有可能会改变其原来的某些因素的暴露状况，从而高/低估了某些暴露因素与疾病的关联。这样用于研究的病例类型（现患病例）显然会与队列研究或实验研究不同，它们多用新病例，由此而产生的偏倚即为现患病例-新发病例偏倚。

3. 检出证候偏倚（detection signal bias） 又称检出偏倚（detection bias，unmasking bias），是指某种因素与疾病虽然没有因果联系，但由于这种因素的存在，可引起或促进了该疾病相关的症状和体征出现，从而使患者及早就医，接受多种检查，使得该人群有较高的检出率并有更大的可能被选择性地纳入研究。此时如果进行以医院人群为基础的研究，则被选入的研究对象在某些研究特征上同未被选入的对象间存在系统差别而导致偏倚。如病例对照研究中的病例主要为有检出证候者，而对照来自产生所有病例（包括有检出证候和无检出证候病例）的人群时，则通常会夸大暴露的危险性，从而得出该因素与该疾病相关联的错误结论。这种因某种因素促使该病检出率提高而造成的虚假因果联系，称为检出证候偏倚。

4. 无应答偏倚（non-response bias） 是指研究对象中没有按研究设计要求对被调查的内容予以应答，当无应答者的身体素质、暴露状况、患病情况、嗜好等与应答者有明显不同时，由此而产生的偏倚称为无应答偏倚。与之相对应，在选择志愿者进行观察性研究时，由于纳入的对象一般都是对健康十分关心而乐于参加研究的个体，导致其对调查内容的感兴趣程度与一般人群存在系统差异而出现的偏倚，称为志愿者偏倚。

5. 回忆偏倚（recall bias） 是指研究对象在回忆以往发生的事情或经历时，由于记忆失真或不完整而造成的比较组间的系统差异，多发生于病例对照研究和回顾性队列研究中。由于调查的因素发生于过去，回忆的准确性和完整性受回忆间期的长短、所回忆因素对研究对象的意义和该因素发生的频率等的影响，如事件发生较为久远记忆不清、调查时研究对象对所调查事情的关心程度不同、调查对象对所调查内容的理解不同等，造成对研究结果的有偏估计。

6. 报告偏倚（reporting bias） 指被调查对象有意夸大或隐瞒某些信息，或者调查者在调查时进行个人倾向性的诱导性调查而导致了对疾病或暴露程度的错误分类所产生的偏倚。例如肺癌患者在调查时可能不愿承认吸烟与其发生肺癌有关而故意不报告其真实的吸烟情况，由此导致的对暴露史的错分而低估吸烟与肺癌的联系。

7. 诊断怀疑偏倚（diagnostic suspicion bias） 在队列研究中，由于研究者期望得到阳性结果，如果事先已认为某因素的暴露可能与疾病有关联，则可能对在暴露组人群进行疾病诊断时，采取了带有主观倾向性的判断，检查比较仔细，而对非暴露组或对照组则不然，而导致的系统误差。

8. 暴露怀疑偏倚（exposure suspicion bias） 主要发生在病例对照研究中，由于怀疑疾病与某暴露因素有关，研究者在对病例组进行某因素暴露史调查时会更仔细、认真，而对对照组的调查则漫不经心，从而导致暴露怀疑偏倚。

9. 测量偏倚（measurement bias） 指由于调查表的设计缺陷、记录不完整，调查员询问方式和态度不同而使研究结果系统地偏离其真值的现象。

10. 混杂偏倚（confounding bias） 在观察性研究中，由于研究者不能对研究对象进行随机化处理，也不能控制研究条件。因此，可能存在较多影响研究结果的混杂因素，而产生混杂偏倚。

（二）试验/实验性研究中的常见偏倚

指在研究者的控制下，对研究对象施加或消除某种因素或措施，以观察此因素或措施对研究对象影响的一类研究，如临床试验、现场试验、社区干预试验和动物实验。在试验/实验性研究中，研究者能够主动控制研究条件，使研究对象更具有可比性，因而产生的偏倚相对于观察性研究会少些。常见的偏倚主要有：

1. 向均数回归（regression to the mean） 在干预性研究中，一些具有极端临床症状、体征或化验指标的病人，即使不进行治疗处理，在其后的连续测量中，这些指标也有向正常值趋近的现象。这种现象可能是一种正常的生理波动，并不是干预的效果，但可能会被误认为是干预有效的假象而夸大干预的效果。

2. 霍桑效应（hawthorne effect） 指那些意识到自己正在被别人观察的个体具有改变自己行为的倾向。在干预性研究中，研究者对自己感兴趣的试验组的研究对象往往表现得更加关心，而受到特别关心的试验组对象由此产生某种心理变化，进而改变了他们的行为，可能夸大干预的效果，这种现象即是霍桑效应。它是一种心理效应，往往夸大试验性研究中的干预效果。

3. 安慰剂效应（placebo effect） 指患者虽然获得无效治疗，但却相信治疗有效而产生的一种正向心理效应，这种效应往往会使患者的患病症状得到缓解甚至治愈疾病。安慰剂效应一般是因为患者相信某种干预一定有效，而在接受了外形、颜色与该干预措施相同或相似但没有效果的假干预即安慰剂后产生的正向心理效应，可表现为一定的干预效应，但这种心理效应并不是干预措施的真正效应。安慰剂效应在研究中往往夸大干预效果。

4. 干扰（intervention） 指在干预性研究中，试/实验组或对照组额外地接受了与干预措施干预效应相同的其他处理，从而夸大或缩小干预效果的现象。如果研究中只是试/实验组对象接受了"干扰"的处理，则引起试/实验组与对照组的效应差增大，表现夸大干预效果；反之，如果对照组接受"干扰"的处理，则主要是减小试/实验组与对照组的效应差，表现为缩小干预效果。

5. 沾染（contamination） 指对照组的研究对象额外地接受了与试/实验组对象相同的干预措

施，造成夸大对照组效果的现象。沾染一般缩小了对照组与试/实验组的效应差，引起假阴性。

6. 失访偏倚（withdraw bias） 在干预性研究中，由于观察时间较长，研究对象中有人不能坚持，或由于迁居、死亡，因药物副作用等而退出研究，这种现象称为失访或损耗。在研究终止时，由于研究过程中研究对象的损耗使能够分析结果的人数远少于进入观察时的人数而导致不完全结局数据，这种现象对研究结果的影响称为失访偏倚。失访偏倚也可发生在队列研究中。

此外，在观察性研究中常见的报告偏倚、测量偏倚、暴露怀疑偏倚以及混杂偏倚等，也会出现在试/实验性研究中。

三、偏倚的控制

偏倚是系统误差，可能发生在任何医学研究的全部过程中，如未能防控则无法纠正和克服，它将使研究结果偏离真实性。因此，研究者应充分意识到研究过程中可能产生的各类偏倚，并通过周密的设计、实施和分析加以控制，把偏倚降低到最低程度，使研究结果具有较高的真实性。

（一）研究设计阶段

1. 选择适宜的设计方案 在研究初始组成具有良好可比性的观察组和对照组十分重要，亦是控制偏倚最关键的阶段。如采用随机对照试验设计的研究方案，特别是将适合的研究对象分层后再随机分配入组，可以确保比较组间基线特征相似，实现各比较组间的良好可比性，最大限度地避免偏倚的影响。

2. 随机化 采用随机化方法进行分组是消除选择性偏倚最好的方法，它不仅平衡了各比较组间各种已知的可能影响研究结果的因素，而且也平衡了各种我们不知道的可能影响研究结果的因素。真正的随机化分组是指每个研究对象都有同样的机会进入各个比较组。

3. 限制 指在研究设计时，针对某一或某些潜在的混杂因素对研究对象的入选条件加以限制，以排除它们的影响。然而，虽然通过限制可得到同质性较好的研究样本，但如果限制条件太多，不但影响研究样本的收集，也可能会影响研究结论的外推性即外部真实性。

4. 匹配 就是在设计研究对象的选择方案时，采用个体匹配或者频数匹配的方式使某些可疑混杂因素在比较组间均匀分布。匹配是控制甚至消除某个（些）混杂因素的常用方法，常可应用于病例对照研究或试/实验性研究中。但应注意不能将研究因素作为配对条件，否则就不能观察该因素在比较组间的差异。理论上匹配的因素愈多，则其差异愈小，愈有利于观察。但实际研究中匹配因素过多更会造成选择对象的困难，使研究无法找到足够的配对者而难于进行，这称过度匹配（over matching）。

5. 采用多种对照 病例-对照研究中，理想的研究对象应是人群中的全部病例和非病例，或其有代表性的样本，但往往很难做到。在医院选择研究对象虽然易产生入院率偏倚，但由于方便、易行、应答率高，在实际工作中常常采用。此时最好选用两个或两个以上的对照组，如不同病种对照，其中之一最好选自一般人群，通过比较不同对照组的结果，判断是否存在选择偏倚，估计结果的真实性。同样，队列研究中，最好也采用多种形式对照，如暴露人群既应用内对照，又设比较队列（外对照），或用全人群的资料比较，以控制选择偏倚。

（二）研究实施阶段

1. 严格遵守设计方案 研究实施过程应严格按照事先确定的设计方案来执行，如按照方案中规定的标准选择研究对象，对合格对象进行随机化分组等。确需要对研究方案进行调整时，需经过专家组或专家委员会讨论，以防止额外的偏倚发生。

2. 采用盲法收集资料 指在收集资料时，研究者和（或）研究对象不知道具体的分组情况和研究目的，以消除研究者和（或）研究对象的主观心理因素的影响。盲法是消除测量性偏倚的有效方法，也可避免报告偏倚、诊断怀疑偏倚和暴露怀疑偏倚。

3. 提高应答率 在实施阶段，采取相应措施尽量取得研究对象的合作，减少无应答、失访、中途退出等现象，提高应答率。如做好组织宣传工作，让研究对象了解研究的意义；调查方法要简便、易行；对敏感问题的处理要有技巧等。若无应答比例超过 10%，应对无应答者进行随机抽样调查，并就影响研究结果的有关变量与应答者进行比较，如果两者差异明显，应作出适当说明。

4. 校准测量工具 在调查和测量前，要评价调查问卷的信度与效度；选取符合设计要求（准确度、精度）的测量工具并进行校正，统一测量方法。

5. 统一调查方法，注重调查技巧 进行调查前，要对调查员进行严格的培训，正确理解调查的目的与意义，能准确表达调查项目的含义，明确判断标准，严格按设计的要求、方法等进行调查和复核。对于敏感性问题，可通过随机应答技术等手段进行调查以提高资料的真实性。

（三）资料分析阶段

1. 盲法整理、分析资料 在资料分析前，对资料进行审核、修正，缺失数据的检查与填补等资料整理时，应采用盲法，即隐藏研究对象的组别信息以克服资料整理者的主观偏倚。资料整理结束后，进行数据分析时也应隐藏研究对象的组别信息以克服统计分析人员的主观偏倚。

2. 分层分析 指将科研资料按某些影响因素分成数层（亚组）进行分析。分层分析是资料分析阶段控制混杂偏倚的最常用方法，在分析阶段分层，既可显示不同特征研究对象的真实效果，又能显示出重要的混杂性偏倚因素。但是应用分层分析的方法只能平衡少数混杂因素的作用，且对连续性的变量只能用等级分层法，常引起不合理的分组。

3. 多因素分析 多因素分析方法主要包括广义线性模型如 logistic 回归模型、Cox 模型和对数线性模型，广义线性混合效应模型和线性混合效应模型等。采用多因素分析方法进行资料统计分析是控制多个混杂因素的一种较理想的手段。

动物实验是近代生命科学实验发展的重要方法，也是生命科学研究与教学的基本手段之一。生命科学领域的许多重大发现和突破均建立在动物实验之上，而现代医学各领域中许多重大的进步都是以动物实验研究与探索为基础的。

第一节　动物实验的概念

一、动物实验的定义

动物实验指在实验室内，为了获得有关生物学、医学等方面的新知识或解决具体问题而使用实验动物进行的科学研究。动物实验是生物医学研究的基本手段之一。在医学科研中根据研究目的，恰当地选用实验动物的品种、品系，控制微生物的水平，进行各种科学实验，通过观察和记录实验动物的反应过程和实验结果，可研究生命科学中的很多未知因素。

二、动物实验在医学科研中的意义

动物实验的目的是要通过对动物本身生命现象的研究，进而推用到人类，探索人类生命的奥秘，防治疾病，延缓衰老，在医学科研中具有重要的意义。

（一）易于控制条件，减少干扰因素

医学科研中采用动物实验，可以把很多人体上非常复杂的问题简单化、标准化。机体的某一种机能同时都受许多因素的影响，因而要研究某一特定因素对这一过程的影响，就需要使其他的因素保持固定。在人体却很难做到这一点，但在动物，无论是整体、离体实验中，这都比较容易做到。如在动物实验中实验室可以严格控制温湿度、光线、声音等，对动物的饮食、活动等也能方便地加以控制；而临床上很难对病人的生活条件、活动范围加以严格控制，病人对药物治疗以外的其他护理工作的反应、对医务人员的信赖程度及合作程度更是动物实验中所不存在的问题。动物实验可以选择相同的动物，在动物的品种、品系、性别、年龄、体重、身长、活动性、健康状态，甚至遗传和微生物等方面也可严加限制，但临床试验中，病人的年龄、性别、体质、遗传等方面是不可能加以选择的。动物实验中的疾病状态常常是人工造成的疾病模型。临床试验中疾病各方面的条件一致，是人在自然环境下所得的病，因此即使是同一疾病，每个人的疾病情况也比较复杂，对同一药物反应也不相同，何况除试验治疗的疾病以外，还时常伴有一些其他的疾病，这样可影响或掩盖试验效果。动物实验可以同时选取所需要的动物数量，同时进行实验，同

期取得结果；而在临床试验中疾病则是陆续发生，病人陆续进入试验，逐渐积累试验结果资料，这样就会掺入不少干扰因素，影响实验的准确性和可靠性。

（二）缩短研究周期

临床上很多疾病潜伏期或病程很长，研究周期也拖得很长，采用动物，复制动物疾病模型可以大大缩短其潜伏期或病程。许多慢性致病因素（如环境因素）需要隔代或者隔几代才能显示出来，而人类的寿命很长，一个科学家很难有幸进行三代以上的观察。动物由于生命周期很短，能在实验室中观察几十代，如果使用微生物甚至可以观察几百代。

（三）避免伦理问题

应用动物实验能克服在人类疾病研究中遇到的伦理问题。医学伦理学要求医学科研不能对人的生命健康带来危害，这就使得一些伴有机体损害的研究，如发病机理、病理损害等在人体上很难开展的实验，必须借助动物实验。

（四）有利于罕见病的研究

临床上平时不易遇到的疾病，应用动物实验可以随时进行研究，使人们得以对这些疾病有深入的认识，例如放射病、毒气中毒、烈性传染病等。以放射病为例，平时极难见到，而采用实验方法在动物身上可成功地复制各种类型的放射病。大大促进了对这种疾病的研究。因此，现在我们对辐射损伤的大部分知识，不是来自广岛或长崎，也不是来自几个出过事故的核反应堆，而是通过动物实验积累起来的。

目前运用动物实验方法研究中医药学理论越来越受到重视，动物实验方法广泛运用于中医生理、病理、证候、治则治法、方药、针灸等研究领域，对于更深刻地揭示中医药理论本质，促进其理论达到更高层次的认识水平具有重要的意义。

第二节　实验动物

一、实验动物的定义

实验动物是指经人工培育，对其携带的微生物实行控制，遗传背景明确或来源清楚，用于科学研究、教学、生物制品或药品鉴定以及其他科学实验的动物。

科学研究要求作为实验对象或材料的动物具有较强的敏感性、较好的重复性和反应的一致性。而实验动物是在特定条件下有目的、有计划地进行人工驯养繁殖，从而不仅使其所携带的病原微生物受到严格控制，而且具备明确的生物学特性和清楚的遗传背景。但对于一般未经人工定向驯化培育的动物，由于其基因的杂合性，健康状况的差异等因素，使其机体的反应性不一致，对外界刺激的敏感性不同，实验结果的重复性较差，难以获得可靠的动物实验结果。

二、实验动物的分级和分类

（一）按遗传学控制方法分类

实验动物是具有明确遗传背景并受严格遗传控制的遗传限定动物。根据其遗传特点的不同，分为近交系动物、突变系动物、封闭群动物和杂交群动物。

1. 近交系动物　近交系动物是指近交程度相当于 20 代以上连续全同胞或亲子交配，近交系数达 98.6% 以上，群体基因达到高度纯合和稳定的动物群。近交系动物在遗传上具有高度稳定性，并且具有基因位点的纯合性及表型的一致性，任何可遗传的体征都完全一致，例如血型及形态学上的特征（体重、毛色等），个体遗传变异仅发生在少量残留杂合基因和基因突变上，而这种几率非常低。因此，可以用于同一品系内动物个体间肿瘤、组织、器官的移植而不具有排斥反应。近交系动物也具有遗传组成的独特性，每一个近交系都有其独自的遗传组成和独自的生物学特性，这些遗传和表型的独特性使各个近交品系之间的差异很大，容易成为模型动物，因而广泛用于生理学、形态学和行为学研究。近交系动物具有完善的背景资料，对于设计新的实验和解释实验结果提供了便利条件。同时，近交系动物由于基因的纯和性导致多基因平衡的破坏及有害隐性基因的暴露而具有近交衰退现象，从而获得大量先天性畸形、肿瘤、糖尿病等动物模型。多个近交系同时使用，可分析不同遗传组成对某项实验的影响，还能观察实验结果是否具有普遍意义。

2. 突变系动物　是指动物正常染色体的基因发生突变，这种遗传变异造成后代的某个性状或生物反应与亲本不同，从而具有某种特殊性状表型的各种遗传缺陷的品系动物。一方面，按照科学研究的要求进行定向培育，育成的具有突变基因的近交系动物称为突变系动物；另一方面，采用遗传学方法将突变基因导入已育成的近交系动物，这种具有突变型的近交系也称为突变系。突变系动物可直接作为人类疾病动物模型应用于医学研究中。

3. 杂交群动物　杂交群动物是指两个不同近交系之间进行有计划的交配，杂交所产生的第一代动物，即 F1 代动物，具有两个亲本品系的遗传特性或产生新的遗传特性的动物群。杂交群动物具有杂交优势，克服了近交系动物生活力、对疾病抵抗力及对慢性实验耐受性差，对环境变异的适应能力不强的特点，并且由环境因素所引起变异的可能性也较近交系动物小，同时不具有近交系动物的近交衰退现象。然而，杂交群动物与近交系动物一样，具有遗传的均质性，并且较近交系动物具有更高的一致性。因此，杂交群动物可用于营养、药物、病原和激素的生物学评价，并且可以接受两个亲本品系的细胞、组织、器官等的移植，适用于免疫学和发育生物学等研究领域。

4. 封闭群动物　封闭群动物是指以非近亲交配方式进行繁殖生产的一个实验动物种群，在不从其外部引入新个体的条件下，至少连续繁殖 4 代以上。封闭群动物不以近交形式，也不与群外动物杂交，目的是要求整个群体尽量防止近亲交配而保持有遗传变异，既保持了群体的一般特性，又保持动物的杂合性，因此可作为动物实验的基础群体，用于对某些性状遗传性的研究。封闭群的遗传组成接近自然状态，具有与人类相似的遗传异质性的遗传特性，因此常用于人类遗传研究、药物筛选和毒性实验等方面的研究。封闭群动物具有较强的繁殖力，生长快，成熟早，对疾病抵抗力强，寿命长，生产成本低等优点。因而被广泛用于预实验、教学实验等。

（二）按微生物控制方法分类

实验动物微生物学质量控制是实验动物标准化的主要内容之一，按微生物学等级分类，实验动物可分为普通级动物、清洁级动物、无特定病原体动物（specific pathogen free，SPF）、无菌动物和悉生动物。

1. 普通级动物　普通级动物是指在开放系统的动物室内饲养，空气未经过净化，动物本身所携带的微生物状况不明确，要求不携带主要人畜共患病和畜烈性传染病病原的动物。这类动物是微生物等级要求最低的实验动物。普通级动物要有良好的饲养设施，要求在饲养管理中采取一定的防护措施，并制订科学的饲养管理操作规程、实验动物饲养管理相关的规章制度。

2. 清洁级动物　清洁级动物要求除普通动物应排除的病原体外，还应不携带对动物危害大和对科研干扰大的病原体。清洁级动物是我国标准的实验动物，来源于剖腹净化，饲养于屏障系统中，其所用的饲料、垫料、笼具都要经过消毒灭菌处理。清洁级动物较普通级动物健康，又较SPF动物易达到质量标准，在动物实验中可免受疾病的干扰，其敏感性与重复性也较好。目前广泛用于教学及科研研究中。

3. 无特殊病原体动物（SPF）　无特定病原体动物要求动物体内无特定的微生物和寄生虫存在，但非特定的微生物和寄生虫则允许存在。无特定病原体动物既可来自无菌动物繁育的后裔，亦可经剖腹取胎后，但必须饲养在屏障系统中，实行严格的微生物学控制。由于排除了对实验研究有干扰的一些特定病原体，适合长期慢性实验，是目前国际标准级别的实验动物。

4. 无菌动物　无菌动物指动物身上不能检出一切微生物的动物，来源于剖宫产或无菌卵的孵化，饲养于无菌的隔离系统中。另外，用大量抗生素也可以使普通动物暂时无菌，但这种动物并非无菌动物。无菌动物具有肠道肌层薄，盲肠肥大，肠黏膜绒毛增多，肝脏重量下降，白细胞数值恒定，脾脏缩小，网状内皮细胞功能降低的特点。无菌动物因体内无微生物和寄生虫，血中无抗体，血清杀菌力及吞噬细胞噬菌力弱，对微生物感染异常敏感，某些病原性弱和必须经腹腔或颅脑接种才能感染普通动物的微生物很容易感染无菌动物，故无菌动物可用于微生物及免疫学的研究。同时，无菌动物体内不能合成维生素 B 和 K，故易产生两种维生素的缺乏症，因而可用于营养、代谢研究。无菌动物的抗辐射能力强，能耐受较大剂量的 X 线照射，与普通动物相比，其因放射引起的黏膜损伤要轻，利用其放射的生物学效应，还可以将由放射所引起的症状和感染而出现的症状区分开来。此外，无菌动物还可用于老年病学、心血管疾病、毒理学及肿瘤学的研究。

5. 悉生动物　悉生动物也称已知菌动物或已知菌丛动物，是指用与无菌动物相同的方法取得饲养，但明确动物体内所给予的已知微生物的动物，即含有已知的单菌、双菌、三菌或多菌的动物。一般是将 1～3 种已知的微生物人工接种于无菌动物体内定居，无菌动物接种一种已知菌就是单菌动物，以此类推。悉生动物肠道内存在能合成某种维生素和氨基酸的细菌，因此不会像无菌动物那样发生维生素缺乏症。悉生动物生命力较强，抵抗力较无菌动物明显增强。同时，由于此种动物和无菌动物一样是放在无菌隔离器内饲养的，因此选用此种动物做实验准确性高，可排除动物体内带有的各种不明确微生物对实验结果的干扰，常用于研究微生物和宿主动物之间的关系，并可按研究目的来选择某种微生物。

三、实验动物的饲养设施

实验动物饲养设施按照空气净化的控制程度进行分类，可以分为普通环境、屏障环境和隔离环境。

1. 普通环境　普通环境是指符合实验动物居住的基本要求，控制人员和物品、动物出入，不能完全控制传染因子，适用于饲育普通级实验动物的环境。普通环境中实验动物的生存环境直接与大气相同，设施内外气体交流有多条空气通道，设施内无空气净化装置。普通环境对微生物的控制力差，各种指标要求允许变动的范围较大。系统内不采用对人、物、动物、气流单向流动的控制措施。

2. 屏障环境　屏障环境是指符合动物居住的要求，严格控制人员、物品和空气的进出，适用于饲育清洁级和/或无特定病原体级实验动物的环境。屏障系统设施内外空气交换只能通过特定的通道进入和排出。一切进入屏障的人、动物、饲料、水、空气、垫料、各种用品均经过严格的微生物控制。进入的空气需过滤，过滤按屏障环境防止污染的要求不同而略有差别。屏障环境内通常设有供清洁物品和使用物品流通的清洁走廊和次清洁走廊。空气、人、物品、动物的走向，采用单向流通路线。利用空调送风系统形成清洁走廊→动物房→污染走廊→室外的静压差梯度，以防止空气逆向形成的污染。工作人员要走专门通道，工作时应戴消毒手套，穿着灭菌工作服等防护用品。

3. 隔离环境　隔离环境采用无菌隔离装置以保持无菌状态或无外源污染物。隔离装置内的空气、饲料、水、垫料和设备应无菌，动物和物料的动态传递须经特殊的传递系统，该系统既能保证与环境的绝对隔离，又能满足转运动物时保持与内环境一致。适用于饲育无特定病原体级、悉生及无菌级实验动物。隔离系统中，为了保证动物饲养空间完全处于无菌状态，人不能和动物直接接触，工作人员通过附着于隔离器上的橡胶手套进行操作。隔离器的空气进入要经过超高效过滤。一切物品的移入均需通过灭菌过渡舱，并且事先包装消毒。

四、常用实验动物介绍

1. 小鼠　小鼠属于哺乳纲，啮齿目，鼠科。小鼠全身被毛，耳耸立呈半圆形，眼大尾长，尾部有短毛和环形角质鳞片。性情温顺，昼伏夜出，喜群居。对外界环境反应敏感，适应性差。

小鼠繁殖适龄期为 60～90 天，性周期 4～5 天，妊娠期 19～21 天，每胎产仔 8～15 只，哺乳期 20～22 天，生育期约 1 年，寿命约 2 年。

小鼠是医学实验中最常用的实验动物。小鼠体型小，生长繁殖快，且饲养管理方便，质量标准明确，品种、品系较多，因此广泛用于各种药物的筛选、药效学实验及各种疾病模型的复制。小鼠对多种毒性刺激敏感，因此，常用于药物的急性、亚急性和慢性毒性实验。同时，小鼠对多种病原体和毒素敏感，因而适用于流感、脑炎、狂犬病、支原体、沙门氏菌感染等疾病的研究。此外，由于小鼠体温调节不稳定、气管及支气管腺体不发达、无呕吐反射、不易形成动脉粥样硬化病变，故不适用于发热类疾病的研究，不宜做慢性支气管炎模型及祛痰平喘药的研究，不宜做呕吐及动脉粥样硬化实验。

2. 大鼠　大鼠属于哺乳纲，啮齿目，鼠科。大鼠外观与小鼠相似，但体型较大。性情较温顺，行动迟缓，昼伏夜出，喜独居。对环境适应力较强，当湿度低于 40% 易患坏尾病，强烈声响可引起食仔或抽搐。

大鼠为全年多发情动物，性周期 4～5 天，妊娠期 19～23 天，每胎产仔量 6～12 只，哺乳期 25～28 天，生育期 1.5 年，寿命一般 2.5～3 年。

大鼠也是医学实验中常用的实验动物之一，其用途与小鼠相近。大鼠体形大小合适，行为表现多样，情绪反应敏感，探索性强，其营养、腺体和神经系统方面与人相似，适用于行为学和精神活动方面研究。大鼠无胆囊，因此常用于胆管插管收集胆汁，进行利胆药或情志因素对胆汁分泌的影响及药物代谢动力学的研究。大鼠对营养缺乏敏感，因此用于对食品营养的研究，对维生素的研究以及微量元素对机体作用影响的研究。此外，大鼠还用于老年病学、肿瘤学、内分泌等方面的研究。

3. 豚鼠　豚鼠属于哺乳纲，啮齿目，豚鼠科。豚鼠体型小，性情温顺，胆小易受惊，喜一雄多雌结群而居。草食动物，喜欢安静、干燥、清洁环境，对温度、湿度变化敏感。豚鼠出生后 1 小时即能站立行走，2～5 天可离乳饲养。

豚鼠性成熟早，性周期 13～20 天，妊娠期 65～70 天，年产 3～5 胎，每胎 1～7 只，哺乳期

15~21 天，生育期 1~1.5 年，寿命一般 4~5 年。

豚鼠耳壳大，易于进入中耳和内耳，耳蜗和血管伸至中耳腔，可以进行内耳微循环的检查。豚鼠对组织胺敏感，而组胺类药物可引起豚鼠支气管痉挛性哮喘，常用于筛选平喘药及抗组胺药；对结核杆菌、白喉杆菌、鼠疫杆菌、钩端螺旋体、布氏杆菌及沙门氏菌敏感，尤其是对结核杆菌有高度敏感性，感染后的病变与人类病变相似，是结核菌分离、鉴别、疾病诊断以及病理研究的最佳动物。豚鼠是实验动物血清中补体含量最多的一种动物，同时，豚鼠易过敏，迟发超敏反应与人类相似，因此，可应用于免疫学研究。豚鼠体内不能合成维生素 C，对其缺乏十分敏感，可以用于实验性坏血病研究。此外，豚鼠还常用于出血和血管通透性变化、缺氧耐受性、实验性水肿等方面的研究。

4. 家兔 家兔属于哺乳纲，兔形目，兔科。家兔体型较小，密被绒毛，耳大，眼大，尾短，上唇纵裂，门齿外露，后肢较前肢长。性情温顺，胆小怕惊，昼伏夜出，喜独居，耐寒不耐热，耐干不耐湿，草食性动物，具有食粪癖。

家兔属于刺激性排卵动物，妊娠期 30~33 天，哺乳期 25~45 天，每窝产仔 1~10 只。适配年龄，雄性 7~9 月龄，雌性 6~7 月龄。正常繁殖 2~3 年。雌兔产后发情，属常年多发情动物。生活史中要换毛。

家兔胸腔由纵隔分成互不相通的左右两部分，心脏外有心包，因此，开胸进行心脏手术不需要做人工呼吸，适用于心血管疾病研究。家兔对外源性胆固醇吸收率高达 75%~90%，对高脂血症清除能力较低，易形成高脂血症、主动脉粥样硬化斑块、冠状动脉粥样硬化等病变与人类的病变极其相似。家兔体温变化灵敏，最易产生发热反应，且发热反应典型、恒定，给家兔注射细菌培养物和内毒素可引起感染性发热反应，因此常选用家兔进行发热和解热类实验并广泛用于药品和生物制品的热原检查。家兔眼球大，便于进行手术操作和观察，是眼科研究中最常用的动物。家兔皮肤对刺激反应敏感，其反应近似于人，常选用家兔进行药物及化妆品对皮肤局部作用的研究。

5. 犬 犬属于哺乳纲，食肉目，犬科。嗅觉灵敏，喜近人，易于驯养。运动敏捷，适应环境力强，能承受较热和较冷的气温。犬为肉食性动物，喜食肉类和脂肪，喜啃咬骨头以利磨牙。喜清洁。健康犬的鼻尖如油状滋润，触摸有凉感。

犬性成熟期 8~12 个月，性周期 126~240 天，妊娠期 58~63 天，年产 1~2 胎，每胎产仔 1~13 只，哺乳期 45~60 天，生育期 10~15 年，寿命 15~22 年。

由于犬的神经系统、心血管系统和消化系统都很发达，广泛应用于生理学、病理生理学、药理学等学科领域。如失血性休克、弥散性血管内凝血、急性心肌梗死、心律失常、急性肺动脉高压、肾性高血压、脊髓传导实验和大脑皮层定位等方面的实验研究。由于犬易于训练，所以适合做慢性实验研究，如长期毒性实验、消化系统的肠瘘、胃瘘等实验。此外，犬常用于实验外科研究，如脑外科、心血管外科、器官移植等。有些新的麻醉方法或手术方法的探索，也常用犬进行动物实验，取得经验后再应用于临床实践。

第三节　动物实验的常用方法

一、实验动物的抓取和固定方法

正确抓取和固定动物，是为了不损害动物健康，不影响观察指标，并防止被动物咬伤，保证实验顺利进行。抓取和固定动物的方法依实验内容和动物种类而定。抓取固定动物前，必须对动物的一般习性有所了解，抓取固定时既要小心仔细，不能粗暴，又要大胆敏捷。

（一）小鼠的抓取和固定方法

小鼠性情较温顺，一般不会主动咬人，但抓取不当也会被其咬伤。抓取时，将鼠尾抓住并提出鼠笼，将小鼠放在粗糙的台面或笼具盖上，稍用力将小鼠尾向后拉住，在其向前爬行时，用左手的拇指和食指抓住小鼠两耳和颈部皮肤，然后将鼠体置于左手心中，将后肢拉直，并用无名指和小指压紧尾巴和后肢即可作灌胃、皮下、肌内、腹腔注射等操作。熟练时也可采用一手抓取法。需尾尖部取血或进行尾静脉注射时，可将小鼠装入有机玻璃或金属制的小鼠固定盒内，或将小鼠固定在小鼠固定板上。

（二）大鼠的抓取和固定方法

大鼠性情较小鼠凶猛，为避免其咬伤可戴手套，但不宜过厚。从笼内取出大鼠时，需抓住大鼠尾巴的根部，右手抓住鼠尾向后拉，左手抓紧鼠耳及颈背部皮肤，将鼠固定在左手中，右手即可操作。如需进行尾静脉取血或注射时，可将大鼠固定于固定器内，将鼠尾留在外面进行操作。若操作时间长，可将大鼠固定于大鼠固定板上。

（三）豚鼠的抓取和固定方法

豚鼠性情温顺，一般不伤人。抓取豚鼠要稳准快，抓取时不能抓腰腹部。将手轻轻伸进笼内，抓时先用手掌扣住豚鼠的背部，抓住其胛上方，将右手张开，用手指抓住颈部再慢慢将其提起。怀孕或体重较大的豚鼠，应以另一手托住其臀部。豚鼠的固定方法和大鼠基本相同。

（四）家兔的抓取和固定方法

家兔比较温顺，一般不会咬人，但爪较尖利，应防止被其抓伤。家兔在抓取时应右手抓住颈部皮肤，左手托起兔臀部，或直接用手抓住颈背部皮肤提起，抱在怀里，便可进行实验操作。不应抓取家兔的双耳、皮肤、腰部或四肢，以免造成家兔损伤。家兔的固定方法可根据实验的需要而定。如作兔耳血管注射或取血时，可用兔盒固定；如要作腹部注射、手术等实验时，需将家兔固定在兔手术固定台上，兔头可用兔头固定夹固定。

（五）犬的抓取与固定方法

自繁自养驯服的狗在抓取时比较容易，但购进的狗在抓取时要特别小心，以免被其咬伤。驯服的狗绑嘴时可从侧面靠近轻轻抚摸其颈背部皮毛，然后迅速用布带缚住其嘴。方法是用布带迅速兜住狗的下颌，绕到上颌打一个结，再绕回下颌下打第二个结，然后将布带引至头后颈项部打第三个结，并多系一个活结（以备麻醉后解脱），注意捆绑松紧度要适宜。倘若此举不成，应用狗头钳夹住其颈部，将狗按倒在地，再绑其嘴。如实验需要静脉麻醉时，可先使动物麻醉后再移去狗头钳，解去绑嘴带，把动物放在实验台上，然后先固定头部，再固定四肢。一般犬头用头固定器固定在手术台上，四肢则用纱布带捆扎后固定在手术台两侧。

二、实验动物的编号标记方法

实验动物分组后，为了区分、观察并记录每个个体的反应情况，必须给每只动物进行编号标记。常用动物编号标记方法有多种，各自有其优缺点，实验者需按不同的实验加以选择应用。

（一）染料标记法

1. 常用染料　实验动物常用的标记染料有：①红色染料：0.5%中性红或品红溶液。②黄色染料：3%～5%苦味酸溶液。③咖啡色染料：2%硝酸银溶液。④黑色染料：煤焦油的酒精溶液。

2. 标记规则　①大、小鼠标号：通常在动物的不同部位涂上有色斑点来表示不同的号码。常用规则是在左前肢代表1、左后肢代表2、右前肢代表3、右后肢代表4，头部代表5，尾部代表10。1+5=6……10+1=11，以此类推。②兔、猫、犬等动物的标记方法可用毛笔蘸取不同颜色的染料溶液直接在动物背部涂写号码。若用硝酸银溶液涂写，则需在阳光下暴露1分钟左右，才可在涂写处见到清晰的咖啡色号码字样。其颜色的深浅，决定于在日光下暴露时间的长短和日光的强弱。

（二）断趾标记法

新生仔鼠和黑鼠可根据前肢4趾，后肢5趾的切断位置来标记，后肢从左到右表示1～10号，11～19号用切断后肢最后趾加后肢其他相应的1～9号来表示，前肢从左到右表示20～90号，切段趾时，应切断其1段趾骨，不能只断指尖，以防伤口痊愈后辨别不清。此法亦可编成1～99号。

（三）穿耳打孔法

用专门的打孔器，在耳朵的不同部位打孔或缺口来表示一定号码，是小鼠标记的常用方法之一。在耳缘内侧前、中、后各打一孔，分别标为1号、2号、3号；在耳缘部打成一缺口，则分别表示4号、5号、6号；若打成双缺口状，则是7号、8号、9号。右耳表示个位，左耳表示十位数。右耳中部打一孔表示100，左耳中部打一孔表示200号。

（四）挂牌编号

此法简便实用，常用于犬、猴、猫等大动物的编号。将号码烙压在圆形或方形金属牌上，金属牌常用铝板或不锈钢制作，可长期使用。实验前，用铁丝穿过金属牌上的小孔，固定在狗链条上。也可将号码直接烙在动物的圈上，将此颈圈固定在动物的颈部。

三、实验动物的给药途径和方法

给药的途径和方法是多种多样的，可根据实验目的、实验动物种类和药物剂型等情况而定。

（一）经口给药法

1. 灌胃法　此法给药剂量准确，是借灌胃器将药物直接灌到动物胃内的常用给药方法。

（1）鼠类　鼠类的灌胃器由特殊的灌胃针构成。左手固定鼠，右手持灌胃器，将灌胃针从鼠的右嘴角中，插入口中，沿咽后壁慢慢插入食道，使其前端到达膈肌位置，灌胃针插入时应无阻力，如有阻力或动物挣扎则应退针或将针拔出，以免损伤、穿破食道或误入气管。

（2）兔、犬等　灌胃一般要借助于开口器、灌胃管进行。先将动物固定，再将开口器固定于上下门齿之间。然后将灌胃管（常用导尿管代替）从开口器的小孔插入动物口中，沿咽后壁而进入食道。插入后应检查灌胃管是否确实插入食道。可将灌胃管外开口放入盛水的烧杯中，若无气泡产生，表明灌胃管被正确插入胃中，未误入气管。此时将注射器与灌胃管相连，注入药液。

2. 口服法　口服给药是把药物混入饲料或溶于饮水中让动物自由摄取。此法优点是简单方便，缺点是剂量不能保证准确，且动物个体间服药量差异较大。大动物在给予片剂、丸剂、胶囊剂时，可将药物用镊子或手指送到舌根部，迅速关闭口腔，将头部稍稍抬高，使其自然吞咽。

（二）注射给药法

1. 皮下注射　皮下注射一般选取皮下组织疏松的部位，大鼠、小鼠和豚鼠可在颈后肩胛间、腹部两侧做皮下注射；家兔可在背部或耳根部做皮下注射；猫、犬则在大腿外侧做皮下注射。皮下注射用左手拇指和食指轻轻提起动物皮肤，右手持注射器，使针头水平刺入皮下，推送药液时注射部位隆起。拔针时，以手指捏住针刺部位，可防止药液外漏。

2. 肌内注射　肌内注射一般选肌肉发达，无大血管通过的部位。大鼠、小鼠、豚鼠可注射大腿外侧肌肉；家兔可在腰椎旁、臀部或股部肌内注射；犬等大型动物选臀部注射。注射时针头宜斜刺迅速入肌肉，回抽针栓如无回血，即可注射。

3. 腹腔注射　大鼠、小鼠进行腹腔注射时，以左手固定动物，使腹部向上，为避免伤及内脏，应尽量使动物头处于低位，使内脏移向上腹，右手持注射器从下腹两侧向头方刺入皮下，针头稍向前，再将注射器沿 45° 角斜向穿过腹肌进入腹腔，此时有落空感，回抽无回血或尿液，即可注入药液。兔、犬等动物腹腔注射时，可由助手固定动物，使其腹部朝上，实验者即可进行操作。注射位置为：家兔下腹部近腹白线左右两侧 1cm 处，犬脐后腹白线两侧边 1～2cm 处进行腹腔注射。

4. 静脉注射

（1）大鼠和小鼠　常采用尾静脉注射。注射时，先将动物固定在暴露尾部的固定器内，尾部用 45～50℃ 的温水浸润几分钟或用 75% 酒精棉球反复擦拭使血管扩张，并使表皮角质软化。以左手拇指和食指捏住鼠尾两侧，用中指从下面托起鼠，右手持注射器，使针头尽量采取与尾部平行的角度进针。从尾末端处刺入，注入药液，如无阻力，表示针头已进入静脉，注射后把尾部向注射侧弯曲，或拔针后随即以干棉球按住注射部位以止血。

（2）豚鼠　可采用后脚掌外侧静脉注射，外颈静脉或股静脉切开注射。当采用后脚掌外侧静脉注射时，将豚鼠后腿固定后剪去注射部位的毛，酒精棉球涂擦局部皮肤后用连接在注射其上的头皮针进行注射。做外颈静脉和股静脉切开注射时，需将皮肤切开一小口，使血管暴露，再用针头刺入血管。

（3）家兔　一般采用耳缘静脉注射。注射时先将家兔用固定盒固定，拔去注射部位的毛，用酒精棉球涂擦耳缘静脉，并用手指弹动或轻轻揉擦兔耳，使静脉充血，然后用左手食指和中指压住耳根端，拇指和小指夹住耳边缘部，以无名指放在耳下作垫，右手持注射器从静脉末端刺入血管，注入药液。注射后，用纱布或脱脂棉压迫止血。

四、实验动物用药量的确定及计算方法

（一）实验动物用药量的确定

在观察药物的作用时，应该给动物多大的剂量是实验开始时应确定的一个重要问题。剂量太小，作用不明显，剂量太大，又可能引起动物中毒致死，可以按下述方法确定剂量：

1. 先用小鼠粗略地探索中毒剂量或致死剂量，然后用小于中毒量的剂量，或取致死量的若干分之一为应用剂量，一般可取 1/10～1/5。

2. 确定剂量后，如第一次实验的作用不明显，动物也没有中毒的表现（体重下降、精神不振、活动减少或其他症状），可以加大剂量再次实验。如出现中毒现象，作用也明显，则应降低剂量再次实验。在一般情况下，在适宜的剂量范围内，药物的作用常随剂量的加大而增强。所以有条件时，最好同时用几个剂量做实验，以便迅速获得关于药物作用的较完整的资料。如实验结果出现剂量与作用强度之间毫无规律时，则更应慎重分析。

3. 确定动物给药剂量时，要考虑给药动物的年龄大小和体质强弱。一般来说，确定的给药剂量是用于成年动物的，如是幼小动物，则剂量应减少。此外，还要考虑因给药途径不同时，所用剂量也不相同。

（二）实验动物用药量的计算方法

动物实验所用的药物剂量，一般按 mg/kg 体重或 g/kg 体重计算，应用时须从已知药液的浓度换算出相当于每千克体重应给的药量，以便给药。

例 8-1：计算给体重 23g 的小白鼠，注射盐酸吗啡，剂量为 15mg/kg，溶液浓度为 0.1%，应注射多少毫升？

计算方法：小白鼠每千克体重需吗啡的量为 15mg，则 0.1% 盐酸吗啡溶液的注射量应为 15mL/千克体重，现小白鼠体重为 23g，应注射 0.1% 盐酸吗啡溶液的用量 = 15×0.023 = 0.345（mL）。

（三）人与动物及各类动物间剂量的换算方法

人与动物对同一药物的耐受性相差很大。一般说来，动物的耐受性要比人大，也就是单位体重的用药量，动物比人要大。各种药物的用量大多是明确的，但动物用药量大多不太明确，而且动物用的药物种类远不如人用的那么多。因此，在动物实验中，确定动物药量时常常按照人的用药量进行换算，一般可以采用人与动物的体表面积折算法来计算，计算方法如下：

1. 按人和动物及动物间按体表面积折算的等效剂量比值表计算　人和动物及动物之间按体表面积折算的等效剂量比值表见附表 11，已知 A 种动物的用药量，欲估算 B 种动物的用药剂量时，可先查附表 11，查出体表面积折算系数，按下式计算：

B 种动物的剂量＝A 种动物的剂量×体表面积折算系数÷B 种动物体重

例 8-2，已知某药大白鼠的剂量为 250mg/kg，计算狗的适当试用剂量。查附表 11，12kg 狗的体表面积为 200g 大白鼠的 17.8 倍。该药 200g 大白鼠需给药量为 250×0.2＝50（mg）。于是狗的适当试用剂量为 50×17.8÷12＝74（mg/kg）。

2. 按人与动物及动物间用药剂量换算　人和动物的每千克体重用药剂量折算系数见附表 12，已知 A 种动物每千克体重用药量，欲估算 B 种动物每千克体重用药剂量时，可先查附表 12，找出折算系数（W），再按下式计算：

B 种动物的剂量（mg/kg）＝W×A 种动物的剂量（mg/kg）

例 8-3，已知某药对小鼠的最大耐受量为 20mg/kg（20g 小鼠用 0.4mg），需折算为家兔量。设 A 种动物为小鼠，B 种动物为兔，查附表 12，折算系数 W＝0.37，故家兔用药量为 0.37×20＝7.4（mg/kg），1.5kg 家兔用药量为 11.1mg。

五、实验动物的麻醉方法

实验动物的麻醉方法包括全身麻醉和局部麻醉。

（一）全身麻醉

全身麻醉主要包括吸入法和注射法。

1. 吸入法 吸入法多选用乙醚进行麻醉，适用于各种实验动物的全身麻醉。先将浸润了乙醚的棉球放在小烧杯内，再将其置于相应大小的麻醉盒内，然后将动物放入进行麻醉。该法较安全，且麻醉深度易掌握。实验过程中应注意动物麻醉状况，维持其麻醉深度和时间。

2. 注射法 注射法包括腹腔注射、静脉注射、肌内注射三种麻醉方法。多选用戊巴比妥钠、硫喷妥钠、水合氯醛、盐酸氯胺酮等进行麻醉。小鼠、大鼠、豚鼠等常用腹腔注射法进行麻醉，兔、犬等多选用静脉注射法麻醉。在注射麻醉药物时，先用麻醉药量的2/3，密切观察动物生命体征的变化，如已达到所需麻醉的程度，余下的麻醉药则不用，避免麻醉过深抑制呼吸中枢导致动物死亡。

（二）局部麻醉

局麻法以浸润麻醉应用最多，可用盐酸普鲁卡因、盐酸利多卡因等局部浸润注射，适用于大中型动物各种短时间内的实验。局麻法是一种比较安全的麻醉方法，对动物重要器官功能影响轻微，且麻醉并发症少。

六、实验动物的采血方法

实验研究中，经常要采集实验动物的血液进行检测分析，故必须掌握血液采集技术。

（一）尾尖采血法

当所需血量很少时采用本法。固定动物并露出鼠尾，将尾部毛剪去后消毒，然后浸在45℃左右的温水中数分钟，使尾部血管充盈。再将尾擦干，剪去小鼠尾尖0.1～0.2cm（大鼠为0.5mm），让血液自由滴入盛器或用血红蛋白吸管吸取，采血结束，伤口消毒并压迫止血。也可在尾部作一横切口，割破尾动脉或静脉，收集血液的方法同上。每只鼠一般可采血十余次。小鼠每次可取血0.1mL，大鼠0.3～0.5mL。

（二）眼眶后静脉丛取血法

此法采血量较多，又可避免动物死亡，适用于大、小鼠。采血者的左手拇食两指从背部较紧地握住小鼠或大鼠的颈部（大鼠采血需戴上纱布手套），并应注意防止动物窒息。取血时左手拇指及食指轻轻压迫动物的颈部两侧，使眶后静脉丛充血。右手持毛细管（内径1.0mm），与鼠面成45°的夹角，由眼内眦刺入，刺入后再转180°使斜面对着眼眶后界。刺入深度，小鼠2～3mm，大鼠4～5mm。当感到有阻力时即停止推进，同时，将针退出0.1～0.5mm，边退边抽。若穿刺适当，血液能自然流入毛细管中，当得到所需的血量后，即除去加于颈部的压力，同时，将采血器拔出，以防止术后穿刺孔出血。

（三）断头取血法

此法适用于大鼠及小鼠。采血者的左手拇指和食指较紧地握住大（小）鼠的颈部皮肤，剪断鼠颈，立即将鼠头朝下，提起动物，让血自由滴入容器。小鼠可采用0.8～1.2mL，大鼠5～10mL。

（四）心脏采血法

此法适用于大鼠、豚鼠及家兔。将动物仰卧位固定，心前区部位去毛、消毒，在左胸 3～4 肋间摸到心搏最强处将针头垂直刺入心脏。由于心脏的搏动，血液可自动进入注射器。此法要求实验者动作迅速、准确，直接插入心脏。大鼠、豚鼠为 1～1.5mL，家兔为 20～25mL。

（五）颈动脉采血法

先将动物仰位固定，切开颈部皮肤，分离皮下结缔组织，在气管两侧分离出颈动脉，远心端结扎，近心端剪口并插管，将血滴入试管内。

（六）腹主动脉采血法

先将动物麻醉，仰卧固定在手术台上，从腹正中线皮肤切开腹腔，使腹主动脉清楚暴露。用注射器吸出血液，防止溶血。

（七）足背静脉采血法

此法适用于豚鼠。助手固定动物，将其右或左右膝关节伸直提到术者面前。术者将动物足背面用酒精消毒，找出足静脉后，以左手的拇指和食指拉住豚鼠的趾端，右手拿注射针刺入静脉。拔针后立即出血，呈半球状隆起。采血后，用纱布或脱脂棉压迫止血。反复采血时，两后肢交替使用。

（八）耳缘静脉采血法

此法适用于家兔。将家兔放入兔盒中，选耳静脉清晰的耳朵，将相应部位的毛拔去，用 75% 酒精局部消毒，待干。用手指轻轻摩擦兔耳，使静脉扩张，用连有 5 号针头的注射器在耳缘静脉末端刺破血管待血液漏出取血或将针头逆血流方向刺入耳缘静脉取血，取血完毕用棉球压迫止血，此种采血法一次最多可采血 5～10mL。

（九）股动脉采血法

此法适用于大鼠、家兔及犬、猫。动物伸展后肢向外伸直，暴露腹股沟三角动脉搏动的部位，剪去毛，用碘酒消毒，左手中指、食指探摸股动脉跳动部位，并固定好血管，右手取连有 5 号针头的注射器，针头由动脉跳动处直接刺入血管，若刺入动脉一般可见鲜红血液流入注射器。

七、实验动物的处死方法

实验动物的处死方法有很多，应根据动物实验的目的、实验动物品种品系以及需要采集标本的部位等因素，选择不同的处死方法。处死实验动物时应注意：①要保证实验人员的安全；②要确认动物已经死亡，通过对呼吸、心跳、瞳孔、神经反射等指征的观察，对死亡作出综合判断；③注意环保，避免污染环境，妥善处理好尸体。

（一）颈椎脱臼处死法

大鼠、小鼠最常用的处死方法。操作时右手抓住鼠尾根部并将其提起，放在鼠笼盖或其他粗糙面上，用左手拇指、食指用力向下按压鼠头及颈部，右手抓住鼠尾用力拉向后上方，脊髓与脑干断离，实验动物立即死亡。

（二）断头处死法

此法适用于鼠类等小型实验动物。操作时左手固定住实验动物，右手用剪刀将鼠头剪断，使实验动物因脑脊髓断离且大量出血死亡。

（三）击打法

主要用于豚鼠和兔的处死。操作时抓住实验动物尾部并提起，用木槌等硬物猛烈打击实验动物头部，使大脑中枢遭到破坏，实验动物痉挛并死亡。

（四）放血处死法

此法适用于各种实验动物。具体做法是将实验动物的股动脉、颈动脉、腹主动脉剪断或剪破，刺穿实验动物的心脏放血，导致急性大出血，休克死亡。大鼠和小鼠还可采用眼眶静脉采血的方法失血致死。

（五）空气栓塞处死法

处死兔、猫、犬常用此法。向实验动物静脉内注入一定量的空气，形成肺动脉或冠状动脉空气栓塞，或导致心腔内充满气泡，心脏收缩时气泡变小，心脏舒张时气泡变大，从而影响回心血量和心输出量，引起循环障碍、休克，导致死亡。

（六）化学药物致死法

此法多用于豚鼠和家兔。快速过量注射非挥发性麻醉药，或让动物吸入过量乙醚，使实验动物中枢神经过度抑制，导致死亡。也可吸入 CO_2、氯仿等，均可致死。

第四节 动物模型

由于医学科研中很多涉及致病因素、病理损害等方面的研究不能在人体上进行，因此通常会采用建立动物模型的方式进行研究。

一、动物模型的定义

动物模型是指在医学科研中建立的模拟人类疾病的动物实验对象和相关材料是一种便于认识生命科学客观规律的实验方法。通过对动物模型的间接性研究，进而有意识地改变那些在自然条件下不可能或不容易排除的因素，以便更加准确地观察模型的实验结果，并将研究结果推及于人类，从而有助于深入研究人类疾病的发生、发展规律和防制措施。

二、动物模型的分类

（一）按产生原因分类

1. 诱发型动物模型 是指通过使用物理、化学、生物等致病手段，人为地造成动物出现类似人类的疾病。如用化学致癌剂亚硝胺诱发动物肿瘤，放射线照射诱发粒细胞白血病等。诱发性动物模型主要用于药理学、毒理学、免疫学等学科的研究。其优点是制作方法简便，实验条件简单易控制，在短时间内可以复制大量的动物疾病模型。缺点是诱发的动物模型与自然产生的疾病模型有所不同，有些疾病目前还不能用人工方法诱发出来。

2. 自发性动物模型　是指在自然条件下动物自然产生的，或由于基因突变而出现的类似人类疾病的动物模型。其中包括近交系的肿瘤疾病模型和突变系的遗传性疾病模型等。许多动物自发性疾病都与人类疾病有相似之处，采用遗传育种的方法，保留突变基因，可培育具有某种疾病的突变系动物。突变系动物在遗传性疾病、免疫缺陷病、肿瘤等方面得到广泛应用。这类模型的缺点是目前所发现的种类有限，很多疾病还没有合适的自发性动物疾病模型，还需要用诱发性动物模型进行研究。而且疾病动物饲养条件要求高，操作技术性强。

3. 基因修饰动物模型　基因修饰动物模型是通过转基因、基因敲除、基因敲入、基因敲低等生物工程技术，人为改变动物遗传性状的动物模型。基因修饰动物也称遗传工程动物，是研究人类基因功能、人类疾病及新药研究开发重要的模型动物。

（二）按系统范围分类

1. 疾病基本病理过程动物模型　是指疾病因素在一定条件下作用于动物后，所出现的共同性的功能、代谢和形态结构具有某些改变的动物模型。这种动物模型的致病因素不是某种疾病所特有的，而是各种疾病都可能共同发生的某些变化，如发热、炎症、休克等。这类动物模型是研究疾病机理和药物筛选理想的模型。

2. 各系统疾病动物模型　是指与人类各系统疾病相应的动物模型，如神经、心血管、呼吸、消化、泌尿等系统疾病相应的动物模型。

3. 生物医学动物模型　生物医学动物模型是指利用健康动物生物学特征来提供人类疾病相似表现的疾病模型。如家兔胸腔的特殊结构用于胸外科手术研究比较方便；沙鼠缺乏完整的基底动脉环，左右大脑供血相对独立，是研究脑卒中的理想动物模型。

（三）按模型种类分类

疾病模型的种类包括整体动物、离体器官和组织、细胞株和数学模型。整体动物模型是常用疾病模型，造模在动物体内进行，通用采集靶器官、靶组织的标本或血样等，可进行多学科、多层次、多指标的综合研究。离体实验是一种体外实验观察方法，包括对各种动物离体器官、离体组织，以及体外培养细胞、细菌、病毒等病原体或癌细胞的实验。离体动物模型不是严格意义上的疾病动物模型，它不能全面模拟一种疾病，只能针对疾病的某一环节、某一现象进行模拟。整体模型和离体模型各有所长，可以优势互补。

三、动物模型的设计原则

（一）相似性

在动物身上复制人类疾病的模型，目的在于从中找出可以外推应用于病人的相关规律。因此，设计动物疾病模型的一个重要原则是所复制的动物模型应近似于人类疾病的情况。首先，可以选择与人类疾病相同的动物自发性疾病模型，如自发性高血压大鼠模型是研究人类原发性高血压的理想模型，猪的自发性冠状动脉粥样硬化是研究人类冠心病的理想模型等。通常与人类完全相同的动物自发疾病模型比较少见，因此需要进行人工复制。此时，首先需要选用解剖生理学特点与人类相似并符合实验要求的实验动物。其次，根据疾病发生的病因选用与人类相似的造模方法。如果动物模型与临床情况不相似，在动物身上有效的治疗方案不一定能用于临床。同时，为了判定所复制的模型是否与人类相似，需要根据人类疾病的特点进行一系列的检查。

（二）重复性

理想的动物模型应该是具有可重复性的，甚至可以标准化。如用一次定量放血法可100%造成出血性休克，并且发生100%的死亡，就符合可重复性的要求。为了增强动物模型复制时的重复性，必须在动物品种、品系、年龄、性别、体重、健康状况、饲养管理，以及实验环境条件、实验方法步骤、实验者操作技术熟练程度等方面保持一致，因为一致性是重复性的可靠保证。

（三）可靠性

复制动物模型应该力求可靠地反映人类疾病。即可特异、可靠地反映某种疾病或某种机能、代谢、结构变化，应具备该种疾病的主要症状、体征和实验室相关指标的变化。若易自发地出现某些相应病变的动物不应加以选用，易产生与复制疾病相混淆的疾病也不宜选用。

（四）适用性

供医学实验研究用的动物模型，在复制时，应尽量考虑到今后临床应用和便于控制其疾病的发展，以利于研究的开展。如雌激素能终止大鼠和小鼠的早期妊娠，但不能终止人的妊娠。因此，选用雌激素复制大鼠和小鼠终止早期妊娠的模型是不适用的，因为用大鼠和小鼠筛选带有雌激素活性的药物时，常常会发现这些药物能终止妊娠，似乎可能是有效的避孕药，但一旦用于人则并不成功。

（五）易行性和经济性原则

在复制动物模型中，所采用的方法应尽量做到容易执行并合乎经济性原则。灵长类动物与人类近似，复制的疾病模型相似性好，但来源少，价格昂贵。然而，小动物，如大小鼠等同样可以复制出与人类疾病相似的动物模型，并且它们容易作到遗传背景明确，体内微生物可控，模型稳定且价廉易得，因此，除了一些特殊疾病动物模型（如艾滋病等），一般不选用灵长类动物复制动物模型。除了在动物选择上要考虑易行性和经济性原则外，在动物模型复制的方法、指标的观察与选择也应遵循这一原则。

第五节　中医动物模型

中医动物模型是指在中医理论指导下，根据中医病因病机、证候理论，利用特定的致病因素，在动物身上复制出与人类疾病症状和病理改变相同或相似的证候。通过对动物疾病模型的研究，探讨中医病证的实质，解释辨证论治的基本规律，规范中药及方剂的使用，从而促进中医学理论的发展。

一、中医动物模型的建立方法

（一）模拟中医病因病机建立动物模型

此类模型是在中医理论的指导下，以研制开发中医病证动物模型为目的，依据中医病证的发病原理，将疾病病因施加于模型动物复制出的动物模型。根据中医病因病机建立的动物模型，在病因、症状、客观指标和药物反应方面比较一致，实验结果与中医理论符合，有利于揭示中医证候的实质，探讨中医中药的疗效和机理。此类型的研制方法包括单因素造模和复合因素造模两种。

1. 单因素造模　此种造模方法对动物的处理因素仅为一种。如脾虚证多是由于苦寒泻下、饥饱失常、饮食肥甘过度、忧思伤脾引起因此采用连续数日给动物灌服苦寒类中药大黄便可建立脾虚证动物模型；根据寒邪伤阳、迟脉主寒证的原理，用寒冷刺激的方法，复制迟脉的动物模型。

2. 复合因素造模　此种造模方法对动物的处理因素在两种或两种以上。如根据血虚证其因为生血少和耗血多两个方面，用放血和限制饮食两种处理因素复制"血虚"动物模型。

（二）采用西医病因病理复制动物模型

此种模型多是在特定的化学、生物、物理致病因素作用下，复制出西医或中医病名的动物模型，或再用中药或中医疗法观察疗效及监测病理改变，其在造模时重视动物组织、器官或全身病理损害，这是目前应用最广泛的一种实验形式。此种方法建立的模型比较成熟，具有模型稳定、实验结果可靠、重复性好的特点，与现代医学研究结果具有可比性。此种模型的复制方法包括化学因素刺激法、生物因素刺激法、物理机械因素刺激法及综合因素刺激法。

1. 化学因素刺激法　根据某些病证的病理变化，采用化学药物刺激的方法造成这些变化，从而形成相应的病理模型。如血瘀证，目前一般认为有微循环和血液流变学异常，因此，可以给家兔耳缘静脉注射高分子右旋糖酐造成血流瘀滞、血黏度增高等病理损害，从而建立血瘀证模型。

2. 生物因素刺激法　此种方法是通过接种各种生物性致病源（细菌、病毒、寄生虫、细胞、生物毒素、激素）而使正常动物发病。如中医外感热病具有机体发热的特性，因此通过家兔耳缘静脉注射大肠杆菌内毒素复制外感热病的动物模型；以"气管内接种"肺炎双球菌，建立家兔邪热壅肺证动物模型。

3. 物理因素刺激法　根据疾病发病的病因病理特征，采用各种物理因素（如机械损伤、温度改变、放射线照射等）复制动物模型。如选用体外直肠半结扎法人工致直肠狭窄后实验动物出现反应性肺损害建立"肺与大肠相表里"的动物模型。

4. 综合因素刺激法　根据疾病发生的病因病机及所出现的病理变化，采用多种处理因素复制的动物模型。如中医认为寒为阴邪而主收引，其性凝滞，不论外寒或内寒均能致气血不畅，而形成的血瘀为寒凝血瘀证，同时血瘀证又表现为血液流变学的改变及微循环障碍，因此，在建立模型时采用对动物进行冰水浴并大剂量注射肾上腺素的方法。此方法既模拟了寒凝血瘀证的病因也考虑到血瘀证所带来的病理改变。

（三）依据中西医结合病因学说复制动物模型

这类模型的造模方法是既注重中医的发病病因，又考虑西医的致病因素，综合上述两类型的造模特点而复制的动物模型。如以Ⅱ型胶原免疫所致关节炎动物模型为基础，以风寒湿为痹证外因，肾虚为痹证的内因为依据，利用中西医结合肾本质研究的成果，采用复合因子刺激法制作痹证动物模型；将家兔在禁水禁食一定时间后，予呋塞米（速尿）二度利尿脱水，造成"阴津亏虚"状态，然后注射大肠杆菌内毒素造成邪热之象，建立温病阴虚热盛证动物模型；采用链脲佐菌素腹腔内注射及肥甘饮食持续喂养的方法，复制实验性非胰岛素依赖性糖尿病（NIDDM）大鼠模型（消渴病）；以给动物灌服寒凉药及结扎冠状动脉并逐渐缩窄升主动脉口径，制作家兔充血性心力衰竭少阴病阳虚水停证模型。

另外，在中医证候动物模型的研究中，还常常引入反证法，以证实模型的可靠性。即对实验的动物采用临床常用的方剂进行治疗，如果有效即可证实为这个方剂所主治的证候，如在研制脾虚证动物模型时，给实验动物服用补脾方药治疗，如果有效，则可进一步证实此模型为脾虚证。

二、常见证候动物模型复制方法

（一）阴虚、阳虚证动物模型

1. 阴虚证动物模型　阴虚证是由于机体精、血、津液等物质亏耗，以及阴不制阳所致，多见于热病后期及多种慢性消耗性疾病。现代研究认为，阴虚证主要与交感神经兴奋、副交感神经抑制有关，同时具有肾上腺皮质、甲状腺、性腺等机能亢进，产热增加，代谢及消耗增强的特点。因此短程大剂量应用皮质激素，提高中枢神经兴奋性，促进机体物质代谢，可发生欣快、失眠、不安、易激动等与阴虚证类似症状。造模时选用成年小鼠或大鼠，每天灌胃氢化可的松，3～5天后动物可出现阴虚的相关表现。

2. 阳虚证动物模型　阳虚则外寒，因此凡阳虚证者均有寒象。阳虚证的主要表现为全身功能衰退，一般有神倦、畏寒肢冷、腰膝酸软、舌质淡白，脉沉而弱。给小鼠肌内注射醋酸氢化可的松，连续7～14天后，动物即出现厌食，体重减轻，活动减少，反应迟钝，蜷曲拱背，形寒肢冷等阳虚表现。

（二）寒证、热证动物模型

1. 寒证动物模型　寒证是由阴盛或阳虚所产生的以寒冷为主要表现的一类证候。因此，通过寒凉药灌胃的方法可以建立寒证的动物模型。用知母、生石膏、黄柏、龙胆草按1.5∶2.0∶1.0∶1.2比例，制成2g生药/mL煎剂给大鼠灌胃，每只4mL/次，3次/天，用药28天，大鼠逐渐出现食量减少，精神萎靡，蜷缩，倦怠乏力，便溏腹泻，体重增长减缓，体温较低，游泳时间缩短等表现。

2. 热证动物模型

（1）**实热证动物模型**　模拟发生热性病的病因，通过给动物体内注射大肠杆菌、巴氏杆菌、肺炎双球菌等或直接注入内毒素而引起实验动物发热，建立实热证动物模型。也可根据传统中医理论"气有余便是火"，气化过盛出现火象，病理损害，建立实热证动物模型。如采用Wistar大鼠，以补气药复制实热证模型，具体方法是先喂党参、黄芪1周，提高交感神经和内分泌的机能活动，随后皮下注射致热物松节油2mL引起发热，体温可达40.3℃，持续3日，随后恢复。此种方法克服了单纯用党参或单纯用松节油只引起发热，而交感神经和内分泌变化不大的缺点，更接近实热证的本质。

（2）**虚热证动物模型**　选用日本大耳白兔，首先禁食禁水18h，然后在自然清醒状态下，用速尿注射液由耳缘静脉注射，剂量2.5mL/kg，1h后同法注入等量速尿，2h后再以大肠杆菌内毒素按0.5μg/kg耳缘静脉注射。此方法先用禁水禁食和速尿二度利尿脱水造成"阴津亏虚"状态，再以注射大肠杆菌内毒素造成"邪热之象"，使受试对象产生阴虚内热的表现。也可选用雌性大鼠，用温热中药附子、肉桂、仙茅、淫羊藿（仙灵脾）等分制成水煎剂，灌胃，用药量为每日

32.3g，用药7天。大鼠表现为心率加快，体重降低，竖毛，少动，精神萎靡，尿量减少的虚热状态。

（三）血瘀证动物模型

血瘀证是指人体内血行不畅、瘀阻血脉或血溢脉外、停积为瘀的证候。血瘀证主要表现为血液循环障碍，包括血液流变学异常、微循环障碍等方面。血瘀证动物模型可分为寒凝血瘀证模型、外伤血瘀证模型、气滞血瘀证模型、血虚血瘀证模型、气虚血瘀证模型等。在此，仅简单介绍寒凝血瘀证、外伤血瘀证及气滞血瘀证三种常见模型。

1. 寒凝血瘀证动物模型 寒为阴邪而主收引，其性凝滞，不论外寒或内寒均能致气血不畅，而形成血瘀证。复制寒凝血瘀证的方法：①大鼠肾上腺素注射加冷水浴。皮下注射0.1%盐酸肾上腺素0.2mL/只，每日2次。并于两次给药之间于5～8℃水中浸泡5分钟，连续2天。②家兔肾上腺素注射加冰水浴。由耳缘静脉给家兔注射0.1%肾上腺素0.1mL/kg（用生理盐水稀释后缓慢推注）2次，间隔6小时，并在第1次注射后3小时将家兔浸入冰水中5分钟。此类模型是在肾上腺素造成机体缺血的同时给予寒冷刺激，复制的寒凝血瘀证模型具有血液黏度增加，血凝时间缩短，并伴有心肌损伤等特点。

2. 外伤血瘀证动物模型 中医认为大凡跌仆闪挫或刀斧所伤，皮未破而内损者，必有瘀血停积。常用于外伤性血瘀证模型的复制是将雄性家兔或大鼠固定于平台上，用杠杆压力器在右后肢大腿内侧肌肉上加压，使局部发生缺血，压伤部位出现局部瘀血肿痛，实验室检查可出现纤维蛋白原含量增加、凝血时间延长、血小板聚积率增加等特征性指标的改变。

3. 气滞血瘀证动物模型 中医认为，肝主疏泄，调畅气机。肝气郁结，则血行不畅而致瘀。采用电针反复刺激家兔，使其产生疼痛、恐惊和激惹等情志反应，使其处于交感神经亢进状态，血中去甲肾上腺素含量增高，即出现微循环障碍、血黏度增高、血小板聚集增加等血瘀证表现。也可采用高脂高糖饮食模拟饮食失调，结合慢性轻度不可预见性刺激（噪声、光、电复合性刺激）复制出气滞血瘀证模型。

（四）脾虚证动物模型

脾为后天之本，脾虚是脾功能不足，有脾失健运、脾虚下陷、脾不统血、思虑伤脾等证，中医多以补气健脾方药治疗。脾虚证模型的复制方法包括以苦寒性泻药造成脾虚泄泻，或以利血平造成交感神经功能偏低复制脾虚证模型。以下为苦寒性泻药大黄作为造模剂复制脾虚模型的方法：

选用昆明种雄性小鼠，体重18～20g，以1g生药/mL大黄水煎液1mL/只灌胃连续8天；或选用25日龄Wistar大鼠，体重70～100g，以2g生药/mL大黄水煎液2.0～2.5mL，每日2次，连续10天；或用上述大鼠，以15%大黄粉悬液3～5mL，连续14天，均可发生纳呆、消瘦、体重下降、泄泻、食量下降、精神萎靡不振、毛发欠光泽的表现，基本符合临床脾虚病人的表现。

第一节 概 述

临床研究范围很广，本章重点介绍临床试验，指以人体（患者或健康受试者）为对象的试验，意在发现或验证某种试验药物的临床医学药理学以及其他药效学作用、不良反应，或者试验药物的吸收、分布、代谢和排泄，以确定药物的疗效与安全性的系统性试验。有关临床试验的共性问题，已有国际指南给出标准，涉及设计、统计、伦理学、数据管理、质量控制、指标检测等诸多方面，且呈高度专业化，往往需要一个团队，或称研究合同组织（CRO）方能完成。国际大规模、多中心临床试验，受试者人数甚至达到数万人，同时需要众多的专业化研究人员。为保证研究质量，多数国家均颁布了临床试验质量管理规范（good clinical practice，GCP），各国或国际组织（WHO，ICH）的 GCP 大同小异。本章介绍试验设计、有效性与安全性评价、数据管理与统计分析、质量控制与质量保证等，并以实例加以说明。

第二节 试验设计的原则

一、样本量估算

试验设计中的重复原则即样本量问题，主要是避免偶然性，提高试验结果的可靠性。样本量大小通常按照统计学要求和试验类型，进行样本量估算，可用以下公式：

非劣性试验：

计数资料：$N = 2 \times (U_{1-\alpha} + U_{1-\beta})^2 \times P\ (1-P)\ /\delta^2$

计量资料：$N = 2 \times (U_{1-\alpha} + U_{1-\beta})^2 \times S^2/\delta^2$

等效性试验：

计数资料：$N = 2 \times (U_{1-\alpha} + U_{1-\beta/2})^2 \times P\ (1-P)\ /\delta^2$

计量资料：$N = 2 \times (U_{1-\alpha} + U_{1-\beta/2})^2 \times S^2/\delta^2$

其中 N 是每组的估算例数 $N_1 = N_2$，N_1 和 N_2 分别为试验药和对照药的例数；P 是平均有效率，S 是估计的共同标准差，δ 是非劣/等效标准。

当两组例数不等时，如 $N_1 = kN_2$，先按简式算得 N，再按下式计算：$N_1 \approx N(1+k)/2$，$N_2 \approx N \times (1+k)/2k = N_1/k$。

差异性试验，通常用于优效性研究：

计数资料：$N=2\times(U_{1-\alpha/2}+U_{1-\beta})^2\times P(1-P)/\Delta^2$

计量资料：$N=2\times(U_{1-\alpha/2}+U_{1-\beta})^2\times(S/\Delta)^2$

Δ 为试验药药效减去安慰剂药效之差。

二、对照选择

设立对照的目的是排除非处理因素的影响，充分显现中药的作用。对照要求是：同时、同地、同条件。对照药应是：同类、同型、同用法。选择对照药时应说明理由，必要时进行咨询。试验设计与对照组的设立密不可分，此处一并讨论。需要注意的是，临床设计类型较动物实验少得多，ICH 仅推荐几种。

（一）对照的选择

《人体生物医学研究国际道德指南》对临床试验中对照选择做了如下要求：一般而言，诊断、治疗或预防性干预试验中对照组的受试者，应得到公认有效的干预。在有些特定的情况下，使用安慰剂、不治疗或其他替代的方法作对照在伦理上是可接受的。选择安慰剂作对照一般要求安慰剂：①无公认的干预；②只造成暂时影响；③有公认干预，但影响结果，而安慰剂不造成严重的影响。阳性对照药的选择，通常要求选择已上市的同类药物，其适应证相同，疗效和用量已被证实；改变剂型者通常以原剂型为对照。

（二）试验组与对照组的比例设置

试验组与对照组例数之比一般为 1：1 时，统计效率较高；也可用 2：1 或 3：1 等，但总例数较 1：1 时增多。

（三）平行对照

平行设计为最常用的临床设计类型，可为试验药设置一个或多个对照组，试验药也可按若干种剂量设组，取决于不同的试验方案。对照药的选择应符合设计方案的要求，并符合伦理学要求。

（四）交叉设计

交叉设计是指按事先设计好的试验次序（sequence），在各个时期对受试者逐一实施各种处理，以比较各处理组间的差异。交叉设计可控制个体间的差异，同时可减少受试者人数。

2×2 交叉设计是最简单的交叉设计，对每个受试者安排两个试验阶段，分别接受两种试验用药，而第一阶段接受何种试验用药是随机确定的，第二阶段必须接受与第一阶段不同的另一种试验用药。每个受试者需经历准备阶段、第一试验阶段、洗脱期（washout period）和第二试验阶段。在两个试验阶段分别观察两种试验用药的疗效和安全性。

另外，根据试验需要还可进行多交叉设计如 3×3、4×4 交叉设计等。

3×3 交叉		4×4 交叉
A B C A C B		A D B C
B C A B A C		B A C D
C A B C B A		C B D A
		D C A B

交叉设计需注意以下问题：

（1）每个试验阶段处理对后一阶段的延滞作用就叫延滞效应。延滞效应的存在对后续处理时期出现的疗效及不良事件，难以判断是何种处理所致。因此，两阶段处理间应有足够长的洗脱期以消除延滞效应。洗脱期的长短一般视处理因素的半衰期及处理因素的作用特点而定。

（2）交叉设计不适宜有自愈倾向或病程较短的疾病的治疗研究，而适宜于目前尚无特殊治疗措施而病情缓慢患者的对症治疗。最常用于生物等效性（bioequivalence）试验。

（3）交叉设计应尽量避免受试者失访（lost of follow up）。若缺失值不是太多（<5%），则FAS 数据集中，可以采用 imputation hot deck 等方法估计，但不宜用 LOCF 方法估计。

（4）交叉设计资料分析时要考虑基线的影响。

（五）析因设计（factorial design）

析因设计是一种多因素的交叉分组试验，通过试验用药品剂量的不同组合，对两个或多个试验用药品同时进行评价。它可检验每个试验用药品各剂量间的差异；也可检验组间是否存在交互作用（interaction）；并可探索药物配伍的最佳组合。

应用析因设计应注意的问题：

（1）析因设计各处理组间在均衡性方面的要求与完全随机设计一样，各处理组样本含量应尽可能相同。

（2）当考虑的因素较多时，处理组数会很大（如 5 个因素各 3 个水平的处理数为 $3^5 = 243$ 种），在实际工作中很难实现，这时可考虑使用正交设计。

（六）成组序贯设计（group sequential design）

根据事先的规定，病例在试验过程中经过一次或多次揭盲，达到预先的要求则中止试验。既可避免盲目加大样本而造成浪费，又不至于因样本过小而得不到应有的结论。但应正确使用成组序贯设计：

（1）成组序贯设计常用于大型、观察期较长或事先不能确定样本含量的临床试验。盲底要求一次性产生，分批揭盲。

（2）总批次一般以不大于 5 为宜，以减少多次揭盲带来的信息损耗。

（3）对每次检验的水准 α 需要进行调整，以控制总的误差不超过预先设定的水准（如 $\alpha = 0.05$）。

优点：当处理间确实存在差异时，可较早得到结论，从而缩短试验周期，减少样本含量，尽早地使受试者停止接受较差的治疗（特别是安慰剂的治疗）。

三、随机化方案

随机是临床试验必不可少的要求，即使是开放的试验也要求符合随机原则。它使干扰因素受到随机安排，使其分布尽量保持均衡一致。不仅能控制已知的混杂因素，而且还能控制未知的混杂因素。随机化应尽可能贯穿于研究设计和实施的全过程。

（一）随机化方法的概念

随机对照临床试验（randomized controlled trials，RCT），是一种重要的方法和基本原则，这是减少选择偏倚的有效措施之一。RCT 是对参与研究的对象进行随机化分组，目的是避免人为造成选择性偏倚，使进入试验的两组或多组在基线特征上尽可能保持一致，即统计学上组间可比性，这样才能保证试验结果的真实可靠。因此，在临床试验中，随机化方法是随机地而不是有选择地分配受试样本到试验组或对照组的过程。这些不同治疗组在试验开始时尽可能有相似的特征，如年龄、性别和其他重要特征（如疾病的严重程度）。这些特征在试验开始时就有可比性，只有这样，在试验结束后，如果一组的疗效好于另一组，研究人员才能有把握断定一组好于另一组，这种好的结果源于治疗药物的不同。在临床试验中，正确采用随机化方法可以有效消除选择误差，生成可比的治疗组别，为统计分析提供正确的分析基础。所以，临床试验中要正确使用随机化方法。

（二）随机化的方法

目前使用统计软件制作随机化方案是最常见的方法，事先给出种子数，达到可重复的要求。以下介绍几种常见的随机分配方法。

1. 简单随机化（simple randomization） 为基本的随机化方法，随机化的序列产生没有限制。对于两组的临床试验，相当于抛硬币的方法。该方法操作简单，但例数较少时易出现各组例数不平衡的情况。

2. 区组随机化（block randomization） 是限制性随机化的一种，它与简单随机化相比，可以确保整个试验期间，进入每一组的对象数基本相等。这样做不仅提高了统计学效率，而且保证了分配率不存在时间趋势，即使因为某种原因病人预后存在时间趋势，也能将偏倚减少到最小。因而，区组随机化是理想的随机化方法。区组随机化要先确定区组中对象的数目，即区组长度（Block length），然后将对象在区组内按事先确定的分配比例进行随机分配。例如，某试验欲分为两个例数相等的组，只要保证每一区组中两组例数各占一半，则整个试验必然能保证两组例数相等。区组长度应恰当，一般取组数的倍数，至少为 2 倍数。为了防止区组内最后序列的可预测性，较好的方法是设定多个区组长度且进行随机选择，即序列可变的区组随机化。

3. 分层随机化（stratified randomization） 当需要考虑基线资料中的重要预后因素（如病症的严重程度）的影响时，为了使各分层的因素在组间趋于均衡，避免产生混杂偏倚，可采用分层随机化的方法，即按照各分层因素的组合分成若干个不同的层次进行随机分配。如果在层内采用的是区组随机化则又称为分层区组随机化。ICH 指南 E9 推荐随机化方法应该按中心组织，而且中心应该作为一个分层因素。现阶段我国的多中心临床试验大多采用的是分层区组随机化方法。分层随机化的分层因素必须在随机化前完全确定，而且这些因素对预后的影响作用应较为显著。

4. 动态随机化（dynamic randomization） 分层随机化有时在分层因素（影响因素）较多时常较难达到组间均衡，为此发展了动态分配。在这种随机化中，受试对象受何种分配取决于当前各组的平衡情况，即在一定的原则下完成对象的动态分配，这是一种依赖于协变量的适应性技术（covariate adaptive techniques）。即在每一次新分配时，比较病人被指定到治疗组和对照组可能发生的不平衡的程度，对每一个预后因素的分类，计算分配到治疗组和对照组例数的绝对差值，然后对所有分类的这些差值求和，作为不平衡性的度量，然后选择产生最小不平衡性的分配方案（在不平衡性相同时，随机分配）。常见的动态分配方案正是基于最小化原则。其后不少学者又在此基础上有所发展，有研究指出，最小化比分层更有效，可以考虑较多的因素（10～20个）。

（三）随机序列的产生及要求

在随机化的各种参数确定后，随机序列通常由生物统计学专业人员在计算机上使用统计软件产生，并以随机分配序列表形式输出。随机分配序列表必须有可以重新产生的能力，也即当产生随机数的初值、分层、区组等参数确定后能使这组随机数重新产生。随机序列产生的方法和过程应在试验方案中阐明，但使人容易预测分组的随机化的细节（如分段长度等）不应包含在试验方案中。

（四）随机化的实施

随机分配序列产生后，理论上就确定了受试对象的分配，但不能让研究者事先知道分配序列。否则就可能会在分配受试者过程中有意无意地不按分配序列分配受试者，容易产生选择性偏倚。为避免该偏倚，有必要将分配序列隐蔽起来。常用的分配隐蔽方法可以用不同的方式来实施。常用的方式有：信封方法、互动语音应答系统（IVRS）、互动网络应答系统（IWRS）。

1. 信封法 传统的临床试验随机化常用"信封法"，试验药品根据随访周期全部包装好，随机编码就是药物号，每个随机编码密封在一个单独的信封中，受试者入组时，由研究者按次序打开信封，根据随机编码发放药品。现在实际操作中一般省略了密封信封，直接根据药物号顺序发药来实施随机。这种方式存在诸多问题：研究者可能选择入组，导致主观偏倚；研究中心内部有多科室参加，或同一科室分门诊和住院部，同科室多个研究者参加试验，往往会按照承担病例数的多少将随机信封或药品事先分配掉；还有人为操作不当，未按药物号顺序发药，这些是目前临床试验随机化破坏的常见原因。

2. 互动语音应答系统（IVRS） 是常用的实施随机分配方案的方法之一。它是将生成的随机分配方案存储在互动语音应答系统中。每一研发中心或医生都预发一个代表它自己的密码。每当研发中心有一个病人时，医生要通过电话联系互动语音应答系统，系统会问医生的密码，回答正确后系统会问诸如性别、年龄、种族的问题，得到答案并将其存储到系统中后，系统会进一步问临床试验方案中所述的入选和排除条件，得到满足答案后，系统才将病人的号码和治疗组别分配给病人。如果治疗药品也是同一系统管理的，在分配资料组别的同时，系统分配相应的资料药品。可见，互动语音应答系统具有许多信封方法所没有的优点。

3. 互动网络应答系统（IWRS） 随着网络技术的迅速发展，随机化系统由 IVRS 向基于网络的随机化系统（IWRS）转变，其功能也大大扩展，不再局限于随机分配，已经扩展为一个包括随机分配、随机隐藏、受试者登记、药品管理、应急信件、查询统计等多功能的平台系统，国内外均已使用了此类系统（IWRS）。

基于网络的随机化系统不仅可以用于中央随机、竞争入组的随机化方案，多中心分层区组随机化也可将各中心计划承担的随机编号导入系统，通过 IWRS 对各分中心进行随机化管理。尤其是最小化随机和适应性随机等动态随机方案，其复杂的计算过程通过 IWRS 实施更为便捷，通过模拟还可以对影响最小化分组的各项参数进行调整，以达到预期的均衡性。IWRS 具备的报表查询功能，可随时掌握临床试验进度等相关信息，监查员还可以通过监控访视周期的发药情况，有效控制时间窗。与手机短信的结合使 IWRS 应用不受网络条件限制，受试者一旦筛选合格，可及时随机入组，发放药品实施治疗，对提高研究者、受试者依从性有实际意义。IWRS 除了建立 https 加密浏览、电子签名等电脑系统内部保障外，外部保障措施也应到位，如异地配置备用服务器，及时数据备份，以防灾难性损失和确保数据完整安全；对每个中心的随机参与者进行认证授权，严格角色权限分配；网络防火墙控制、预防、侦查并减轻计算机病毒的影响；IWRS 正式版本发布前，应进行详细测试，确保信息获取的准确及有效。制定 SOP 和详细的应急预案，并通过适当的方式提供给研究人员学习使用，其他相关文件记录资料应及时存档，妥善保管，以便行政管理部门如 SFDA 稽查。

IWRS 的有效使用，不但要求研究中心有标准的设备和网络连接技术，研究者还应接受足够培训来掌握这些技术。可通过系统操作手册、网络教程和现场培训等多种方式对相关人员进行培训。

IWRS 可以简化临床试验组织管理和实施难度，加快试验进程，缩短试验周期，节约研究成本，提高临床试验质量和效率，尤其适合大规模复杂设计的临床试验。IWRS 可避免人为因素影响，更好地保证随机分配的隐匿性，实际应用 IWRS，同样需重视临床试验质量管理和控制，才能发挥 IWRS 优势，真正提高临床试验质量和效率。

四、盲法实施

在临床试验中，偏倚是主要的关注因素之一。偏倚可能是系统误差，也可能是抽样误差导致的观测值与真实值之间的差异；可能是主观因素导致，也可能是非主观因素，或者两者兼有。临床试验中偏倚可能发生于试验设计至数据分析的任何阶段。如何避免偏倚，主要的解决措施之一就是保持试验受试者和研究者的盲态，以此减少试验分组产生的影响。单纯扩大样本量只能增加结论的准确性和把握度，而不会减少偏倚。

（一）盲法概念

盲法这一概念并没有被很好地理解，通过一项对 91 位加拿大内科医生的调查显示，75% 医生明白单盲的定义，大约 40% 理解双盲的准确同类定义，不到 20% 理解三盲的定义。此现象在器械或生物制品临床研究中更为明显。

盲法，指研究者和（或）受试者和（或）疗效评估者对受试者的治疗分配不知情。盲法主要分为单盲试验（single blind trial）、双盲试验（double blind trial），以及三盲试验（triple blind trial）。

一个理想的临床试验应为双盲或三盲设计，以避免数据采集和评估中潜在的偏倚。如一些无法实施双盲或三盲的试验，其他减少偏倚的盲法设计可以代替使用。

（二）盲法的必要性

非盲或开放设计，即受试者与研究者均知晓干预组别信息，这种试验设计仅适用于外科手术研究，如器械与药物之间的比较，或者生活方式的调整（如饮食习惯、锻炼或吸烟等）。

非盲研究设计有两个好处，首先易于实施且花费更小。需要注意的是，虽然是开放设计，但是研究不能简化，例如某个研究同时引入生活方式改变和药物干预，如妇女健康研究，包括低脂饮食、激素替代疗法和钙与维生素 D 的补充，缺一不可。另一个优点是研究者更容易做出决策，例如是否让受试者继续参与此项试验。

非盲研究的主要缺点是容易产生偏倚，例如病理症状或副作用的记录、合并用药或补救治疗都容易被影响；另一方面偏倚产生于数据采集和研究者评价。由于受试者都希望达到有效的疗效，如果获知自己被分配在空白对照组，往往得到无效的评价和较高的脱落率。

一项关于维生素 C 用于普通型感冒的安慰剂对照双盲设计临床研究，结果显示完成试验的大多数人为试验组，即使用维生素 C 组。由于通过味觉就可以辨认是维生素 C 还是安慰剂，即未能有效设盲，当受试者识别出用药信息，安慰剂组的脱落率逐步增加。由于评价感冒的严重程度和持续时间主要依据受试者对自身症状的记录，所以盲法非常重要。不知晓用药组别的受试者分析结果显示，维生素 C 疗效并不优于安慰剂。相反，知晓或猜到用药组别的受试者分析结果显示，维生素 C 的疗效评价优于安慰剂。所以潜意识认为试验药优于安慰剂，以及主观评价的疗效指标，通常造成有偏倚的结果。

一项关于支架手术与药物治疗比较的临床试验，两组吸烟人群基线一致，由于未能有效实施盲法，随访过程中支架手术组病例知晓其组别后自觉开始戒烟，导致支架手术组的吸烟受试者明显少于药物治疗组，所以无法准确比较两组疗效差别。

以上实例都显示盲法设计及有效实施对于临床试验的重要性，条件允许情况下优先考虑盲法设计。

（三）盲法类型

1. 单盲设计　单盲设计，是指受试者、研究者、疗效评估者三方中的一方（多数是受试者而不是研究者）在整个临床试验中对试验的干预分组不知情。这种试验设计的优点类似于非盲研究，通常比双盲设计更容易实施，知晓组别信息有利于研究者更好地判断疗效。出于对受试者的保护，有些研究者更愿意参加此类试验，尽管双盲试验设计可以很大程度上减少偏倚。

单盲设计的缺点也与开放设计相似，虽然能避免受试者的偏倚，但研究者可以影响到组别的分配、数据采集和分析。例如，一项关于锌元素用于味觉紊乱的单盲临床试验，结果表明锌元素用于味觉紊乱患者显示出疗效。由于疗效指标比较主观且难以定量，这项试验又被设计为交叉双盲，第二次试验结果显示，相较于安慰剂，锌元素并不能有效缓解味觉紊乱症状。两次试验，受试者均处于盲态，受试者是否被设盲影响了最终的试验结论。

非盲或单盲设计试验都容易产生研究者偏倚，由于对照组未能与试验组享有同样的待遇，作为补偿心理，研究者通常给予对照组病例额外的医嘱或治疗。例如几项降血压药物研究，通常研究者鼓励分配到试验组的受试者服药，对于分配到空白对照组的受试者，出于医者心理，则嘱咐其采用非药物方法降低血压。结果就是药物干预组和空白对照组的血压下降值差值减小了，即药物作用被弱化。

产生研究者偏倚的很大原因就是研究者倾向于阳性结果的发现，阳性试验结果的刊登可以更多展示研究成果，同时可以提高学术声誉，这些利好都导致研究者潜意识偏向于干预组。

在单盲研究中，研究者知道不同试验组所用药物而受试者不了解该情况。其优点是研究者可更好地观察研究对象，必要时可以及时处理研究对象可能发生的意外问题，保障受试者的安全；缺点是不能避免研究者方面所带来的偏倚。

2. 双盲设计　是指受试者、研究者、疗效评估者在整个试验过程中均对试验分组不知情，既然三方均不知情，双盲这个词很容易让人误解。然而在医学研究中，研究者通常是疗效评估者，在这种情况下，双盲就很准确描述了双方被盲。

真正意义上的双盲设计可以有效减少偏倚，研究者的主观倾向不再对试验结果产生作用，因为他不知悉受试者受到的具体干预，任何可能对结果产生影响的因素都会同时作用于试验组和对照组。由于偏倚不可能被百分之百地排除，一个设计完善并有效实施的双盲设计只能使偏倚最小化。

双盲设计还可以使试验期间合并用药在两组间平均分布，一项安慰剂对照的长效吸入抗胆碱能药用于 COPD 临床试验允许使用短效抗胆碱能药作为急性发作期的解救药物，解救药物的使用情况在两组间有明显的差别，但并没有发现组间的疗效有差别，这种情况下合并用药将影响对研究药物真正疗效的评判。

一项双盲研究中，研究者无法知道受试者的组别，尤其是长期的临床试验，需要一个外部组织来控制受试者的获益风险比。这个外部组织需要知晓受试者被给予的干预措施，且监测受试者的安全性。对于药物剂量需不断调整临床试验，如华法林，很难做到盲法，通常会设置一名非盲态的药剂师或医师来计算 INR（抗凝血指标），无论是试验组还是安慰剂组，保持 INR 在特定的范围内。华法林安慰剂的剂量调整可以有效保证双盲的实施，同样的操作也存在于阿司匹林抗凝的试验中。一个独立的 INR 控制小组调节三个组别的剂量使 INR 控制在特定安全线范围内来保证盲法。

3. 三盲设计　是指在双盲的基础上，数据分析也采用盲法原则。然而有些研究者将以下情况也称为三盲，即当有不同的人担当研究者和疗效评估者且连同受试者一起被盲时。

在三盲试验中，由于数据监查委员会统计人员仅被告知试验数据的 A、B 组别，但哪一组是试验组，哪一组是对照组并不清楚。数据监查委员会可以根据分析结果讨论是否要明确 A 和 B 分别代表试验组还是对照组。

这种方法在理论上可以减少资料分析上的偏差，但在试验过程中和统计分析时减弱了对整个研究工作的全局了解，对研究的安全性要求较高，在执行时也较严密，难度较大。

（四）盲法实施

1. 药品准备　药品提供者需保证试验药物与对照药物或安慰剂，在剂型、外观、气味、包装上均需一致。在中药临床试验中，为避免颜色、气味和口感的区别导致破盲，通常以通过添加苦味剂、酸味剂、食用色素、食用香精或小剂量药物（5%或10%）方式制成与试验药物各方面均较为接近的模拟剂。中药模拟剂需在临床试验开展之前探索制作工艺，并送审药学、临床及相关领域专家进行合格性评价。尽可能使用同一批次的药品，当试验周期较长，招募受试者进度缓慢，导致同一试验采用不同批次药品时，需保证不同批次药品的一致性。

除药物本身的一致性外，包装和标签也应注意统一，如包装盒的大小、颜色以及包装盒上的标签（需注明药物编号、药品名称、用法用量、疗程、贮存条件、有效期、药品批号、使用注意事项及"临床研究用药"字样）。

当试验药和对照药剂型、外观、气味或者用法用量不一致时，需采用双盲双模拟（片剂+胶囊模拟剂 vs. 片剂模拟剂+胶囊）的方式进行设盲。不同治疗干预，例如药物和针刺进行临床比较时，也需通过采用双模拟（药物+模拟针刺 vs. 针刺+药物模拟剂）来实现盲法。

2. 盲底产生和封存　盲底由与申办方和研究者无关的第三方产生，编码者根据研究方案定稿和随机化方案的标准操作规程，采用标准的统计软件（如 SAS、SPSS）产生一级盲底（随机编码表）和分药表。为降低泄盲可能性，编盲过程中应尽可能少的人员接触到盲底，编盲完成后现场销毁分药表。随机编码表具有重现性，所设定的中心数、区组长度及种子数等参数均属于盲底的一部分。试验组与对照组按 1：1 分配组别的试验，还需生成二级盲底。盲底信封需密封且不透光，并一式两份保存于申办方和主要研究者处，由专人保管，以免意外打开或丢失。采用中央随机系统的试验，需对登陆人员设置权限，仅有特定权限的人员才能接触到盲底。

3. 揭盲的规定　当双盲试验设计是 1：1 时，常采用二次揭盲的方法。使用纸型病例报告表（CRF）时，CRF 独立双份全部输入计算机，并经盲态审核后，将数据锁定。这时，由盲底保存者同相关人员进行第一次揭盲，即仅将各病例号所对应的组别（如 A 组与 B 组）的盲底告知生物统计学家，以便对全部数据进行统计分析。当分析结束，总结报告完成时，再在一定场合做第二次揭盲，由保存盲底的工作人员宣布 A、B 两组中哪一个为试验组。当双盲试验设计试验组与对照组例数不相等时，则只有一次揭盲。

4. 紧急揭盲流程　盲法试验实施过程中，在保证盲法的前提下，还需保证受试者的安全性，故需设置紧急揭盲流程。传统随机过程中，编码者需同时生成纸质应急信件，每个受试者单独一份。中央随机时，每个受试者有一份电子应急信件，只对研究者授权，只有研究者可以打开电子应急信件。

当受试者发生严重不良事件，并需立即查明某一受试者服药的种类时，研究者可将相应的应急信件拆阅，内有该受试者所服药物编号的药物名称。同时立即将处理结果通知临床监查员。研究人员应在病例报告表上详细记录紧急揭盲的理由、日期，并签字。破盲受试者中止试验，作脱落病例处理。必须指出一个应急信件的打开仅仅涉及一个病例的揭盲。

5. 双盲试验终止和失败的规定　一般地说，如果在临床试验进行过程中，全部盲底一旦泄密，或应急信件拆阅率超过 20% 时，就意味着双盲试验失败，需要重新安排另一个新的临床试验。

（五）盲法评估

盲法的重要性已得到普遍共识，而盲法的评估和报道还没引起足够的重视。临床试验报道结果时，常常无法提供关于盲法的类型和实施结果的足够信息。担心的是，盲法实施欠缺的试验中试验组的疗效往往高于盲法实施得当的试验。

目前临床试验中盲法质量评价方面存在诸多问题。首先，盲法质量评价尚未引起研究者的足够重视。现有的盲法临床试验中，很少对盲法质量进行评价，更没有进行盲法质量可能导致偏倚风险的评估。

一项关于 819 项盲法随机临床试验的系统性评价研究显示，只有 472 项（58%）研究描述了盲法，13% 的研究提供了盲法的一些信息点，29% 没有提及盲法。仅 41% 的研究描述了设盲方法，包括双盲双模拟过程，模拟干预措施和模拟研究药物的特殊气味等。仅 3% 的研究描述了盲法实施的过程，如建立独立机构进行剂量调整，独立的期中分析小组。仅 14% 的研究描述采用评价者盲态的方法。

其次，目前缺乏对盲法进行定量和定性评价的具体方法和工具，对于盲法评价的时间亦有较多争议。现有的盲法评价方法主要基于对分配组别的猜中比例进行分析，不够全面。

2010 年，试验报告统一标准（Consolidated Standards for Reporting of Trials，CONSORT）给出了声明：双盲临床试验在报告研究结果时，必须明确给出盲法的实施过程，以判断该研究的盲法实施情况。要求报告设盲对象（如受试者、医护提供者、结局评估者），盲法实施方法以及干预措施的模拟方法（如外观、味道、施予方法等）。监督和报告盲法的有效实施有两个重要的原因。首先，如果盲法是衡量一个试验质量高低的标准，研究者则会全程关注盲法的设计和实施。其次，盲法实施的好坏可以帮助读者衡量一个研究报道结果的可信度。盲法的系统性和科学性评价方法的建立，有待继续探索和完善。

第三节　试验类型

一、优效性试验

优效性试验的目的是显示试验药物的治疗效果优于对照药，包括：试验药物是否优于安慰剂；试验药物是否优于阳性对照药；或剂量间效应的比较。

以前用安慰剂作为对照的随机双盲临床试验，一直被视为药物开发中的金标准，它在确认药物疗效优于安慰剂方面发挥重要作用。然而，如果有现成的疗效肯定的药物，仍用安慰剂做对照，将会面临伦理上的难题。随着愈来愈多可供应用的有效药物出现，疗效有突破的药物愈来愈少，因而药物临床研究的目的也逐渐发生转变。

二、等效性试验与非劣性试验

在阳性对照试验中，更多的情形是探求药物与标准有效药相比，其疗效是否不差或疗效相等（严格地说，疗效相等应该是既不比标准药差，也不比标准药好），而并不一定要知道药物是否优于标准药，由此而提出了非劣效性/等效性试验（noninferiority/equivalencetrials）。

临床两组药药效比较，用把握度进行例数估算后，若出现 $P>0.05$，则难下结论，既不表示按估算的例数进行试验，就可做出两组药药效基本相同的结论，也不能认为只要例数足够多，$P>0.05$ 也能说明两组基本等效。一般 t 检验不宜作"两组药效基本相同"的分析，最严谨的方法是等效性检验。

临床两组药物进行等效性检验，首先按专业要求设定等效标准 θ 或其上下限（θ_H，θ_L），如试验组药效均数在阳性组药效均数的等效上下限范围内，且均有统计意义（$P<0.05$），则认为两组基本等效。此时无效假设是 $|\mu_T-\mu_R|\geq\theta$，或 $\mu_T\geq\mu_R+\theta_L$，且 $\mu_T\leq\mu_R+\theta_H$；备选假设是 $|\mu_T-\mu_R|<\theta$ 或 $\mu_T<\mu_R+\theta_L$，且 $\mu_T>\mu_R+\theta_H$。由于它进行了上限和下限两个方向的单侧 t 检验，故常称为"双向单侧 t 检验（two one-side t test）"分析，如果只检验下限方向，则称为"非劣性检验"。

实施中的问题：

（1）等效标准的确定。原则上说，应当由各科医学专家根据疾病或检测指标的特点，通过研讨加以确定，如血压用 0.67 kPa（5mmHg），白细胞为 0.5×10^9/L，24h 尿量相差 60 mL 以上，心率变化达 10% 以上等；也可参考估算样本数时所设定的 δ 值（与参比组相差多少就可认为临床有效的差值），两总体均数用 $\delta=\mu_1-\mu_2$，两总体率用 $\delta=\pi_1-\pi_2$。总体数据难以获得时，可用既往的大样本的实测均数及实测有效率 P 来代替 μ 和 π。

一般来说，下面的等效标准可以作为粗略的估计，或供制定正式等效标准的参考：变异很小的指标（如血钙）可取正常值均数的±2%～±6%，或标准差的±10%～±20%；生化学指标可取正常值均数的±5%～±10%或标准差的±20%～±30%；生理学指标可取正常值均数的±10%～±20%或标准差的±30%～±50%；变异较大的指标可取正常值均数的±20%～±30%或标准差的±40%～±60%；临床有效率为简便起见，不论大小均取±10%～±15%，但上限不超过 99%，下限不超过 1%。

（2）当等效性检验不合格时，并非等于两组差异有显著意义。

（3）非劣效标准的确定。需要肯定受试药虽然劣于对照药，但在非劣效标准内，强于安慰剂。如无此专业上的把握，则不宜轻易选用，通过检索以往对照药与安慰剂进行临床试验的报道来确定。但由于疗效评价方法的进步、种族差异的存在，文献资料有时并不可靠，因此必要时需进行预试验确认。

第四节 多中心试验

多中心试验是指由一个或几个单位的主要研究者总负责，多个单位的研究者合作，按同一试验方案同时进行的临床试验。其优点是可在较短的时间内搜集到所需的病例；搜集的病例范围广；用药的临床条件广泛，临床试验的结果对将来的应用更具代表性。

一、应注意的问题

1. 多中心试验必须在统一的组织领导下，遵循一个共同制定的试验方案来完成整个试验。

2. 各中心试验组和对照组病例数的比例应与总样本的比例相同，以保证各中心齐同可比。

3. 多中心试验要求各中心的研究人员采用相同的试验方法，试验前对人员统一培训，试验过程要有监控措施。

4. 当各中心的检验结果有较大差异或参考值范围不同时，应采取相应的措施，如统一由中心实验室检验，并进行检验方法和步骤的统一培训和一致性测定等，直至使用虚拟中心实验室（virtual central laboratory）的方法。这对于实验室指标作主要指标时尤为重要。

二、结果的呈现

多中心资料通常有地域、气温、饮食、体质等因素方面的差异，而跨年度资料通常受气温、病原毒力、免疫力等因素的影响，故疗效总有一定的差别，不会完全一致。因此，在选用统计方法时应注意消除这些方面的差异。

1. 对于多中心计量资料实例见表9-1、表9-2。

表 9-1 多中心计量资料简单合并分析

中心	n	A 药	B 药	t 值	统计结果
1	8	38±3	35±3	2.00	$P>0.05$
2	6	45±4	43±4	0.87	$P>0.05$
3	8	34±3	31±3	2.00	$P>0.05$
合并	22	38.45±5.45	35.73±5.8	1.61	$P>0.05$

表 9-2 对表 1 资料进行方差分析

变异来源	自由度	离均差平方和	均方	F 值	$F_{(0.05)}$
总变异	43	1411.64	–	–	–
中心间变异	2	915.64	305.21	28.7	3.24
组间变异	1	81.82	81.82	7.7	4.09
残差	39	463.18	10.62		$P<0.05$

由上表分析可看出：检验总变异、组间变异及中心（年）间变异应用方差分析是正确、合理的，且统计效率较高。简单合并资料，中心（年）间变异将混入组间，使误差增大，作 t 检验，

反而不好。

2. 对于多中心计数资料实例分析见表 9-3。

表 9-3 多中心计数资料方差分析与 CMH 检验对比

中心	A 组		B 组		总例数	CMH 检验		有效率（%）		卡方值
	阳性数(a)	阴性数(b)	阳性数(c)	阴性数(d)	n	u	v	A	B	X^2
1	49	2	46	7	104	2.4135	2.0745	96.1	86.9	2.84
2	47	3	43	8	101	2.4455	2.4748	94.0	84.3	2.44
3	42	6	41	9	98	1.3469	3.2074	87.5	82.0	0.57
4	44	8	39	8	99	0.4040	3.3791	84.6	83.0	0.05
sum	190	24	161	39	414	6.6100	11.1358	90.5	84.1	3.80

$u = (ad-bc)/n, \ v = (a+b)(c+d)(a+c)(b+d)/n^2/(n-1)$

$U = \Sigma u = 6.6100, \ V = \Sigma v = 11.1358$

$Q = U^2/V = 6.6100^2/11.1358 = 3.9235 > X^2 = 3.80$

从计算结果可看出，对于多中心计量资料 CMH 检验较方差分析的得出检验效能要强，因此对于多中心计量资料应该应用 CMH 法进行检验。

第五节　研究病例选择

临床试验前，根据不同类别的药物特点和试验要求，在试验方案中明确规定：病例入选标准（inclusion criteria）、病例排除标准（exclusion criteria）与病例退出（脱落）标准（withdrawal criteria）等。

一、病例选择标准

1. 根据专业诊断标准要求确定选择标准；
2. 根据统计学要求确定选择标准；
3. 把获得受试者知情同意书作为入选标准。

二、病例排除标准

根据专业要求确定排除标准。一般情况下，如非药物的适应证，下列受试者需排除：肝肾功能不全者、心肺功能不全者、孕妇、准备受孕者、过敏体质（有两种以上物质过敏）者、法律规定的残疾者、近期献血而试验中取血量较多或近期使用的药物可影响本次试验者。

三、剔除病例标准

此类情况属特殊情况，一般不允许出现，即已入组但属以下情况之一的病例：误诊；未曾用药者；无任何检测记录者；由于使用某种禁用的药物，以致无法做药效和安全性评价。

剔除的病例应说明原因，并保留记录备查。

四、退出（脱落）病例标准

已入组，但因以下原因未完成临床方案的病例，应视为脱落：病人自行退出（疗效太差，有不良反应等）；失访；研究者令其退出（依从性差，出现夹杂症，严重不良事件）；虽然完成试验，但服药量不在应服量的范围；破盲或紧急揭盲的病例。

脱落的病例应详细记录原因，其 CRF 表应保留备查。

五、全面中止试验标准

研究进行中由于以下原因整个试验在多中心全面停止：研究者发现严重安全性问题；疗效太差，无继续进行试验的必要；方案有重大失误；申办方因经费或管理原因；行政主管部门撤销试验，均可中途停止全部试验。全面中止试验可是暂时的，也可是永久的。中止试验时，全部试验记录应予保留备查。

第六节　有效性与安全性评价

一、有效性评价

临床试验的主要目的在于确认试验药物的有效性与安全性，而药物的有效性评价是临床试验的评价重点。

根据临床试验适应证的不同，选择的疗效指标也不同。临床试验的疗效指标通常包括主要疗效指标和次要疗效指标。对于主要和次要疗效指标，需根据事先确定的统计分析方法进行统计描述和统计推断，可能包括指标基线情况、治疗后各访视点的测量值及前后变化情况，以及变化值组间差异的描述统计量、置信区间和组间比较的检验统计量及 P 值等。对于主要指标，还应报告效应大小、置信区间和假设检验结果。根据事先确定的标准，从统计学角度判断主要指标的优效性、非劣效性、等效性的假设是否成立。

二、安全性评价

临床试验的安全性评价与有效性评价同样重要。临床试验的不同阶段，安全性评价的目的有所区别，设立对照的临床试验有关安全性的主要数据通常包括临床化学和血液学的实验室测试（如 WBC、ALT）、生命体征、临床不良事件（疾病、体征和综合征）。

（一）不良事件

不良事件（adverse vent，ADE）的 GCP 定义：患者或临床试验受试者接受一种药品后出现的不良医学事件，可以表现为症状体征、疾病或者实验室检查异常，但并不一定与治疗有因果关系。

药品不良反应（adverse reaction，ADR）的 GCP 定义：指临床试验中发生的任何与试验用药品可能有关的对人体有害或者非期望的反应。试验用药品与不良事件之间的因果关系至少有一个合理的可能性，即不能排除相关性。

严重不良反应/严重不良事件（serious adverse reaction/event，SAE）的 GCP 定义：指受试者接受试验用药品后出现死亡、危及生命、永久或严重的残疾或者功能丧失、受试者需要住院治疗或者延长住院时间，以及先天性异常或者出生缺陷等不良医学事件。其中，与试验用药品有因果关系的事件，为严重不良反应。

评价不良事件和严重不良事件与试验药物的关系一般按肯定有关、很可能有关、可能有关、可能无关、肯定无关"五级"标准进行评价。①肯定有关：符合用药后合理的时间顺序，符合所疑药物已知的反应类型，减量或停药后反应消失；临床状态或其他原因不能解释该反应。②很可能有关：符合用药后合理的时间顺序，符合所疑药物已知的反应类型，减量或停药后反应明显改善；临床状态或其他原因不能解释该反应。③可能有关：符合用药后合理的时间顺序，符合所疑药物已知的反应类型，减量或停药后反应可有改善；病人的临床状态或其他原因也能产生该反应。④可能无关：不太符合用药后的时间顺序，不太符合所疑药物已知的反应类型，减量或停药后反应无改善；临床状态或其他原因可能产生该反应。⑤肯定无关：不符合用药后的时间顺序，不符合所疑药物已知的反应类型，临床状态或其他原因可解释该反应，临床状态改善或其他原因除去后反应消除。一般把可能无关、肯定无关规定为不良事件，与研究药物无关。而其他的视为不良事件与研究药物有关。对不良事件的"严重程度"可定义为：①轻度：轻度不适，受试者可以忍受，不影响治疗，不需要特殊处理，对受试者康复无影响。②中度：中度不适，受试者难以忍受，需要特殊处理，对受试者康复有直接影响。③重度：重度不适，危及受试者生命，致死或致残，需立即做紧急处理。

不良事件是反映安全性评价的主要指标，当受试者出现不良事件，我们还应该区分事件是否与研究药物有关，与研究药物的关系密切程度以及不良事件的严重程度等。用药物临床研究的安全性评价分析不良事件能提供药物安全性数据，为药物上市提供证据。对不良事件分析不但是为了评价药物的安全性，为药物能否上市提供证据，还能为上市后临床医生和病人提供参考。按系统、按不良事件的分类描述各种不良事件的发生率及最有可能发生的时间，以及其他影响不良事件发生的因素，通过对临床研究的不良事件的客观评价，可将分析结果写入药物的说明书，避免易发生不良事件的人群使用该药物，以及明示在服用该药物过程中应该提防的不良事件。不良事件统计表按 ICH-E3 建议的不良事件列表表述：应列举到每种不良事件，各组对应的例数和率；还应按机体系统对不良事件分类；区分不良事件是否与研究治疗有关；必要时还应按不良事件的严重程度进行分类。表 9-4 为 ICH-E3 建议的不良事件显示表。表 9-5 为随机对照试验不良事件发生例次及粗率情况，表 9-6 为不良事件发生按机体系统分类例次及发生率情况。

表 9-4　ICH 建议的不良事件列表示例（试验组，$n=100$）

	轻度		中度		重度		合计		总计
	有关	无关	有关	无关	有关	无关	有关	无关	
机体系统 A									
事件 1	6（6%）	4（4%）	6（6%）	2（2%）	6（6%）	3（3%）	33（33%）	24（24%）	
	ID1 *	ID2							
	ID2	ID21							
	ID13	ID34							
	ID14	ID65							
	ID15								
	ID16								
事件 2									

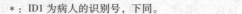

*：ID1 为病人的识别号，下同。

表 9-5 临床试验发生不良事件例次及粗率情况

	试验组（n）			对照组（n）		
	例次	人数	发生率（%）	例次	人数	发生率（%）
所有不良事件						
与研究药物相关的不良事件						
严重不良事件						
导致脱落的不良事件						

表 9-6 临床试验不良事件发生按机体系统分类例次及发生率情况

	试验组（n）			对照组（n）		
	例次	例数	发生率（%）	例次	例数	发生率（%）
所有不良事件						
心血管系统						
胃肠系统						
呼吸系统						
……						
与研究药物相关的不良事件						
……						
……						

（二）生命体征

生命体征包括血压、呼吸、心率、体温等，生命体征是机体进行新陈代谢和正常生命活动的必要条件。生命体征不但是安全性评价的主要指标之一，也是有效性评价的指标之一。对于生命体征的统计分析，入组后每次生命体征检查结果与基线相比的变化进行描述统计，计算例数、均数、标准差、中位数、最小值、最大值。

（三）实验室数据

实验室数据指的是临床试验中实验室检查的一些指标值，如血常规、尿常规、血生化、心电图等。对于不同研究目的的临床研究，可能要求的实验室观测指标不一样，但三大常规检查是临床研究的安全性评价的必备检查。由于目前临床研究基本上都是在多个中心进行的，且各中心实验室指标的参考值范围不一样，所以实验室数据还应包括各中心各项指标的参考值范围，以及根据参考值范围、受试者情况和临床实际工作情况判定的各项指标测量值的临床意义（即测量值是否正常、异常无临床意义或异常有临床意义）。对于实验室数据的各项指标将其治疗前后的临床意义采用交叉表的形式体现，见表9-7。对于实验室指标治疗后异常的列出患者详细清单，见表9-8。对于标准化后的多中心实验室数据可采用计量资料的分析方法。

表 9-7 实验室数据治疗前后变化列表

	N（缺失）	正/正	正/异（转异率%）	异/正	异/异
RBC					
试验组	104（2）	101	0（0.0）	0	1
对照组	103（1）	101	0（0.0）	0	1
……					
……					
……					

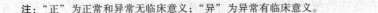

注："正"为正常和异常无临床意义；"异"为异常有临床意义。

表 9-8　治疗后实验室数据判断异常值列表

中心	药物号	组别	用药前值	用药前判断	用药后值	用药后判断
1	15	试验组	16	异常-	85	异常+
......						
......						
......						
......						

注:"异常-"为异常无临床意义;"异常+"为异常有临床意义。

(四) 暴露情况

暴露情况指患者暴露于研究和治疗中的情况,即用药程度。包括用药的剂量、用药持续时间、用药依从性、受试者人数等。它用来判断安全性评价可达到的程度。对于用药的剂量、治疗时间等指标采取计量资料的统计分析方法,如成组 t 检验,比较试验药与对照药的差别性。对于治疗期每次访视患者对研究药物的依从性可按<80%或>120%,80%～120%分类计算患者例数及百分数,采用卡方检验比较组间差别。

第七节　数据管理与统计分析

一、临床试验的数据管理

临床试验数据管理的目的是确保数据的可靠、完整和准确,目标是提供完整、准确的临床研究数据。其质量控制范围涉及数据收集、处理、统计报告的全过程。本节从以下四个方面阐释。

(一) 数据管理相关人员的职责与培训

临床试验中的数据管理相关方包括申办者、研究者、临床研究助理 (clinical research coordinator, CRC)、监查员、数据管理员等。

申办者是保证临床数据质量的最终负责人。申办者应保证研究方案明确清晰,保证研究者得到统一的培训以准确无误地填写病例报告表 (case report form, CRF)。申办者还应制定质量管理计划,设立稽查部门,定期对质量体系的依从性进行检查。如果需要将数据管理工作外包给 CRO,申办者还须选择、评价合适的 CRO,明确双方的责权利,且对 CRO 的活动进行即时有效的管理、沟通和核查。

研究者和申办者共同设计和制定临床试验方案。研究者应当确保以 CRF 或其他形式报告给申办者的试验数据准确、完整与及时,且应确保 CRF 数据与受试者病例上的源数据一致,并必须对其中的任何不同给出合理解释。当数据管理员发出疑问表时,研究者应及时配合解决疑问。

监查员的责任是定期及时核查试验数据,对 CRF 数据进行溯源,协助研究者回答疑问表,核对不良事件和严重不良事件记录的完整性,确保数据记录和报告正确和完整。研究机构可设置临床研究助理岗位,从而让研究者、CRC 和监查员各司其职、各尽其责。

数据管理员需要熟悉临床试验方案,只有熟悉方案才清楚要收集哪些数据、如何设计 CRF、如何设置逻辑检验。数据管理员还可能参与数据库的设计及逻辑检验的测试。数据管理员应制定数据管理计划,动态核查数据,对有疑问数据发出质疑表,根据质疑的结果更正数据,直到所有问题都得到解决并锁定数据库。

如果申办者将数据管理外包给 CRO，则 CRO 应尽早介入，包括参加研究准备会议等，以便对试验方案、申办者工作流程等有深入了解。在数据管理过程中，CRO 应加强实施内部质量控制措施。

申办者或 CRO 的数据管理部门应负责开展和完成对试验中数据管理相关人员的培训，制定有关人员培训的 SOP。根据工作任务和团队人员素质水平，应评估不同岗位不同工作的培训需求，制定培训计划，明确培训内容，完成培训并对培训效果进行评估，同时还须留存培训记录以备查。

（二）临床试验数据管理系统

临床试验数据管理系统不论采用纸质化或电子化，均需要满足三个基本要求，分别是系统的可靠性、数据的可溯源性、权限管理。

可靠性是指临床数据管理系统在规定条件下、规定时间内，实现规定功能的能力，强调必须经过基于风险考虑的系统验证。临床研究中，任何系统的缺陷或者不正确运行将直接影响研究的质量、药物的安全性与有效性评价，甚至受试者的健康安全，因此必须考虑系统实施过程的风险识别、风险分析评估和控制措施并制定相应的验证策略，从而达到减少因系统或过程产生错误的可能性。对数据管理系统中所应用的计算机系统化的验证，可以证明在计算机的整个生命周期中质量保证体系已经建立，并处于可控状态。计算机系统的验证应当定义计算机系统的工作范围，提供证据证明计算机系统是按照一定的标准执行这些工作，以及提供必要证据支持该计算机系统将来依然执行这些功能，即计算机系统的运行将是一致和可重复的。

临床数据管理系统必须具备试验数据可溯源的性能。对纸质 CRF 中数据进行的任何更改或更正都应该保留原来的记录清晰可见，并注明更改或更正的日期、签署姓名、解释原因（如需要）。对于电子化管理系统，如（electronic data capture，EDC），应具备稽查轨迹的功能，从第一次数据录入开始，以及每一次对试验数据的更改、删除或增加等操作，都必须记录在系统中。稽查轨迹应设置为被系统所保护，不允许任何人为的修改和编辑。

临床数据管理系统必须有完善的权限管理。权限指对系统的功能、数据以及其他数据表示的资源进行访问的许可。纸质化或电子化的数据管理均需制定 SOPs 进行权限控制与管理，对临床试验数据管理系统中不同的角色授予不同的权限，只有经过授权的人员才允许操作。电子签名是电子化管理系统权限管理的常用手段。电子签名一般由鉴别码和口令联合构成，对系统设定访问权限，只有具有相关权限的人员才能登录系统进行数据的录入、修改或查看，防止未经授权者登录和访问任何临床数据，使其具有安全性和保密性。

（三）数据管理工作的主要内容

在进行临床试验数据管理之前，必须由数据管理部门根据项目实际情况制定数据管理计划（data management plan，DMP）。数据管理计划应由数据管理部门和申办方共同签署执行，应包括以下内容。

1. CRF 的设计与填写

（1）CRF 的设计　临床试验主要依赖于 CRF 来收集试验过程中产生的各种临床试验数据。CRF 的设计必须保证收集试验方案里要求的所有临床数据。CRF 的设计、制作、批准和版本控制过程必须进行完整记录。CRF 的设计、修改及最后确认会涉及多方人员的参与，包括申办者、申办者委托的 CRO、研究者、数据管理和统计人员等。一般而言，CRF 初稿由申办者或 CRO 完成，但其修改与完善由上述各方共同参与，最终定稿必须由申办者或申办者委托的 CRO 完成。

（2）CRF 填写指南　CRF 填写指南是根据研究方案对于关键字段和容易引发歧义的条目进行特定的填写说明。CRF 填写指南可以有不同的形式，并可以应用于不同类型的 CRF 或其他数据收集工具和方式。对于纸质 CRF 而言，CRF 填写指南应作为 CRF 的一部分或一个单独的文档打印出来。对电子 CRF 或 EDC 系统而言，填写指南也可能是针对表格的说明，在线帮助系统，或是系统提示以及针对录入的数据产生的对话框。保证临床试验中心在入选受试者之前获得 CRF 及其填写指南，并对临床试验中心相关工作人员进行方案、CRF 填写和数据提交流程的培训，该过程需存档记录。

（3）注释 CRF　注释 CRF 是对空白的 CRF 的标注，记录 CRF 各数据项的位置及其在相对应的数据库中的变量名和编码。每一个 CRF 中的所有数据项都需要标注，不录入数据库的数据项则应标注为"不录入数据库"。注释 CRF 作为数据库与 CRF 之间的联系纽带，帮助数据管理员、统计人员、程序员和药物评审机构了解数据库。注释 CRF 可采用手工标注，也可采用电子化技术自动标注。

（4）CRF 的填写　临床研究者必须根据原始资料信息准确、及时、完整、规范地填写 CRF。CRF 数据的修改必须遵照标准操作程序，保留修改痕迹。

2. 数据库的设计　临床试验方案设计具有多样性，每个研究项目的数据收集依赖于临床试验方案。临床试验数据库应保证完整性，并尽量依从标准数据库的结构与设置，包括变量的名称与定义。就特定的研究项目来说，数据库的建立应当以该项目的 CRF 为依据，数据集名称、变量名称、变量类型和变量规则等都应反映在注释 CRF 上。数据库建立完成后，应进行数据库测试，并由数据管理负责人签署确认。

3. 数据接收与录入　数据可以通过多种方式进行接收，如传真、邮寄、可追踪有保密措施的快递、监查员亲手传递、网络录入或其他电子方式。数据接收过程应有相应文件记录，以确认数据来源和是否接收。数据录入流程必须明确该试验的数据录入要求。一般使用的数据录入流程包括：双人双份录入，带手工复查的单人录入，和直接采用电子数据采集方式。数据录入方式和采用时间的选择取决于资源技术水平。

4. 数据核查　数据核查的目的是确保数据的有效性和正确性。在进行数据核查之前，应列出详细的数据核查计划，数据核查包括但不局限于以下内容：①确定原始数据被正确、完整地录入到数据库中：检查缺失数据，查找并删除重复录入的数据，核对某些特定值的唯一性（如受试者编号）；②随机化核查：在随机对照试验中，检查入组随机化实施情况；③违背方案核查：根据临床试验方案检查受试者入选/排除标准、试验用药计划及合并用药（或治疗）的规定等；④时间窗核查：核查入组、随访日期之间的顺序判断依从性情况；⑤逻辑核查：相应的事件之间的逻辑关联来识别可能存在的数据错误；⑥范围核查：识别在生理上不可能出现或者在研究人群的正常变化范围外的极端数值。数据核查可通过手动检查和电脑程序核查来实现。数据核查程序应当是多元的，每个临床研究人员有责任采用不同的工具从不同的角度参与数据库的疑问清理工作。

5. 数据质疑表的管理　数据核查后产生的质疑表以电子或纸质文档的形式发送给申办方临床监查员由其整理并转交给研究者。研究者对疑问做出书面回答后，申办方临床监查员将已签字的质疑表复印件返回到数据管理部门。数据管理员检查返回的质疑表后，根据质疑表对数据进行修改。质疑表中未被解决的质疑将以新的质疑表形式再次发出。质疑表发送和返回过程将重复进行，直至数据疑问被清理干净。数据管理部门保存质疑表电子版。由研究者签名的质疑表复印件待研究完成后连同 CRF 一起返还给申办方。

6. 数据更改的存档　错误的数据在数据清理过程中会被纠正。数据质疑表或数据核查文件作为数据更改的记录必须由研究者签名。在电话会议中认可的数据更改，应由批准更改的研究中心代表和数据中心代表同时签署讨论和批准的记录。

7. 数据盲态审核　无论临床试验过程是开放或盲法操作，在临床试验数据库锁定前，应由申办方、研究者、数据管理人员和统计分析师在盲态下共同最终审核数据中未解决的问题，并按照临床试验方案进行统计分析人群划分、核查严重不良事件报告与处理情况记录等。如双盲临床试验还需检查紧急揭盲信件和临床试验总盲底是否密封完好，如有紧急揭盲情况发生，需有紧急揭盲理由及处理报告。

8. 数据库锁定　数据库锁定是临床研究过程中的一个重要里程碑。它是为防止对数据库文档进行无意或未授权的更改，而取消的数据库编辑权限。数据库锁定过程和时间应用明确的文档记录，对于双盲临床试验，数据库锁定后才可以揭盲。

9. 数据备份与恢复　在整个研究的数据管理过程中，应及时备份数据库。通常是在另外一台独立的计算机上进行备份，并根据工作进度每周对备份文件进行同步更新。最终数据集将以只读光盘形式备份，必要时，未锁定数据集也可进行光盘备份。当数据库发生不可修复的损坏时，应使用最近一次备份的数据库进行恢复，并补充录入相应数据。相关计算机必须具有相应的有效防病毒设置，包括防火墙、杀病毒软件等。

10. 数据保存　数据保存的目的是保证数据的安全性、完整性和可及性（accessibility）。保证数据的安全性主要是防止数据可能受到的物理破坏或毁损。在进行临床试验的过程中，把所有收集到的原始数据（如 CRF 和电子数据）存储在安全的地方，诸如受控的房间，保证相应的温度、湿度，具有完善的消防措施、防火带锁文档柜。这些原始文档是追踪到原始数据的审核路径的一部分，应如同电子审核路径对数据库的任何修改或备份所做记录一样，严格进行保护。建议数据至少保存 10 年或永久保存。数据的内容及其被录入数据库的时间、录入者和数据在数据库中所有的修改历史都需要保存完整。保证数据的可及性是指用户在需要时能够自如登录和获取数据，以及数据库中的数据可以按照需要及时传输。

11. 数据保密及受试者个人私密性的保护

（1）**数据保密**　数据保密是药物研发过程中必须遵守的基本原则，参与药物研发的机构应建立适当的程序保证数据库的保密性，包括建立及签署保密协议以规范相应人员的行为，以及建立保密系统以防止数据库的泄密。

（2）**受试者个人私密性的保护**　临床试验受试者的个人私密性应得到充分的保护，受保护医疗信息包含：姓名、生日、单位、住址；身份证、驾照等证件号；电话号码、传真、电子邮件；医疗保险号、病历档案、账户；生物识别（指纹、视网膜、声音等）；照片；爱好、信仰等。

个人私密性的保护措施在设计数据库时就应在技术层面考虑，在不影响数据的完整性和不违反药物临床试验质量管理规范（Good Clinical Practice，GCP）原则的条件下尽可能不包括上述受保护医疗信息，比如：数据库不应包括受试者的全名，而应记录下全名的缩写。以中文姓名为例，应该采用该受试者姓的首字母和名字的首字母。

（四）数据质量的保障及评估

临床试验数据的质量不仅直接影响试验结果的客观性和可靠性，更关系到研究报告，以及整个临床研究的结论。建立和实施质量保障和评估措施对于保证临床试验数据的质量是非常关键的。获得高质量的真实数据是临床试验数据管理的目的。良好的数据质量应该达到以下要求：可归因性（attributable），易读性（legible），同时性（contemporaneous），原始性（original），准确性（accurate），持久性（enduring），完整性（complete），一致性（consistent）。数据完整、准确、真实和可靠是达到良好数据质量的最基本的要求。评估数据质量的指标可以包括：录入和报告数据的时间；监查员或稽查员确认有问题的观测数量，或纠正的数量；解决质疑问题所需的时间；CRF 审核所需时间；数据错误的数量。临床试验中所收集的数据的错误必须尽可能少，使其能支持该临床试验得出的发现或结论。通过发现临床试验数据在转录、转移和处理中的错误，对数据质量进行定量，并评估其对临床试验结果正确性的影响是必要的。错误的数据是指不能代表数据的真值。数据错误地来源或原因可以包括临床研究中心的抄写错误、数据处理错误、不明确的问题产生无意的错误，或要求的时间窗外进行的数据采集等。错误的根本原因包括理解错误、操作错误、管理不当、疏忽和欺骗等。发现错误的主要方法有源数据核查、逻辑检验、数据核实、汇总统计、CRF 与数据库核对等。评估数据质量最常用的方法是计算错误数据的发生率，即错误率。错误率＝发现的错误数/所检查的数据项总和。对于 CRF 中关键指标核查，将对数据库进行 100% 的复查，与 CRF 及疑问表进行核对，发现的所有错误将被更正。对于非关键指标的核查，如果总病例数大于 100，将随机抽取 10% 的病例进行复查；如果小于 100 例，则抽取例数为总病例数的平方根进行复查。将数据库与 CRF 及疑问表进行核对，可接受的错误率为：数值变量不超过 0.2%；文本变量不超过 0.5%。如错误率超过此标准，将进行 100% 核对。

二、统计分析

（一）统计分析计划书

统计分析计划书（SAP）是药物临床试验中重要的指导性文件，它决定着统计分析的过程、内容、方式、工具等一系列技术细节，从而决定了整个研究中统计分析工作的质量。统计分析计划书初稿由统计人员撰写，与临床研究负责人共同商讨、修改，并经双方认可。在盲态审核后，再次审查，当数据锁定时，统计分析计划书也被确定。在第一次揭盲前以文件形式由临床研究负责人及统计人员签名确认。认定后应严格执行，不能再作变动。特殊情况必须修改时，应以补充文件形式说明修改内容及其理由，附在原统计分析计划书之后。但不可因统计结果不符合愿望而改变统计方法或统计指标。

统计分析计划的基本内容：研究题目、研究目的、研究设计、统计分析人群定义、统计分析方法、统计分析表格（清单或列出具体格式）。

统计分析计划书的具体要求：

（1）统计分析人群的定义　用于统计分析的人群也称为数据集，需在试验方案的统计部分中明确定义，在定义分析数据集时，需遵循以下两个原则：①使偏倚达到最小；②控制 I 类错误的增加。

意向性分析原则（intention to treat，ITT）：是指分析应包括所有的随机化后的受试者，也即原计划好处理（治疗）的全部受试者都需进入分析，而不是根据实际上完成的受试者。

全分析集（full analysis set，FAS）：是指尽可能接近符合 ITT 原则的理想受试者人群。它应包括几乎所有随机化后的受试者。只有在导入期中被排除而未入组或者入组后没有任何随访数据才能从 FAS 人群中排除。可以从全分析集中排除的情况：①未曾用药；②在入组后没有任何随访记录的受试者；③不满足主要的入选标准（即为不合格的病人）；④由于使用某种禁用的药物，以致无法做药效和安全性评价。

符合方案集（per protocol set，PPS）：指符合纳入标准、不符合排除标准、完成治疗方案的病例集合，即对符合试验方案、依从性好、完成 CRF 规定填写内容的病例进行分析。

安全性数据集（safety set，SS）：通常包括所有随机化后至少接受一次治疗且有安全性数据的受试者，用于对安全性评价指标的分析。SS 是不良反应发生率计算的分母。

（2）确定统计分析的指标　确定主要指标、次要指标等内容，对复合的指标应说明量表的依据及计算方法。当其中某个单项指标具有重要临床意义时也可单独另行进行统计分析。对全局评价指标，即根据症状、体征、临床检验、病原病理学检查的综合结果对药物疗效所作的全局评价。全局评价指标的等级划分应有公认的依据，自定的等级标准除非有充分理由，否则不宜使用。若该指标含有一定的主观成分，最好同时将其中重要的客观指标作为主要指标或重要的次要指标，单独加以分析。

（3）确定统计方法和分析软件　根据数据性质，对可比性分析、疗效分析（各指标分析）及不良事件分析，分别确定统计方法。确定统计软件：说明所用统计软件的名称、编制单位、版本。注意选用国内外公认的统计软件和统计方法。

（4）制定有关图表格式　统计分析应以统计表、统计图为主。表格应有充分的自明性，包括：简明的标题、检测项目、检测例数、统计参数（均数、标准差或百分率及其 95% 可信区间）、统计量（如 t 值、卡方值等）、统计结果及统计方法。

（二）统计分析报告

统计分析报告是统计人员向临床研究负责人提交的书面文件。应严格按统计分析计划书的规定撰写。统计报告应尽可能采用统计表、统计图表示，统计检验结果应包括有统计意义的水平（significant level）、统计量（statistic）值和精确的 P 值。应注明所使用的统计软件及版本，所有统计计算程序应以文件形式保存，以便核查。

统计报告内容：

（1）对整个临床试验中资料的收集和整理过程的简单描述。包括：临床试验的目的和研究设计、随机化、盲法及盲态审核过程、主要指标和次要指标的定义、统计分析集的规定以及在资料整理过程中对缺失值和离群值的处理等内容。

（2）对统计模型进行准确而完整的描述。包括选用的统计分析软件（注明统计软件全名及版本）、统计描述的内容、对检验水准的规定以及进行假设检验和建立可信区间的统计学方法的选择及其理由。如果统计分析过程中进行了数据变换，应同时提供数据变换的理由和依据。

（3）各组病例入选时的基线特征描述及统计检验结果。

（4）疗效分析包括各组病例的各类观察指标（主要指标、次要指标等）的统计描述和假设检验结果。应给出每个观察时间点的统计描述结果。列出假设检验中的检验统计量、P 值。例如，两个样本的 t 检验结果中应包括每个样本的例数、均值和标准差、最小和最大值、两样本比较的 t 值和 P 值；用方差分析进行主要指标有效性分析时，应考虑治疗、中心和分析指标基线值的影响。

（5）各组病例安全性评价，主要以统计描述为主，包括用药、暴露情况（用药持续时间、剂量、药物浓度）、生命体征的描述、不良事件发生率及不良事件的具体描述、实验室检测结果在试验前后的变化情况、发生异常改变及其与试验用药品的关系。

（6）多中心研究时，内容应包括各中心受试者的入选情况，基线数据的描述性分析，主要疗效指标和次要疗效指标的统计描述。

第八节 监查与稽查

临床试验质量控制主要通过制定临床试验标准操作规程（SOP），确保临床试验全过程遵循 SOP 的操作规程。临床监查员、临床稽查员、部门质控员将针对研究方案和 SOP 对整个试验进行独立的质量控制，他们通常不隶属研究小组。

一、监查

监查的目的是保证临床试验中受试者的权益受到保障，试验记录与报告数据准确、完整并与原始资料一致，确保试验遵循试验方案、GCP 和现行管理法规。我国 GCP 规定，作为负责发起、申请、组织、资助和监查临床试验的申办者要委派训练有素而又尽职尽责的监查员对临床试验的过程进行监查。监查员的任务是监查和报告试验的进行和完成情况，核实试验方案依从性、试验药品管理、试验数据、受试者安全性，并作为申办者与研究者之间的主要联系人，其人数根据临床试验的复杂程度和参与试验的医疗机构的数目而定。通过监查使申办者随时了解试验执行过程中的情况，及时发现和改正存在的不足之处。监查员的主要工作职责包括试验前的准备工作、试验过程中的监查和试验结束时的工作。

（一）试验前的准备工作

协助申办者选择和确定临床研究单位及研究者；协助申办者和主要研究者共同制订临床试验方案、病例报告表（CRF）及知情同意书等试验文件；协助主要研究者准备伦理委员会审批所需的文件；协助申办者准备临床试验用药品；组织研究者会议，对研究者进行试验药品、试验方案、CRF 填写及 GCP 的培训。

（二）试验过程中的监查

临床试验的首例受试者入组后，监查员即应对临床研究单位进行第一次监察；在试验开始后对试验的监查频率应根据试验方案及参加试验的研究单位具体情况而定；保证试验药品和材料的供应；了解试验进程，确保各个研究单位按时完成受试者入选工作；核实所有入组的受试者在参加试验前是否已签署知情同意书；确保研究者均严格按照已批准的临床试验方案开展试验；核对所有的 CRF 数据与原始资料；协助研究单位对试验用药品发放及回收进行正确的管理及登记；确认研究者将试验过程中出现的所有不良事件正确登记在 CRF 的不良事件报告表内；及时完成监查报告交给申办者等。

（三）试验结束时的工作

按照标准操作程序对研究单位进行试验结束时的访视；回收试验药品和材料；保存试验资料。

二、稽查与检查

（一）稽查

稽查是常规监查外的另一种对临床研究进行独立客观评价的措施，是对试验相关的活动和文件进行系统、独立的检查，以判断试验的实施、数据的记录、分析和报告是否与试验方案、申办方的标准操作规程（SOP）、药品临床试验管理规范（GCP）以及相关的药政法规要求相符。GCP规定药物临床试验的申办者应当委托其质量保证部门（QAU）或第三者对药物临床试验的机构和项目进行稽查。

稽查员应当具备以下要求：①是独立于临床试验之外的观察者；②熟悉有关法规和GCP；③了解各项SOP；④了解试验药品的情况和研究资料；⑤了解试验方案；⑥具有评估文档资料的能力和经验；⑦具有和研究者、项目负责人及监察员交流的能力；⑧具有有效评估和解决实际问题的能力；⑨可编订有效的稽查计划；⑩了解试验的全面情况；⑪具有团队合作精神和能力等。

稽查的程序包括：①明确试验方案中直接影响试验结果的关键因素；②列出满足临床试验目的的资料清单，确定这些资料的来源；③编制资料数据收集表；④设计稽查；⑤评估归档数据资料；⑥收集来自临床试验单位的信息；⑦编辑、编码、制表和分析数据；⑧提出意见、建议；⑨准备稽查报告草案；⑩完成最终稽查报告。

（二）检查

检查（inspection）是行政管理部门对从事药品临床试验的单位对GCP和有关法规的依从性进行的监督管理手段。检查的对象一般包括临床试验的申办者、临床研究机构和合同研究组织。检查的目的是：①检查药品临床研究机构的软硬件是否符合GCP及有关法规的要求，以认定某一医疗机构是否具备从事药物临床研究的资格；②证实已完成或正在进行的研究项目的计划、实施、数据记录、总结报告全过程是否按照GCP的规定进行。

机构检查的主要内容包括：①组织结构和人员；②伦理委员会；③质量管理部门；④实验设施及受试者急救、保护实施；⑤仪器设备；⑥SOP制订和实施情况；⑦研究工作的开展情况；⑧资料记录和档案管理情况等。

根据国际上的做法，检查的结果一般分为3种情况：合格；基本合格，但需对某些缺陷进行限期整改；不合格。对于最后一种情况，该研究机构所得到的研究数据往往不被药品监督管理部门所接受，因为其科学性和可靠性值得怀疑，不能依此作为药物评价和批准上市的依据。

第九节　临床研究的分类

一、病因学研究

病因学研究是研究病因侵袭人体，在内外环境的综合影响下引起人体发病，并研究发病的科学。正确认识病因，才能对疾病做出正确的诊断和治疗，并采取有效的策略与措施，最终控制和消灭疾病。病因学研究是诊断、辨证、治疗和预防疾病的基础，因此具有十分重要的意义。

（一）病因学研究的概念

不同的学科由于研究出发点和研究对象水平的不同，对病因的理解也不一致。Lilienfeld（1980年）给出了病因的定义：那些能使人们发病概率增加的因素，就可以被认为是病因；当它们其中一个或多个不存在时，疾病发生频率就下降。该定义指出，一种疾病的病因是其全部病因因素的集合。对于某个人或某个群体来说，包含（或暴露）的病因因素越多，其发病的概率就越大。这就是现代的概率论的病因观，也是多因论的病因论。

由于病因导致人体发病是一个复杂的过程，该过程往往要受到机体内各种病理生理反应和免疫防卫机制等应答反应的影响，同时也受外界社会及自然因素的影响。病因学是指研究致病因素侵袭人体，在内、外环境综合影响下引起人体发病及其发病机制的科学。

（二）病因学研究的步骤和方法

病因的确定需要从临床个体扩大到群体，从微观研究到宏观研究，必须依靠临床医学、实验研究与流行病学研究三者紧密结合，才能获得完整的病因学研究结果。病因研究中从提出病因假设到最后论证需经过如下步骤。

1. 描述疾病分布的特点　在探索病因过程中，首先是从描述疾病"三间"分布的特征入手，即按不同地区、不同时间及不同人群特征描述疾病的分布。然后根据疾病分布特点的描述提出关于病因的各种假设。许多重要的流行病学成就都是从疾病分布中得出启示的。如河南省林州市是世界上食管癌高发区之一，因此很多学者将研究重点放在对该地区和人群中某些环境和人群特征的分析上，通过对当地食管癌分布特征的描述，使人们得到有关食管癌的病因假说。如根据当地居民饮食中缺乏多种营养元素，提出营养缺乏，特别是抗氧化剂的缺乏是食管癌危险因素的假设。常用于描述疾病分布的方法有横断面研究（又称现况调查，包括普查、筛查和抽样调查）、生态学研究、病例报告、个案调查和疾病监测等。

2. 提出病因假设　在病因学研究中，对于原因不明的疾病要先根据已有的知识和已掌握的资料，先形成病因假设，然后再加以验证。病因假说的形成，常应用 19 世纪著名哲学家 J. S. Mill 的逻辑推理方式。①求同法（method of agreement）：如果多种不同情况与某种疾病存在联系，而这多种情况均有一个共同的因素，则该因素很可能为该病的病因。②求异法（method of difference）：指在相似的事件之间找不同点。实际上，患者与非患者，高发人群与低发人群，高发地区与低发地区之间，必定存在病因分布差异。寻找它们之间的差异，将有助于找到疾病危险因素。③共变法（method of concomitant variation）：当某因素强度或频率发生变化时，该疾病发生的频率与强度也随之发生变化，则该因素很可能是该病的病因。④类比法（method of analogy）：当一种疾病的分布与另外一种病因已经清楚的疾病分布相类似时，则提示这两种疾病可能有共同的病因。⑤排除法（method of exclusion）：在流行病学研究中，有时可以获得很多病因线索，此时用排除法进行逻辑推理，帮助形成病因假设。

3. 初步检验病因假设　提出病因假设后，下一步就是检验病因假设。检验病因假设首先应选择现场调查的方法，进行流行病学研究与分析；然后进行流行病学实验研究及其他发病机制的研究，最后验证假设。

（1）**分析性流行病学研究方法**　该研究方法主要包括两种，即病例对照研究和队列研究。第一步往往采用的是病例对照研究。它有耗时短、费用小、可以一次研究多个暴露因素与一种疾病关系的优点，可用来筛选病因。尤其是对于一些罕见疾病来说，该法常常是唯一可行的研究方法。但它有易发生偏倚，且由果及因，验证假设的效力较低的缺点。为了克服这些问题，可以进一步进行队列研究。队列研究在确定病因方面有着较强的说服力，同时可研究一种暴露与多种疾病之间的关系。但费用大、耗时长，对于发病率极低的疾病并不适用。

（2）**流行病学实验研究**　流行病学实验研究常用于检验病因假设。如果其施加的手段对病因是特异的，那么其结果具有极强的验证病因的作用。设计良好的随机对照试验可得到最好的病因证据。

描述-分析-实验流行病学方法的应用是流行病学病因研究的三部曲。这三种方法是相互依存、相互联系的，不能截然分开。

4. 因素与疾病关联的形式 在疾病病因研究中，因素与疾病的关联形式有以下四种：

（1）统计学关联 当病因 E 在人群中发生变化后，某疾病 D 的发生频率和强度也变动，则二者之间有联系，E 可能是也可能不是 D 的病因。而当 E 变化后，D 并无变化，则二者之间无联系，E 很可能不是 D 的病因。当某疾病 D 发病者中 E 的比例显著高于无病者中 E 的比例，并达到统计学显著水平时，也叫有联系。当可能病因 E 与疾病 D 存在统计学关联时，只说明 E 与 D 的关联排除了随机误差的干扰，并不一定存在因果关联。若研究发现 E 与 D 存在统计学联系，应考虑有三种可能：即虚假联系、间接联系或因果联系。在确定因果关联之前必须首先排除虚假联系及间接联系的可能，然后再进行病因推断。

（2）虚假联系 虚假联系是指两件事本来不存在统计学上的关联，但由于在研究过程中的某些错误或机遇的影响，而使得二者之间出现了统计学上的联系，这是一种偶然的、非本质的联系，亦称关联假象或人为联系。

（3）间接联系 间接联系指两种事物之间本不存在统计学上的联系，但由于两事件均与另外某因素有关，从而导致二者表现出有统计学上的联系。这种联系是客观的，但不是直接的，而是一种间接联系。即当两种疾病或事件（B、C）都与某因素（A）有联系，则这两种疾病存在统计学上的联系，但这两种疾病（或事件）的联系是一种间接的联系。如吸烟既可引起肺癌，又可引起冠心病，导致肺癌与冠心病之间存在统计学上的联系，但仅仅是间接联系而已。

（4）因果联系 因果联系的判断应该注意的是，若已经能够很明显地看出虚假联系或间接联系，那么就无须做病因推断。在排除了虚假联系和间接联系之后，两事件间的联系才有可能是因果联系，然后根据因果推断的标准确定因果联系。

（三）病因学研究的评价原则

病因学研究的评价是随着人们对疾病病因复杂性的认识而不断发展起来的。病因推断常综合应用几个标准。以下介绍常用病因研究评价的标准：

（1）病因学的研究结果是否源于真正的人体试验 人类病因学的研究最可靠的结果是来自于人体试验。人体试验是指研究者有意地将人体暴露于被研究的病因因素中，并以未暴露组的个体为对照，观察他们之间的发病情况，通过比较，借以评价被研究病因的致病效应，其研究的设计方案为随机对照试验。前瞻性的队列研究，虽然论证强度和可行性均可，但因其致病因素并非研究者主动控制和施加的，不能算是真正的人体试验，但仍有重要的价值。另外，现况调查、病例-对照研究等方法属于观察性研究，均非人体试验，其结果易受多种偏倚因素的影响。这些方法的病因学研究结果虽论证强度不足，但对病因的判断仍有一定的参考价值。

（2）因果关联强度的大小 因果关联强度常用相对危险度（*RR*）或比值比（*OR*）来表示，归因危险度（*AR*）和病因学分数（*EF*）也常用来表示因果关系的关联强度。一般说来，相对危险度越高，则联系的强度越大，研究因素与结局的因果关系可能性就越大。

（3）不同的病因学研究所得结果是否一致 如果在不同时间、不同地区和不同人群中由不同的研究者重复研究得到的结果相同或类似，则这种联系可能是真实的。与观察性研究相比，实验性研究的可重复性更好，这是由于实验性研究的条件控制得较严。但是，不同的研究产生的结果不同是科学中常有的现象，缺乏一致性不一定意味着该研究的结果是无效的。

（4）因果效应的时间顺序如何 如果可疑因素是疾病的病因，则暴露应在疾病之前。即必然是因在前，果在后，这是因果关联的一个必要条件。对于一些潜伏期较长的慢性病来说，确定暴露与发病时间的先后顺序并不是一件容易的事情。如在很多情况下，病人常常由于患病而改变了某些生活习惯，如胃溃疡与咖啡、吸烟与慢性支气管炎等，这就使得因果关系的时间顺序更加难以判断。

（5）致病因素与疾病之间是否存在剂量反应关系　当研究的因子（或特征）可以定量或分级，而且这些因子量的变化影响人群中发病率的变化时，则二者之间可能存在因果关系。应注意的是，无剂量反应关系也不能完全排除因果关系的可能，因为有可能存在阈值效应或饱和效应，或者存在暴露水平测定的分类错误等。

（6）病因学效应的生物学合理性　判断某因子与疾病之间有无因果联系时应重视该联系同现有的对该病发病机制的认识是否相符。

（7）病因是否有特异性　特异性是指某一致病因素仅能引起某种特殊的疾病，如麻疹病毒引起麻疹，结核杆菌引起结核病，这种特异性多见于传染病。而对于非传染性慢性疾病，由于病因复杂，则很难发现某种疾病的特异性病因。

上述原则对病因学研究和评价具有重要的指导意义。我们在进行病因评价时应根据已有的证据，给各种类型证据以应有的权重，不能生搬硬套，应在实践应用中不断丰富和发展。

二、诊断试验研究

诊断是临床工作基本的内容之一，是临床医师通过各种手段来诊察和判断疾病的一个过程。对疾病正确的诊断，是有针对性地选择有效的防治措施的基础。而诊断试验的研究与评价，将有助于临床医师正确选用各种诊断试验，科学地解释诊断试验的各种结果，从而提高诊断水平，以尽可能减少漏诊和误诊的发生。

（一）诊断试验的定义

广义的诊断试验不仅包括各种实验室检查，也包括病史体检所获得的各种临床资料；超声诊断、核磁共振、纤维内镜等各种影像诊断和仪器诊断以及各种公认的综合诊断标准等。而诊断试验的临床应用可涉及临床医学的各个领域和环节，也就是说它既可以用于在人群中筛检无症状的病人，又可用于疾病病理和功能损害的诊断，同时还可用来作为病原和病因的诊断，以及作为疗效判断指标、药物毒副反应的监测及疾病预后的指标等，而且对用于不同环节的诊断试验的要求是不同的。

（二）诊断试验的研究设计

研究诊断试验的诊断价值或评价其诊断的准确性，最基本的方法是将被研究的试验同诊断该病的金标准进行盲法和同步比较。

（1）确立金标准　临床诊断中使用金标准的目的是准确区分有病和无病人群，防止错误分类。在实际工作中，金标准的选择应结合临床具体情况而定，一定要做到科学、可信。

（2）研究对象的选择　诊断试验的研究对象分为两组：一组是被金标准确诊患某病的病例组；另一组是被金标准证实无该病的患者或人群，称为对照组。病例组应包括各型病例，如轻、中和重型，早、中与晚期，典型与不典型等等，以保证其结果的良好代表性。对照组应选择由金标准确认无该病，但患有易和该病相混淆疾病的其他病例，以提高其方法的鉴别诊断价值。另外，研究对象不能由研究者随意选择，而应该是同期进入研究的连续样本，或者是随机抽样产生的样本。正常人一般不宜纳入对照组，否则可能造成人为夸大特异度。

（3）样本大小的计算　诊断试验的评价需要选择适宜、足够的样本含量。样本含量的估计可按照对率做抽样调查时计算样本量公式的方法或查表法进行。在计算样本含量时，要预先设置诊断试验的灵敏度和特异度、显著水平 α 以及允许误差 β。

（4）对比试验结果　评价诊断试验的结果最好采用盲法与金标准进行同期对比。判断新的诊断试验的临床价值，应用新的诊断试验和金标准试验检测同一批研究对象，用金标准诊断为"有病"与"无病"，每个病例必须都有新试验与金标准试验两项检测结果，按照配对资料卡方检验的要求列出四格表，对诊断试验的实用性和列出价值进行评价。

表 9-9　评价诊断试验的四格表

新诊断试验		金标准试验（标准诊断）		合计
		+（有病）	-（无病）	
	+（有病）	a（真阳性）	b（假阳性）	$a+b$
	-（无病）	c（假阴性）	d（真阴性）	$c+d$
合计		$a+c$	$b+d$	$a+b+c+d=n$

（三）评价诊断试验的常用指标

（1）灵敏度（sensitivity，*SEN*）　又称敏感度，是指新诊断试验检测为阳性的病例，在用金标准确定为"有病"的病例中所占的比例，即该试验的真阳性率。灵敏度愈高，则假阴性的病例（漏诊率）愈少，有助于筛查相应疾病。

$$灵敏度 = a/(a+c) \tag{9-1}$$

（2）特异度（specificity，*SPE*）　是指新诊断试验检测为阳性的病例，在用金标准确定为"无病"的病例中所占的比例，又称为真阴性率。特异度愈高，则假阳性的病例（误诊率）愈少，有助于确定诊断。

$$特异度 = d/(b+d) \tag{9-2}$$

（3）误诊率（misdiagnosis rate，α）　亦称假阳性率或第一类错误（false positive rate，*Fpr*），指实际无病错判为有病的人占全部非患者的比例。假阳性率愈高，反映该项试验误诊者愈多。当特异度升高时，假阳性率即误诊率也随之下降。

$$误诊率 = 1-特异度 = b/(b+d) \tag{9-3}$$

（4）漏诊率（missed diagnosis rate，β）　亦称假阴性率或第二类错误（false negative rate，*Fnr*），指实际有病错判为无病的人占全部患者的比例。假阴性率愈高，反映该项试验漏诊者愈多。灵敏度越高，漏诊率越低。

$$漏诊率 = 1-灵敏度 = c/(a+c) \tag{9-4}$$

灵敏度和特异度是评价诊断试验真实性（准确性）好坏的两个重要指标。它们是诊断试验本身所固有的，比较稳定。理论上讲，一个理想的诊断试验，应该是灵敏度和特异度都达到100%，即假阳性率和假阴性率均等于0，而在临床实践中是不可能的。

（5）准确度（accuracy，*ACC*）　是诊断试验检测为真阳性和真阴性例数之和占总例数的百分率，反映新诊断试验结果与金标准试验结果一致的程度，亦称符合率。该值越大，其真实性越好。

$$准确度 = (a+d)/n \tag{9-5}$$

该指标反映了灵敏度、特异度两个诊断试验的基本特性，即：准确性高的诊断试验，其灵敏度和特异度之和也高，假阳性及假阴性之和就小，但需注意该指标不能反应灵敏度与特异度的单方面情况。如：两个诊断试验其准确性均为 75%，但可能 A 试验的灵敏度为 60%，特异度为 90%；而 B 试验的灵敏度为 90%，特异度为 60%；但 A 与 B 却有着不同意义的诊断价值。

（6）预测值（predictive value，PV） 即诊断价值，也称验后概率（post-test probability），有阳性预测值与阴性预测值之分。

阳性预测值（positive predictive value，$+PV$）是在新诊断试验检测为阳性的全部病例中，用金标准诊断为"有病"病例所占的比例。

$$阳性预测值 = a/（a+b） \tag{9-6}$$

阴性预测值（negative predictive value，$-PV$）是在新诊断试验检测为阴性的全部病例中，用金标准诊断为"无病"病例所占的比例。

$$阴性预测值 = d/（c+d） \tag{9-7}$$

预测值属于不稳定指标，它受诊断试验的灵敏度和特异度的影响，并随患病率的变化而变化。预测值不稳定，不能看作是诊断试验本身的价值。当诊断试验用于患病率很低的人群时，即使特异度非常高的试验，在阳性结果中仍有相当数量的假阳性存在，同理，即使灵敏度很高的试验，当用于高患病率的人群时，阴性结果中会有不少的假阴性。由于患病率的高低将直接影响预测值的大小，因此，临床医生在使用诊断试验时，一定要注意被测对象人群患病率的情况。

（7）似然比（likelihood ratio，LR） 是反映真实性的一种指标，属于同时反映灵敏度和特异度的复合指标，对同一试验结果中有病者的概率与无病者的概率之比，分为阳性似然比和阴性似然比两种。

阳性似然比（positive likelihood ratio，$+LR$）系指诊断试验的真阳性率与假阳性率之比。即正确判断阳性的可能性是错判阳性可能性的倍数。阳性预测值的高低主要受患病率的影响。其比值越大，说明诊断试验价值越大，患病的概率愈大。

$$阳性似然比 = [a/（a+c）] / [b/（b+d）] \tag{9-8}$$

阴性似然比（negative likelihood ratio，NLR）系指诊断试验的假阴性率与真阴性率之比，又称预测阴性结果的正确率，即错误判断阴性的可能性是正确判断阴性可能性的倍数。其比值越小，说明诊断试验价值越大。

$$阴性似然比 = [c/（a+c）] / [d/（b+d）] \tag{9-9}$$

一般情况下，灵敏度越高的诊断试验，其阴性预测值越高；相反，特异度越高的诊断试验阳性预测值越好。

诊断性试验的评价指标中，比较稳定的指标有灵敏度、特异度、阳性似然比和阴性似然比。但灵敏度和特异度要达到何水准才有价值，需要根据临床实际进行分析，一般来说，其灵敏度和特异度越高，临床意义也就越大。在临床工作中，医师希望一项诊断试验的灵敏度和特异度均高。但实际上很难如愿。事实是，若提高灵敏度必然以降低特异度为代价，反之亦然。

（四）诊断试验的评价原则

临床医师对某种诊断方法临床应用的报道需要根据一定的标准和原则进行客观分析和评价，以衡量其结论是否可靠。国外学者对于诊断试验提出了多项评价原则，可供参考。

（1）是否将诊断试验与金标准进行对比研究 评价诊断试验的准确性必须与金标准进行比较研究。一种新的诊断试验在临床推广应用之前，首先要和公认的、标准的诊断方法作对比，并且要采用盲法，即试验操作者、报告者及判断结果者都不知道病例和对照的分组情况。这样才能消除人为的偏倚，获得准确的结果。最后对结果进行对比分析，计算灵敏度、特异度、阳性和阴性预测值、准确性和似然比。灵敏度、特异度、似然比都是诊断试验准确性的指标。

（2）研究对象是否具有代表性 一个理想的诊断方法应该能适用于各种类型的病例，而在健康人中不应出现阳性结果。因此诊断试验所纳入被检查的病例应包括各型病例（轻、重或者治疗、未治疗）以及个别易于混淆的病例。例如应用放射免疫法测定血中 T_3、T_4 浓度诊断甲状腺功能亢进（甲亢），应当看研究者所选用的研究对象是否包括典型甲亢、不典型甲亢以及和甲亢有类似临床表现的神经官能症，如对 T_3、T_4 诊断甲亢的诊断价值是从上述研究对象中获得的，并且对上述对象的鉴别诊断有特异性，就说明 T_3、T_4 测定是诊断甲亢的一种较好的方法。

（3）研究对象的来源 研究对象的不同来源对诊断试验评价也有一定的影响，其原理是由于患病率对阳性预测值的影响。预测值可随受试地区和人群的不同而异。患病率的高低将会影响人群中假阳性和假阴性的比例。因此，采用的研究对象不同将会直接影响诊断试验的评价结论。

（4）诊断试验的重复性如何 重复性是指诊断试验的重复测定值处于相对稳定状态，即多次测定所获结果的一致性。实验结果的变异系数越小，试验的重复性越好，则试验的可靠性越好。一般说来，经过严格设计的诊断试验研究，材料和方法以及具体的技术细节交代清楚，结论与结果可靠，其重复性必然好。

（5）观察指标的判断标准是否合理、可靠 诊断试验正常与否的判定标准（截断值）的选择，对试验的灵敏度和特异度等指标有直接的影响。如果在不同情况下，对正常值的含义有不同的解释，则可能由于不正确的判断导致错误的结果。采用诊断试验检测患病人群和未患病人群的测定值的频数分布曲线常有重叠，关键要看对正常值的定义和确定正常值的方法是否适当，划分正常与异常的临界点是否是最佳临界点，都会影响到诊断试验的灵敏度和特异度。

（6）诊断试验的具体步骤是否明确 诊断试验能用于临床，必须要求作者将试验步骤、操作方法、使用仪器及试剂规格进行明确的描述。方法学的一些关键步骤与细节都必须介绍清楚，以便他人重复或应用。

（7）诊断试验的实用性评价 除了评价临床诊断试验的真实性和可靠性、成本效益以外，还应结合临床意义进行诊断试验的实用性评价。包括该诊断试验临床应用是否方便，是否受到临床医师和病人的欢迎，有无副作用，对病人有无危害性等。要综合各方面的资料来评价诊断试验的实用性，一般临床医师和病人都欢迎那些无创伤性的检查方法，试验过程最好不要太烦琐，费用要低，并且结果容易判断，似是而非的问题比较少。

三、临床疗效研究

在对疾病作出正确诊断之后，临床医师面临的下一个问题，就是如何对病人进行正确的治疗。从病人出发，应该给病人以经过验证确实有效的治疗，这就给临床工作者带来了临床疗效评价的任务。

（一）临床疗效研究的定义

临床疗效是指不同医学手段和措施作用于人体所产生的生物、心理、社会等属性的独立或综合效应。疗效研究是指在人体上进行的、用来评价药物或治疗方法等医学措施是否安全有效的医学研究。

（二）临床疗效评价设计的内容和原则

1. 临床疗效研究设计的分类 临床疗效研究的方法概括起来可分为两大类：一为随机对照

试验，另一为非随机对照试验。

（1）随机对照试验 是将研究人群随机分为试验组与对照组，给予试验人群干预措施后，随访并比较两组人群的结果，以判断措施的效果。随机对照试验时，研究者可采用随机分组、设立对照、盲法来评价干预措施的治疗效果。

（2）非随机对照试验 又称类试验，是一类有对照组但没有随机分配或完全没有对照组的试验方法。此类试验受控条件较差，所得研究结果不如随机对照试验的结果可靠。

临床疗效研究中，随机对照试验是评价疗效最好的手段，但由于有时病人拒绝参加或医生没有条件进行研究，而且随机对照试验既费时又费力，有时又存在伦理问题，在许多情况下不能用随机对照试验来评价疗效。此时可用非随机对照试验来评价药物的疗效。

2. 临床疗效研究设计的原则 ①明确研究目的和检验假设；②确定疗效考核指标及具有临床意义的最小疗效；③明确研究对象的入选标准和排除标准；④正确设立对照组和进行随机化分组；⑤制订干预措施、步骤、时间、中止治疗原则；⑥采用盲法。

（三）临床疗效研究的评价

（1）研究对象是否有明确的限定 研究对象应有严格的诊断标准、纳入标准和排除标准。如果诊断标准不一，疗效评定就无从谈起。研究对象还要有严格的纳入和排除标准。一般情况下，老人、儿童、妊娠期妇女等特殊人群要除外，以免因这些特殊人群的特殊生理病理因素对疗效产生影响。

（2）疗效判定指标的客观、真实 只有客观指标，才能有效避免主观心理因素造成偏倚。中医药具有系统的理论体系和独特的诊疗方法，在数千年的医疗活动中，医家朴素地根据患者的主观症状和一些很少的体征来判定疾病的向愈与否，而这些经验在当时的历史条件下往往被视为疗效判定的重要部分。在临床研究过程中，对一些证型的主要症状进行半定量化分级，运用症状的半定量化方法降低医生主观因素的影响和部分规范病例的随意性，然后进行加权综合分析，确立一些"证"的诊断标准，这无疑对中医药疗效评价有积极的促进作用。

（3）样本含量是否足够 由于生物个体间存在差异，来自样本的研究结果总是存在抽样误差。单纯以一个观察单位的观察或试验结果来说明问题带有很大的偶然性，因此，在试验前必须估计适当的样本含量，才能得出有意义的结论。

（4）结果是否从随机对照试验中获得 随机对照试验能真正实现试验组与对照组间已知和未知的影响因素均衡分布，确保两组的可比性。其论证强度最高，其结果最具有重复性和合理性。如果研究的设计方案不是随机对照试验，就应进行具体分析，如看它的对照组是如何选择的，对照组与试验组可比性如何。一般来说，非随机对照和历史对照研究因其组间变异较大，难以保证组间均衡可比，易产生各种偏倚。在研究设计时，是否采用限制配对的方法来选择和分配研究对象；在资料分析时，是否采用分层和标准化方法来保证试验组与对照组间均衡可比，以期尽可能消除各种偏倚。

（5）下结论时是否包括全部研究对象 要考察研究的结论是否纳入了符合诊断标准及纳入标准的全部入组时的病例，而且全部病例是否均按设计要求接受了全程的试验治疗。病人的失访情况直接影响到研究结果的真实性，一般临床疗效研究要求失访率不得超过10%，如果失访人数过多，或不依从的人数过多，超过观察总人数的20%，则难以取得真实可靠的研究结果。对于失访的病人应有所说明。在数据统计分析时，对被剔除者、自动退出者、缺乏依从性者，以及治疗中发生组间交叉者，需要做适当处理。

（6）是否采用了盲法　在试验实施过程中，有无采用盲法观察以排除可能的信息偏倚，对于保证研究结果的客观性、可靠性和真实性至关重要。

（7）防治措施的实用性　对于试验治疗的方法或措施，要做详细的交代，如有无详细介绍药物的剂型、剂量、用法、适应证、禁忌证，在哪些情况下应增减剂量或终止治疗及是否需要维持剂量等；剂量、给药途径和疗程是否与已知的药代动力学知识相一致；是否安全、无害、简便、易行，是否经济，能否为病人所接受。只有试验治疗方法和措施交代清楚，才能给他人良好的参考和借鉴。

四、疾病预后研究与评价

在临床诊断与实践中，经常会遇到患者或者家属的提问，如病人完成这个疗程的中药治疗后，会治愈吗？会复发吗？是否有后遗症？医生也会遇到涉及患者预后的一些实际问题，如：疾病将会有什么样的结果？发生不良结局的可能性有多大？而回答这些问题需要有真实可靠的科学依据，不能仅仅依靠个人的临床经验。要对预后做出客观估计与判断，需要对疾病的预后进行科学的研究，掌握大量的预后信息才能做到科学预测。目前医学文献针对中医药治疗的预后研究报道较少，但其对中医学的发展却是十分重要的。

（一）疾病预后研究的相关概念

（1）预后　预后（prognosis）是指疾病发生后，对疾病未来病程和结局的一种预测。疾病的预后研究就是关于对疾病各种结局发生概率及其影响因素的研究。

（2）疾病的自然史　疾病的自然史（natural history of disease）是指不给任何治疗或干预措施的情况下，疾病从发生、发展到结局的整个过程；一般包括生物学发病期、亚临床期、临床期、结局4个阶段。

（3）临床病程　临床病程（clinical course）指疾病的临床期，是指自疾病首次出现症状、体征到最后结局所经历的全过程。其中可经历各种不同医疗干预措施，临床医生可采用适当医疗措施干预病程，使其发生改变，从而改变预后。如在病程早期就采取积极治疗措施，往往可以改善预后，加速痊愈结局的到来，缩短整个病程。而在病程晚期进行医疗干预的效果往往不明显，疾病的预后就比较差。因此临床医生非常关注这一阶段的诊治工作，但是患者就诊时，往往不一定都处于疾病的始发阶段，可能在病程的早期、中期，甚至晚期，这就对治疗和预后判断带来影响。

（4）预后因素　凡是影响预后的因素都称为疾病的预后因素（prognostic factors）。任何疾病发生之后，在向结局发展的临床病程中，有许多因素对其产生影响，发生不同的结局。若患者具有这些影响因素，其病程发展过程中出现某种结局的概率就可能发生改变。通过对预后因素的研究，临床医生可采取各种医学干预措施，包括对高危人群进行筛查，及时诊断、积极治疗和改变患者影响健康的不良行为等，从而改善患者的预后。

（二）常用的评价疾病预后的指标

疾病预后的评价，可用描述疾病的病死率、治愈率、缓解率、复发率、致残率、生存率等客观频率指标表示。对于病程短、可以治愈的疾病，其预后指标多用治愈率。病程长、不易治愈的疾病可用复发率、缓解率等。对于严重的疾病多用病死率（或存活率）、致残率等。

（1）病死率　指死于某病的患者占该病全部患者的比例，常用百分率表示。一般用于在短期内可引起死亡的疾病，在比较病死率时应注意年龄、性别、病情等方面的可比性，还应注意失访偏倚。它是衡量疾病预后严重程度的指标，病死率的高低往往与疾病本身的病情程度及诊疗水平等因素密切相关。

（2）治愈率　指给予某种治疗后，治愈的患者人数占因该病接受治疗的患者总数的百分比。一般用于病程短不易引起死亡的疾病。

（3）缓解率　指进入疾病临床表现消失期的患者占接受治疗的该病患者总数的百分比。多用于病程长、死亡率低的疾病，如慢性非传染性疾病。

（4）复发率　指疾病在经过一段临床表现消失期后，出现再次发作的患者占该病患者总数的百分比。用于病程长、病情复杂、易复发的低死亡率疾病的研究。

（5）病残率　指在一定时期内实际出现病残结局的人数占所有研究对象的百分比。常用于长病程、低死亡率疾病的研究，是人体健康状况的评价指标之一。

（6）生存率　指从疾病临床过程的某一点开始，经过一段时间后，存活的病例数占总观察对象的百分比。对于病程长、易致死的疾病，如癌症等，需要做较长时间的观察，应采用生存率判断预后。

（三）疾病预后研究的评定标准及原则

（1）研究对象的来源与重要临床特点是否详细介绍　研究对象代表性如何，在研究中应当说明。进行预后研究的医疗机构或地区，以及纳入研究对象的标准和方法，其目的是有助于判断预后研究的对象来源是否具有代表性，能否代表目标患者人群。在病例来源上是否存在集合偏倚、转诊偏倚和诊断条件偏倚等偏倚的影响。

（2）观察疾病的预后是否都有统一的起始点　临床上多采用前瞻性队列研究的方法进行预后研究，在开展队列研究时，首先要求有确定的起点和终点。起点一般为起病日（出现症状、体征的日子）、确诊日、住院日、治疗开始日（手术日、用药日）等，应尽可能选择疾病的早期为观察的起始点。一般情况下，急性病以起病日、慢性病以确诊日、外科手术病人以手术日作为起始点。终点一般为末次随访日、死亡日等。如研究对象不采用同一起点，研究结果则会产生很大的差异。

（3）是否采用客观的预后指标　疾病的常见预后因素包括疾病本身的特点（疾病的性质、病程、病情轻重、临床与病理类型及病变程度等）、诊疗时机及其规范化程度、患者身体素质（年龄、性别、营养状况、免疫功能等）、社会与家庭因素及危险因素作用强度等。一个完整的预后研究应采用公认、客观的预后指标进行判断，如诊断标准、疗效判定标准等；标明观察起点和终点的客观标准，以便取得参与评价或阅读文献的其他临床医生的认同，或其他研究能够重复验证，防止发生分歧。

（4）预后评定是否采用盲法　对结局的观察与判断是否采用盲法以避免疑诊偏倚和期望偏倚。疑诊偏倚即研究者竭力去寻找观察组中存在被研究的预后因素的证据，而对待对照组则不然，期望偏倚即凭主观印象判断预后。

（5）样本含量是否足够　由于生物个体间存在差异，来自样本的研究结果总是存在抽样误差。单纯以一个观察单位的观察或试验结果来说明问题带有很大的偶然性，因此，在试验前必须估计适当的样本含量，才能得出有意义的结论。

（6）观察期限是否事先规定，有无明确的观察终点　是否事先确定观察期限；是否事先确定预后观察终点；判断结局的指标和标准是否明确。

（7）对外来的预后因素是否采取统计学方法加以校正　在预后研究中同样存在不少混杂因素，被研究的预后因素同样受到该预后因素之外的其他因素的影响，因此在下结论时若作者对这些影响因素进行校正处理和多因素的统计分析，则其结论比较可靠。尤其是各研究亚组有不同的预后结果时，更需要应用校正方法。当亚组分析有不同的预后结果时，也应考察该亚组分析的真实性。例如，在研究慢性乙肝病毒携带与慢性肝炎、肝硬化、肝癌等之间的关系时，要确定这一预后因素的存在，必须排除其他可能引起肝癌的因素，如黄曲霉素、亚硝胺等的干扰后，才能肯定肝癌确为慢性乙肝病毒携带的结局。

（8）随访病例的全程百分率　随访病例的全程随访百分率越高，结论越可靠，若失访率达到20%，则难以保证质量。

（9）研究结果的实用性和重要性如何　预后研究结果是否有助于对临床治疗作出决策，有助于自己向病人及家属解释其所患疾病的预后。

五、疾病分布研究

（一）疾病分布的概念

疾病分布是指疾病在不同时间、地点，不同特征人群中分布的动态变化和出现的频率。疾病分布研究的基本方法是根据流行病学调查或疾病监测所得的资料，按不同地区、不同时间或不同特征人群进行分组，计算各组疾病频率（常用发病率、患病率、死亡率等指标）。并可进行比较分析，以揭示病因线索和阐明影响疾病流行的因素。

研究疾病分布的规律可以起到以下四方面作用：①提供疾病分布和发展动态的情报，作为制订防制策略和措施的依据；②研究疾病谱全貌，用以指导临床实践；③利用疾病分布的信息，发现疾病流行规律，提出病因线索；④对医学干预措施进行效果评价。

（二）疾病的人群分布

不同年龄、性别、职业、种族或民族、行为生活方式、社会经济状况等特征的人群疾病发生频率往往有很大差别。

年龄分布：疾病的发生与年龄的关系比较密切，不同年龄组的发病率、病死率和死亡率不同。由于不同年龄人群的易感程度、卫生习惯及活动范围不同，其传染病的发病率也不相同。一种疾病新传入一个地区引起流行时，往往不分老幼，各年龄组均可患病。某病在一个地区经常存在并反复流行时，成年人通过隐性感染获得了免疫力，则婴幼儿患病较多。癌症、冠心病等的患病随年龄增高而增高。这种现象的出现是由于致病因素积累时间较长，才能形成疾病，以致发病年龄较晚。

性别分布：研究疾病性别分布，一般是比较男女的发病率、患病率、病死率。许多疾病的发病率是男高于女，有些是因接触致病因子的机会不同而致。有些疾病是女多于男，这可能与解剖生理或内分泌有关。

职业分布：许多传染病，甚至也有一些非传染病与某些特殊的职业和工作方式有关。

（三）疾病人群分布定量研究的方法

1. 观察法　由于流行病学是在人群中进行研究，所以研究者实际上不能或不能全部掌握或控制所研究对象发生的条件。因此，观察法就是很重要的方法。

（1）描述性研究　又称描述流行病学，通过观察，正确、详细地记载疾病或健康状态，按时间、地点、人群中各种特征（如年龄、性别、职业、民族等等）的分布特点，也可以包括可疑病因因子的分布特点。为了正确描述分布，必须有明确统一的诊断标准、准确的病例（或因子）数字以及人口数字。通过描述流行病学获得的资料也可对病因提出线索或假说，或对防治提出有效的措施。

（2）分析性研究　又称分析流行病学，对所假设的病因或流行因素进一步在选择的人群中探找疾病发生的条件和规律，验证所提出的假说。主要有两种：①从疾病（结果）开始去探找原因（病因）的方法叫病例对照研究，从时间上是回顾性的，所以又叫回顾性研究。②从有无可疑原因（病因）开始去观察是否发生结果（疾病）的研究方法叫队列研究。从时间上是前瞻的，所以又叫前瞻性研究。流行病学研究时还需要广泛使用多种其他有关的技术与方法。所需要的方法在数量上有时超过临床所需。比如伤寒病，临床培养出伤寒杆菌即可以诊断，流行病学有时还需要知道其噬菌体类型或其他特征；临床只需要从病人中分离细菌，流行病学还要检查外界物品、土壤、水中的细菌。流行病学需要做大量人群的检验，需要快速方法，以便在短时间内做大量标本检验。所以，流行病学研究需要有多种设备良好的实验为其服务。

2. 实验法　流行病学中所用的实验法也叫作实验流行病学，它和一般医学基础学科的实验不同，主要在人群现场进行。人群现场是流行病学主要的、最大的实验室。根据研究对象不同，又可分为临床试验和人群现场试验，后者对病因进行干预的又叫干预研究。当被观察对象不能随机化分组时，叫作准试验研究，如卫生政策的可行性研究及管理与服务的评价研究等。

3. 理论和方法的研究

（1）理论流行病学研究　理论流行病学研究也叫数理流行病学研究，是将流行病学调查所得到的数据，建立有关的数学模型或用电子计算机仿真进行理论研究。

（2）方法的研究　在着手一项特定研究之前，需要将研究中所使用的技术加以完善，发展收集数据资料的技术，改进疾病分类等。它是为进行和完善流行病学研究所必需的，但其本身并不是直接的流行病学研究。

（3）疾病人群分布定量研究的指标　描述疾病在人群中的分布，一般是计算疾病在不同地区、不同时间和不同人群中发生的频率，然后进行分析，得出其流行规律及病因假设。常用的率和比有：

①死亡率　死亡率是指某人群在一定期间内的总死亡人数与该人群同期平均人口数之比。其分母中年平均人口数一般使用年中人口数，可采用该年 6 月 30 日 24 时（或 7 月 1 日 0 时）人口代替；也可用年初人口数加年终人口数被 2 除。在人口学研究中常用千分率，便于与出生率相比较。在疾病研究中，多采用 10 万分率，便于地区与国际间对比。死亡率反映人群总死亡水平，是衡量人群因病伤亡危险大小的指标。一般均以年为时间计算单位，是一个国家或地区文化、卫生水平的综合反映。不仅在医学上受到重视，在政治、经济研究中也受到关注。不过上述方法计算的乃是普通死亡率或粗死亡率，不同国家（或地区）、不同年代人口的年龄、性别等构成不同，粗死亡率不能直接比较，必须进行年龄或性别的调整，计算调整死亡率，以排除因年龄或性别构成不同所造成的假象。死亡率还可按疾病的种类、年龄、性别、职业、种族等分类计算，称为死亡专率。疾病死亡专率是一项重要指标，对于病死率高的疾病，如癌症、心肌梗死等流行病学研究很有用途，因为它可反映发病水平且不易搞错。但是对于不致命的疾病如关节炎、普通感冒等，进行死亡率的分析是不合适的。一些传染病如肝炎、流感等虽然发病率很高，但病死率低，进行死亡率的分析也用途不大。死亡专率计算的分母必须是与分子相对应的人口。如计算宫颈癌

死亡率，分母应为女性人口；计算 40 岁以上心肌梗死死亡率，分母应为 40 岁以上的人口，分子应为 40 岁以上死于心肌梗死的人数。如死亡率按职业、种族等特征分类时，分子、分母的类别也必须相同。婴儿死亡率与妇幼保健事业密切相关，是指年内周岁内婴儿的死亡数占年内活产数的比值，一般以千分率表示。婴儿对外环境变化的适应能力和抗病能力极为薄弱，自然或社会环境对人口死亡率的影响，首先反映在婴儿身上。因此，婴儿死亡率是反映社会经济及卫生状况的一项敏感指标。与粗死亡率相比，不受人口构成影响，各国之间可以直接比较。但其不足是对死亡情况反映不全面，只包括了婴儿死亡情况，没有包括其他年龄组。死亡率中还有超额死亡率和累积死亡率。超额死亡率是说明某因素的作用，如吸烟人群的死亡率减去不吸烟人群的死亡率，其差则说明吸烟造成的影响。另一方面超额死亡率也说明某病的流行强度，如某地区本年肺炎流行严重，已知既往肺炎年平均死亡率，又知本年肺炎死亡率。用本年肺炎死亡率减去既往肺炎年平均死亡率，即为今年肺炎超额死亡率。累积死亡率是为了说明在某一年龄组以前死于某种慢性病的累积概率的大小。可把各年龄组的死亡专率相比，作为累积死亡率，用百分率表示。

②病死率 病死率表示一定时期内（一般为一年），患某种疾病的人群中因该病而死亡的频率。病死率受疾病的严重程度、早期诊断水平和医院治疗水平的影响。常用来说明疾病的严重程度或医院的医疗水平。分母在不同场合而异。如计算医院中某种病住院病人的病死率，其分母为该病住院病人总数。如计算某急性传染病某年流行的病死率，其分母就是该年该病的发病人数。病死率也可用死亡专率和发病专率推算而得。但其前提条件是此二率相当稳定。

③发病率 发病率表示一定期间内（一般为一年），某人群中发生某病新病例的频率。发病率为一重要和常用指标，常用来描述疾病的分布，探讨发病因素，提出病因假设和评价防疫措施效果。发病率也是队列研究常用指标，用来比较不同队列（群组）的发病率，以验证假设。计算发病率时，那些发病时间清楚的疾病，如脑中风、心肌梗死之类，容易判定是否为新病例。但是恶性肿瘤或精神病之类，其发病时间很难确定，这时可以初次诊断时间作为发病时间。发病率主要是根据病例报告而获得，如报告制度不健全，诊断技术不高，误诊、漏诊病例很多时，则影响其准确度。发病率也可按疾病种类、年龄、性别、职业、地区及不同人群而分别统计计算。由于疾病的发生与居民的年龄、性别构成有关，年龄、性别构成不同，其发病也不同。因此，为了对不同年龄、性别、地区、年份、职业等人群某病发病或死亡情况进行比较，必须对他们的发病率、死亡率和患病率进行年龄、性别的标准化，即称作标准化（调整）发病（或死亡、患病等）率，否则将会造成偏倚。标准化的方法有三种：

a. 直接法 已知各年龄组的率时，可用直接法进行标准化。该法计算简便，易于理解，较为常用。标准化的基本方法是将一标准人口年龄构成比与各种年龄发病率（或死亡率等）相乘，分别得到各年龄组的一个理论发病（或死亡）率。将各年龄组的理论发病（死亡）率相加，即为年龄标准化发病（死亡）率。标准人口应选择有代表性的、较稳定的、数量较大人群。标准人口构成可为实际人口数，也可用构成的百分比。标准人口来源有三种：其一，为两组资料中任选一组资料的人口数或人口构成，作为两者共同标准。其计算比较省事。其二，为将两组资料中人口合并，作为标准人口构成。这样得到标准化率与原来的率（粗率）比较接近。其三，选用一个通用或便于比较的标准为两者的共同标准。常选用全世界、全国或全省人口年龄别构成作为共同标准。这样得到标准化率，便于与国内外进行比较。

b. 间接法 当遇到缺乏年龄别发病率，只有两者的总发病率和各年龄组人口数和有些年龄组的人口数太少，使年龄组发病率波动太大这两种情况时，不能用直接法进行标准化，可改用间接法。间接法的步骤是先选定一个有代表性的标准人口年龄别发病（死亡）率，以此发病（死亡）率乘两地各年龄组人口数，分别得到两地各年龄组预期发病（死亡）人数和总预期发病（死亡）人数。

c. 反推法　由于此法不如上述两种方法精确，计算又较繁，只有当资料不足，不能用上述两种方法时方可采用。标准化后的率，只能作为比较的依据，不同标准化的方法所得到具体数值是不同的，它反映的是相对水平，而不反映实际水平。某地实际的发病（死亡）率仍是未进行调整的原来的发病（死亡）率。

④罹患率　罹患率与发病率一样是测量新发病例的指标，是衡量人群中在较短期间内新发病例的频数。观察时间可以日、周、月为单位，也可以一个流行期为阶段，使用比较灵活。此率的计算应注意暴露人口的准确性。在探讨爆发或流行的病因时经常用它。

⑤患病率　患病率又称现患率或流行率，是指某特定时间内某病的现症（新、旧）病例数与同期平均人口数之比。患病率是横断面调查得出的疾病频率，故调查时间不能拖得太长，一般应在一至数月内完成，不得超过一年。按一年时间计算的患病率称为"时点患病率"。按一段时间计算的患病率称为"期间患病率"。患病率对于病程短的疾病，如急性传染病，几乎无特殊意义。但对病程长的慢性病，如心血管病、血吸虫病及癌症等，都能反映有价值的信息，可为医疗设施规划、医疗质量评价和医疗经费的投入提供科学依据。也常用来研究疾病流行因素、防治效果等。患病率受两种因素影响，一是发病率，二是病程。如果是慢性病，由于病程长，人群中病例数会年复一年地积累，而使患病率升高，甚至超过发病率。若是急性病，在较短时间里迅速治愈或导致死亡，患病率将会相对降低。

⑥感染率　某些传染病感染后不一定发病，但可以通过微生物学、血清学及皮肤试验等方法测定其是否感染。感染率的性质与患病率相似。其用途广泛，特别是对隐性感染率高的疾病调查，如乙型病毒性肝炎、脊髓灰质炎、流行性乙型脑炎等，常用本指标。可以应用它推论疾病流行势态，为制订防制计划提供依据。

⑦续发率　一个家庭、病房或托儿所的一个小班内发生传染病时，第一例病例后，受其感染在最短潜伏期至最长潜伏期间发生疾病为续发病例。以续发病例为分子，以一个集体单位内易感接触者总数为分母，以百分数表示称为续发率。续发率是分析流行因素及评价防疫措施的重要指标。可用于比较不同传染病的续发率，了解条件相似的两种疾病相对传染力的大小；通过续发率的比较研究家庭大小、经济、文化等条件对传染病传播的影响等。

⑧存活率　又称生存率，对于某些慢性病如癌症、心血管病等在评价远期疗效时常用此率。研究存活率必须有随访制度，首先确定起算时间及结算时间，一般以确诊日期、手术日期、住院日期为起算时间。结算时间通常以 5 年计算，即 5 年存活率。也可以 10 年计算，称 10 年存活率。总之，结算时间注明即可。

六、疾病预防研究

疾病预防即为未病先防，是指在未病时采取各种措施，做好预防工作，以防止疾病的发生。我国 CHANCE 研究（氯吡格雷用于急性非致残性脑血管事件高危人群的疗效研究）的结果发表于 2013 年 7 月《新英格兰医学杂志》，被美国心脏协会/美国卒中协会（AHA/ASA）发布的最新版《缺血性脑血管病二级预防指南》（*Guidelines for the Prevention of Strokein Patients With Stroke and Transient Ischemic Attack*）引用，并单独作为新的临床推荐意见。该研究为急性轻度缺血性脑血管病患者的治疗提供了安全有效的双重抗血小板治疗方法（氯吡格雷联合阿司匹林），使患者发生或复发卒中的概率较传统的单抗治疗（阿司匹林）降低了 32%。应用该研究成果，有望每年为我国减少 10 万例卒中发生或复发患者，以每例患者直接住院医疗费用约 2.5 万元计算，每年可为我国节省约 25 亿元医疗费用。由此可见疾病预防研究在临床研究中具有重要地位。

中医学认为，邪胜正衰、正气不足是疾病发生的内在因素，邪气是发病的重要条件。因此，要做到未病先防，就必须从增强正气和防止病邪侵害两方面入手。中医"治未病"理论即体现了疾病预防研究的思想。

（一）疾病预防研究的定义

疾病预防研究是指在研究者的控制下，对人群采取某项干预措施或施加某种因素或消除某种因素以观察其对人群疾病发生或健康状态的影响。它有两个重要特点：①是实验法而非观察法；②要求设立严格的对照观察，即研究对象随机分配到不同的组，而非自然形成的暴露组与非暴露组。该研究也必须遵循临床研究"随机、对照、盲法"的原则。

（二）疾病预防研究的分类

根据研究场所的不同，一般将预防研究分为现场试验和临床试验两类。

（1）临床试验（clinical trial）　是在医院或其他医疗照顾环境下进行的试验。该方法以临床病人为研究对象，常用于对某种药物或治疗方法的效果进行评价。

（2）现场试验（field trial）　又称干预试验（intervention trial），按照现场试验中接受干预的基本单位不同，可分为：

①社区试验（community trial）　是以未患病的人群为研究对象，以社区为实施单元，试验组给予某预防措施，对照组不给予该预防措施，然后随访两组人群疾病的发生情况，评价措施的效果。社区试验接受干预的基本单位是人群而不是个体，如某个社区、某个学校、某个班级等。例如为评价碘盐预防地方性甲状腺肿的效果，将碘盐在某个地区出售，以另一具有可比性的地区作对照，随访若干年后，比较两地区地方性甲状腺肿的差异。该例的试验措施施加到人群而不是个体。

②个体试验（individual trial）　将未患所研究疾病的人群随机分为两组，以个体为施加试验措施的基本单位。每位分配到试验组的个体均给予试验措施，对照组不给予该措施，然后观察两组人群结局的发生情况，评价措施的效果。例如评价甲型肝炎疫苗的预防效果时，每位试验组成员均接种疫苗。

（三）评价预防措施效果的主要指标

（1）保护率（protective rate，*PR*）

$$保护率 = \frac{对照组发病（或死亡）率 - 试验组发病（或死亡）率}{对照组发病（或死亡）率} \times 100\%$$

$$PR95\% \text{可信限} = PR \pm 1.96 \sqrt{\frac{1}{P_1^2} \times \frac{P_2 Q_2}{n_2} + \frac{P_2^2}{P_1^4} \times \frac{P_1 Q_1}{n_1}} \times 100\%$$

n_1、n_2 分别为对照组、试验组人数；

P_1、P_2 分别为对照组、试验组发病率；

$Q_1 = 1 - P_1$，$Q_2 = 1 - P_2$。

（2）效果指数（index of effectiveness，*IE*）

$$效果指数 = \frac{对照组发病（或死亡）率}{实验组发病（或死亡）率}$$

（3）抗体阳性率

$$抗体阳性率 = \frac{抗体阳性人数}{检查总人数} \times 100\%$$

（4）抗体几何平均滴度（GMT）

$GMT = (Anti \log_2 m) \times C$ 或 $GMT = 2^m \times C$

C：编码滴度为零时，血清稀释倍数之倒数。

M：编码滴度之算术均数。

第十章
中医临床研究

扫一扫，查阅本章数字资源，含PPT、音视频、图片等

中医临床研究是以病证的诊断、治疗、预后、病因和预防为主要研究内容，以患者为主要研究对象，以医疗服务机构为主要研究基地，由多学科人员共同参与组织实施的科学研究活动。

中医临床研究的目的是提高中医药治疗疾病的临床疗效，消除或减轻疾病所造成的痛苦，阻止或延缓疾病的进展，改善预后，提高生活质量，促进健康。同时，也对中医诊断、辨证与治疗等理论进行临床验证、机制阐释、理论创新，促进中医学发展。

中医临床实践的历史伴随着对病例治疗的个案观察、系列病例观察，随着 20 世纪中期我国中医、中西医结合临床实践的发展，采用现代研究方法的中医临床研究逐渐开展，进入 21 世纪，中医临床研究与国际交流、接轨增多，高水平、国际性的中医临床研究逐年增长。以下结合热点研究领域证候研究、中医诊疗标准化研究、名老中医学术经验研究、针灸学研究、中医临床研究应注意的问题等方面介绍中医临床研究的思路、方法和发展趋势。

第一节　证候研究

证候学是中医理论的核心，辨证论治是中医学重要特色之一。证候是通过望、闻、问、切四诊所获得的在生命过程中整体层次上的机体反应状态及其运动、变化规律，是从时间和空间两个方面反映疾病过程及其相互依存与联系的复杂关系。证候研究作为中医研究的重点和热点，对中医学发展具有重要意义。

一、研究思路和方法

（一）文献研究

中医学有数千年的传承发展的历史，中医文献就是中医理论发展和实践活动的记录和总结。中医文献形式多样，有经典医籍、历代医家的医案、医话、医论，有近现代出版的学术期刊中的学术论文。采用文献学的方法进行证候研究，以及研究相关的文献，可以对疾病、证候的内涵、外延、发展源流等有系统、全面和动态的认识，这也常常是中医研究的第一步。

就文献研究在证候规范化研究中的应用而言，有必要首先通过文献研究对证候的概念及其相关症状术语进行规范。其方法可以通过古医籍中带有证（候）、症、病及相关描述摘录出来，利用溯源，研究证候概念发生过程的方法，然后一一进行考证、比较、分析、归纳，理清各个历史时期内上述概念的应用、引申和发展情况，计算出频次，找出规律。同时根据文化发展的脉络，探求在当时多种因素影响下，证候概念发展的轨迹，来确定证候内涵，并在此基础上，对症状进

行量化评定，以减少中医症状评定的主观性和不确定性。在证候分类及其诊断标准的规范化方面，利用现代数理研究、数据挖掘等方法对古代文献中某疾病证候进行整理、分析是目前较为普遍的研究方法。

文献研究的目的不仅仅是资料的保存和流传，更主要的是理论和知识的传承和在此基础之上的创新。古医籍文献成书分散，时间和学科跨度都很大，难免会由于历史和文化，甚至是疾病谱的差异，存在一些不适合当今医学发展的内容。文献整理者不应该良莠不分，要善于去其糟粕，取其精华。应谨慎鉴别材料，要特别注重对包含证候、症状、病机等原始文献的考证以及对同源文献引用的处理。现代期刊文献中即使是同一证候也可能由于采用的标准不同、临床资料收集的手段不同、数据处理的方法不同等原因造成不同程度的发表偏倚，这就要求在文献搜集的过程中，利用专业知识结合多学科技术，如对于某一证候的临床资料可以应用循证医学、Meta 分析等方法严格鉴别，最大限度地合理利用有意义的文献。

全面分析，准确地利用文献。所有的文献资料都存在于特定的语言环境中，尤其是古医籍文献，同一个词语可能包含非常丰富的内涵，人们往往只是根据自己的需要，仅从某一侧面去认识文献、理解事物的性质及其发展变化的规律，不可避免地染上很重的主观色彩。这可能也是中医证（候）、症、病等概念内涵和外延至今都模糊不清、证候诊断标准无法确立的重要原因。因此，要求研究者在文献整理过程中，根据研究目的，确定采集研究涉及文献的范围，选择相应的文献采集对象和采集方式，查询目录书中有关线索，找出相关文献信息，避免疏漏。把相互关联的事物作为一个完整的、有机的体系，进行系统的分析。正确区分部分与整体、微观与宏观、特殊与普遍、具体与抽象等的辩证关系，从整体中把握部分。

文献数字化，可有效地利用文献。利用多学科技术挖掘医学文献，使其价值最大化，是中医现代化不可或缺的一个步骤。利用文本挖掘技术从药方、病证关系分析证候及治疗规律，可辅助医生诊断及遣方用药，还能为证候标准化临床和实验研究提供目标和思路，减少盲目性，缩短研究周期。

中医证候学研究是一项十分复杂的系统工程，其研究对象的复杂性决定了必须从不同的学科、不同的侧面，用不同的方法和工具，进行多方面、多学科的交叉研究。中医文献是中医学知识的主要载体，是探索中医新理论的源泉。结合专业知识对中医证候的相关文献进行研究，有助于证候研究的现代化和科学化，更好地继承和发展中医药事业。

（二）调查研究

采用临床流行病学的研究方法，如横断面调查，研究某种疾病的证候分布。横断面调查是在某个时点或短时间内调查和收集一个特定人群中疾病和健康状况，及其与一些因素的相关关系，可以得到疾病的患病率。并以地区间、时间、人群间的断面分布情况展现出来，还可以取得"三间"分布特征与哪些因素存在相关关系的信息。应用横断面调查进行证候研究，需要进行问卷设计、样本量估算，按照严谨设计的研究方案实施，可以了解疾病的证候分布及其他相关因素，对证候进行量化评估，了解证候的演变规律，评价干预措施的效果，为卫生决策的制定和卫生资源的合理利用提供依据。

（三）实验研究

实验研究通过在动物体上复制中医证候模型来进行证候相关的基础研究，这里的动物包括整体动物或动物的某一部分：器官、组织、细胞。研究的证候包括症、病、病证统一体。通过研究中医证候动物模型，可为中医生理学、中医病理学、中医药理学提供服务。中医动物实验将生物学和实验方法学引入中医学，为中医学的实验研究奠定了基础。

通过建立动物模型的方法，已经开展了"证"的实质研究，也可以研究各种疾病常见证候的病理学改变，以及中药对证候的药理作用等。动物模型的建立和选择应遵循中医理论，病证结合，注重模型的规范化。

证候生理学基础研究方面，可通过收集现代期刊文献，建立中医证候生理学基础数据库，选择某一证候的所有相关客观指标进行贝叶斯网络和聚类分析等数据挖掘技术，发现其相关性联系，提取某一证候相关生理指标，经专家组讨论，并结合系统生物学，从完整的疾病分子机制角度解释证、辨证论治等中医特色的概念，以期实现证候理论的现代科学诠释。

（四）临床研究

临床研究按照研究设计类型可分为描述性研究和分析性研究。描述性研究主要包括生态学研究、病例报告和病例丛以及横断面研究；分析性研究主要包括病例-对照研究或回顾性研究、即时和非即时的前瞻性队列研究、临床试验。临床试验（clinical trial）指任何在人体（病人或健康志愿者）进行的药物的系统性研究，以证实或揭示试验药物的作用、不良反应及/或试验药物的吸收、分布、代谢和排泄，目的是确定试验药物的疗效与安全性。通过临床试验可以观察药物等对疾病、证候的干预作用。

（五）多学科研究

中医学是以生物学为基础，以理化、数学交叉渗透，与人文哲学相互融合，具有丰厚中国文化底蕴的古代医学科学。历史上的中医学皆吸收了当时社会的先进技术而不断发展，随着多学科先进技术在中医研究中的应用，中医学的科学内涵不断揭示。证候与基因组学、蛋白质组学、代谢组学以及系统生物学的结合证明了这点。

系统生物学是研究一个生物系统中所有组成成分（基因、蛋白质、代谢物等）的构成，以及在诸如遗传、环境等因素变化时这些组分间相互关系的学科。它与中医重视整体的观念不谋而合，常常用来阐释中医理论。代谢组学研究包括样品的采集、预处理、数据的采集及分析和解释等步骤。采集某类疾病的患者或实验动物的不同证型的尿液、血液和脑脊液等生物样品，经过生物反应灭活等预处理，再运用核磁共振、色谱质谱等技术对其进行整体代谢物谱分析，得到各自的代谢产物谱。使用多变量数据分析方法对获得的多维复杂数据进行降维和信息挖掘，并研究相关代谢物变化涉及的代谢途径和变化规律，以阐述生物体对相应刺激的响应机制，发现不同证候特异的生物标记物。它从代谢网络终端表象的整体角度反映生物体的功能状态，包含了生物系统生理表型直接的、全面的生物标记物信息，与中医学整体观念和辨证论治思想相吻合，为中医对证本质的阐释提供了强大的技术与方法支持。

二、研究进展

证候作为联结中医学理论和临床的重要概念，文献学研究考证了证候概念语言和字义演变过程，探寻了证候概念的形成和发展轨迹，对证候概念进行现代科学的语言表述。对证候及其相关字、词的考证和分析，确定了证、候、症三字和证候一词的基本含义。"证"是中医学关于疾病的认识成果，是证候的最初表达形式。"症"专指症状。候包含空间与时间两方面含义：一是观察到的疾病的临床表现及其变化之情状和程度；二是疾病的临床表现与医者的诊察活动、气候变化密切相关。"候"既包含了"症"的内容，也反映出"证"的病机内容中运动、变化的特性。

证候是四诊信息表达的人体生理病理反应状态的概括。按照"以象为素，以素为候，以候为证"的辨证理念，将证候概念在临床实践中应用，对证候特征进行"内实外虚，动态时空，多维界面"的诠释。证候是疾病某一发展阶段病因、病理、病位、病势的综合表现，是中医认识疾病、诊断疾病、治疗疾病的基础。证候具有阶段时限性和动态演变性两个基本特征，应进行横断面和纵向两方面研究。证候动态演变的研究难度更大，一方面要求研究对象必须在严格的质量控制下进行；另一方面，要求具有规范化、定量化的证候诊断标准，使标准具有可计量性、等级可分辨性，以便准确地判断证候的发生、消退、进展等演变。

文本挖掘技术是以统计数理分析、计算语言学为理论基础，通过在大量文献中进行的信息抽取、语词识别、发现知识间的关联等，有效地找到所需信息，并发现隐藏的知识信息的一种新技术。解决了由于文档的数量庞大，缺乏组织整理以及格式多种多样而不能充分利用这些数据的现实问题，它能对海量数据进行整合、分析，获得的结果更具有代表性，可信度更高，服务于医药、生物、文献研究等学科。例如通过文本挖掘的方法，可研究得到中医治疗类风湿性关节炎及糖尿病用药规律的网络图，可以发现黄芪、桂枝、当归、川芎、防己等为中药治疗类风湿性关节炎常用的核心药物，黄芪、当归、丹参、川芎、麦冬、山药、玄参等为中药治疗糖尿病常用的核心药物。同时发现中药治疗两病共同的核心用药黄芪、当归，中医在治疗类风湿性关节炎及糖尿病时，均采用补气活血化瘀的治疗方法。因此，证明两种疾病存在共同的证候特点是有科学基础的。

第二节　中医诊疗标准化研究

中医学是我国具有原创思维的生命科学，以辨证论治为主体的个体化诊疗模式，形成了中医学鲜明的特色和优势。中医诊疗标准化研究的目的是通过规范诊疗活动，促进诊疗安全、技术优化和诊疗水平的提高。诊疗标准不仅可以成为传承中医特色优势的载体，还能成为科技创新和成果转化的有效工具。标准作为与国际医学接轨的重要途径，是医学领域交流的基础；标准能够规范医疗行为，节约医疗资源；标准还有利于先进医疗技术的普及和传播；同时，中医学蕴含的知识产权优势和巨大经济利益使中医药标准成为国际竞争的热点，包括诊疗标准在内的中医药标准化建设已经上升到国家战略层面。

我国在 20 世纪 80 年代初到 90 年代，为规范临床治疗方法和提高临床疗效，组织中医专家和研究人员制定了一系列疾病诊断与治疗的临床实践标准。这一时期的标准制定主要以征询中医界专家的形式为主。90 年代，随着国际临床实践指南的发展，中医界也开始相应的临床实践指南制定工作，但仍以专家共识性指南为主，缺乏研究证据支持，没有系统的方法学程序。近年来，制定循证的中医临床实践指南成为共识。以下概述循证中医临床实践指南的制定程序和方法。

一、研究思路和方法

临床实践指南（Clinical Practice Guideline，CPG）是指针对特定的临床情况，系统地制定出的帮助临床医师和患者做出恰当处理的指导性意见（推荐意见），对于规范临床行为具有重要的指导意义。基于循证医学的中医临床实践指南主要包括 5 个步骤。

（一）成立指南工作组

国际上指南工作组一般 15～25 人，包括：①医学专业人员：指南涉及主题的相关专业人员，如医生、护士、药剂师、康复师等；②相关领域专家：主要包括方法学专家、流行病学专家、文献学专家、统计学专家、卫生经济学专家、临床或社会心理学专家、编辑等；③患者代表。每位成员在指南制定过程中分担不同的职责。

指南项目组还应包括专家组成员，组成专家组时，应考虑成员的专业、学术水平、地域性和权威性等因素。专家组主要提供技术指导，审核指南内容，针对指南制定的科学性进行审查。

（二）确定指南的主题和目的

确定指南的主题时，应考虑其临床重要性，如疾病发病率、死亡率居高不下；有证据表明，现行医疗措施和适宜治疗方法之间存在差异。确定主题后，应进行相关检索查新。

选择主题后，应明确指南制定的目的，如提高临床疗效、改善患者生活质量等。指南覆盖的临床问题应进行明确描述，包括目标人群（成人、儿童、急诊患者、长期治疗者等）、重要的干预措施、重要的干预结果等，还可以包括比较的内容（如标准治疗与新疗法）、干预措施的危害和风险、经济学评价等。

（三）开发循证指南

1. 证据的收集与合成

（1）文献检索　首先选择文献数据库，确定检索词，根据已确定的临床问题，分别针对患者或人群、干预措施或暴露因素、结局等方面提取关键词。其次，由文献学专家制定检索策略。计算机检索为主，辅以手工检索，尽可能检索全面。应重视古代文献、名老中医专家经验、医案医话等相关文献的收集。

（2）文献的筛选和评价　指南工作组制定一套明确的文献纳入和排除标准，对研究文献进行筛选。纳入和排除标准可以对研究类型、样本大小、地域、时间或特定的研究标准等方面进行限定。文献评价是按照不同类型研究报告的标准对研究文献进行质量评价。通常采用一系列的标准表格制成证据表，评价不同类型的研究（从系统评价和 RCT 到队列研究和病例对照研究）完成情况和报告的质量。如 MOOSE、QUOROM、CONSORT 及结构摘要表等，每份表格的结论就是一份质量量表或证据分级。必要时，可对相关文献进行定量分析，如 Meta 分析。这些证据表是形成推荐意见的基础。为避免选择证据的偏倚，每篇文献至少应有两名指南制定工作组成员分别进行评价，重要证据质量评价存在分歧时，需要第三者仲裁解决，通常为相关负责人或专家组成员。

2. 证据分级与推荐意见形成

（1）证据分级　采用一定标准对文献的有效性、论证强度进行分级，证据的强度决定推荐意见的等级。目前被广泛接受和使用的证据等级划分标准是牛津大学循证医学中心的证据等级标准以及将各个分级标准综合而形成的 GRADE 标准。中医药文献的特点是：描述性和观察性文献多而严格按照循证医学要求设计和实施的研究少；历代医家经验古籍丰富，但按照国际证据分级标准的证据级别低；医案医话体现中医辨证论治特色，但规范化、可量化的标准较少。证据分级标准可采用"传统医学证据体的构成及证据分级的建议"，对证据的评价，多采用专家共识。

（2）推荐意见的形成　证据全面检索与严格评价的目的就是要形成对临床问题可靠而有意义

的推荐意见。强有力的证据（一级证据）可以直接转化为推荐意见。而更复杂的情况需要经过反复讨论决定。推荐意见应详细说明来自不同类型、不同方法研究的质量情况。考虑到证据情况，需要说明干预措施的利弊、局限性、最适宜的患者或人群，以及与成本和卫生保健有关的其他因素。

（3）推荐强度的确定 根据证据的级别确定推荐意见的推荐强度。GRADE 工作组的分级标准：有充分的证据支持其疗效，推荐使用（基于 Ⅰ 级证据）；有选择性地推荐：有一定的证据支持，但不够充分，在一定条件下可以使用（基于 Ⅱ、Ⅲ 级证据）；建议不使用：大多数证据表明效果不良或弊大于利（基于 Ⅱ、Ⅲ 级证据）；禁止使用：有充分证据表明无效或明显的弊大于利（基于 Ⅰ 级证据）。

（四）临床实践指南的起草

不同国家、不同组织对临床实践指南的结构、格式有不同要求，其基本框架通常包括以下几部分：

1. 编写目的。

2. 编制情况及相关信息。如背景介绍、指南开发组织和项目组成员、适用范围、相关说明与致谢。

3. 正文。主要包括摘要、引言、流程图及其要点说明、详细的推荐意见与推荐强度、支持的证据链接，并提供证据摘要与证据表、附录与相关说明。

4. 参考文献。

（五）临床实践指南的修改、评审及更新

1. 指南的修改 临床实践指南完成草案编写后，常需反复修改完善。通过召开专家咨询会议、电子邮件或信函征询意见、网站公开征求意见等方式在不同范围征求意见，针对修改建议进行修改、完善。

2. 指南的评审和定稿

①外部同行评价 临床实践指南修订稿还需要经过同行专家进一步评审。评审专家应为指南工作组以外的独立成员，包括临床专家、方法学专家等。

②编辑组审查 指南发布和出版前，编辑组对指南的文本进行审查。

③小范围试行 指南发布前，在最终使用者中试行，进一步确定指南的真实性。并将应用情况反馈给指南工作组，进行进一步修订。

④指南定稿 经过反复修改、完善，最后由指南工作组定稿，提交有关组织、机构发布。

3. 指南定期更新 随着临床研究的不断开展，新的证据不断产生，因此，临床实践指南需要反映最新的研究证据，进行定期更新。

二、研究进展

（一）德尔菲法

德尔菲法（delphi）是一种匿名的专家问卷调查方法，简便易行，具有一定科学性和实用性。它突破传统数量分析的限制，同时可以很好地避免采用共识会议法时经常出现的权威人士观点影响他人的意见，能够反映专家的真实想法，是一种合理的制定决策标准的有效方法。在临床实践

指南制定过程中，其技术核心是通过匿名的方式进行几轮函询征求专家意见，研究者对每一轮意见都进行汇总整理，作为参考资料再寄发给专家，供专家们分析判断，提出新的论证意见，经过多轮咨询，意见逐步趋于一致，从而得到一个比较一致且可靠性较大的结论或方案。在此过程中，应注意：①专家的地域分布。不同地域的中医专家诊疗经验、用药特点有很大差异，遴选专家时应注意地域代表性。②专家的权威性和专业代表性。这是咨询结果可靠性、符合临床实际的保证。③调查问卷的科学性和可操作性。调查问卷是研究者与专家间进行信息沟通交流的主要工具，是研究者获得相关信息的主要途径和方式，应与量表学专家一道科学、严谨地设计专家咨询问卷。在此基础上，将德尔菲法与循证证据有机结合探索制定中医临床诊疗指南的新方法，保障指南在内容上既能体现中医自身的特色，又能体现最新成果，指导性更强，也更符合临床实际。本法的不足之处在于经过几轮专家意见征询，比较费时。

（二）基于临床实践的专家共识法

专家共识法的本质是利用专家经验提炼知识指导临床，是临床实践指南制定的常用方法。但一般的专家共识法实际参与的专家人数不多，专家共识法产生的专家意见，是专家在非临床环境下对以往临证经验的回忆，可能存在着不全面性和不准确性；不同专家用药经验有别，而且不同专家的意见有权重差别，尚难衡量。因此，开发了基于临床实践的专家共识法。

其基本思路是：①具有代表性的专家组成专家组到临床一线面对具体病人选择合适的方药，并详细说明选药依据。所谓选药依据是专家从来自患者的诸多临床信息中筛选出的对选药起决定作用的关键信息，同时这些关键信息也是方药的临床应用指征，从另一个角度也可以理解为专家给出的关于方药临床使用的意见，相当于专家共识法中的专家意见部分。②收集多名专家对患者群体选药时记录的大量选药依据。③然后对来自不同专家的同一方药的大量选药依据运用主题模型进行数据挖掘，形成指导此种中成药临床使用的相关知识。④再经过专家讨论和对临床医生的访谈，验证所获知识的真实性和可靠性。⑤进一步形成关于常用方药的使用指南。

第三节 名老中医学术经验研究

名老中医是中医学术造诣最深、临床水平最高的群体，是将中医理论、前人经验与当今临床实践相结合的典范，是中医药知识的重要载体。古往今来的贤哲名医无不是熟谙经典、勤于临证、发挥古义、创立新说者。他们的经验是深厚的中医学理论与丰富的临床经验相结合的结晶，他们对中医学的不断传承与创新推动了中医学理论体系的丰富和发展。与浩瀚的中医药古籍文献相比，它更鲜活生动，具有现实的指导意义。研究与继承名老中医的临床经验和学术思想是发展中医学理论与实践的重要组成部分，也是培养造就新一代名中医的重要途径。

一、研究思路和方法

（一）师承方法

1. 文献方法 通过系统收集和整理名老中医的临床相关文献，包括论文、著作、讲稿、医案、医话、读书与临床笔记、处方墨宝等，形成文献资料库，对其学术思想、临床经验进行归纳总结。对名老中医既往诊疗的病案、记录应进行回顾性研究，总结其病证分布、遣方用药经验和相关诊疗技术。通过文献研究与病例回顾，梳理名老中医成才要旨、诊病用药特点，进行理论探讨，阐述其规律性的要素，可为待选研究方向与优势病种的遴选提供依据，是进一步定性研究和定量分析的基础。文献计量学方法和文本挖掘技术可以为传统文献方法提供补充。

2. 师承授受 师承制是中医学最独特、最直接、最有效的继承方法。医学史上有建树的医家大多是通过师承方式接受医学教育的。主要有师徒型传承、院校型传承、工作室团队型三种基本模式。师承的内容包括医德医风、治学方法、学术经验、诊疗技术。传承名老中医经验及学术思想的过程分三个阶段：首先，是要认真学习，仔细整理，原原本本地把他们的经验、学说及案例等保留下来；第二，是结合实践，再验证、再评价，去理解、思考、研讨；第三，是从中总结出规律，抽提出理论，这是一个再发展的过程。经验信息采集方法的优劣直接影响名老中医经验挖掘的深度与广度。因此，进行经验原始信息的采集及其方法学研究，是去粗取精，客观、完整、系统地发掘与评估名老中医学术风格、临证经验的基础。名老中医传承的重点要笃定信仰，潜心治学；研读经典，勤于临证；虚心参师，勤思悟道；重视医案，博采众长。

（二）定性研究与 Q 方法

1. 定性研究 定性研究源于人种学和社会学，是指在自然环境下，通过现场观察、体验或访谈收集资料，对社会现象进行分析和深入研究，并归纳总结出理性概念，对事物加以合理解释的研究方法。定性研究所采用的常见方法有开放式问卷调查、参与者观察法、个体访谈、焦点组访谈、深度访谈、案例研究等，资料分析方法有主题分析、扎根理论、三角分析等。可以对名老中医本人、弟子及学术继承人、亲友子嗣、同一学术流派或同一领域其他专家进行定性访谈研究，如深度访谈和焦点组访谈，获得名医的成长历程、学术观点、诊疗经验等。深度访谈能够最快地发现学术传承方式及其对于某一类学术问题的原始思维内涵，获得被访谈者的经历、态度和行为。焦点组访谈法是指针对某一特定问题选取具有代表性的 8～12 个参与者进行渐进的、引导式的访谈。主要优点是能够提供详细的信息，并且从多个参与者中获得比单个访谈更丰富的信息，并可避免一些从未被研究者感知过的信息被遏制。

2. Q 方法 Q 方法是一种研究人类主观认识的研究方法，属于因素分析技术，具有主观认识与客观测量相结合的特点。定量研究一般需要大量均质的样本，假设个体存在差异但个体之间不互相影响，而且存在内部相关性。Q 方法不需考虑个体差异，样本量少，是一种适合研究个人的主观意识的方法。它通过访问一组名医，让受访者根据个人对某一研究主题 Q 语句的同意程度排序，应用 PQ method 软件分析：①进行专家或专家学术思想分类，研究每一个因子代表的专家的学术观点；②将不同专家的观点进行分类归纳，得出基于多专家的主要观点；③根据每一因子包含的专家，结合专家的背景资料，可以研究不同观点专家的特点及不同因素对专家观点的影响，如地域、经历等。Q 方法最终得到的结果是基于多个专家对同一问题认可程度的因素集合，它可以反映不同专家对疾病共性规律的认识，弥补既往单一专家经验研究的缺陷，使得总结出的名老中医经验更符合客观实际，也更容易被广泛认可，Q 方法已经成为一种重要而且有效的方法。

（三）数据挖掘

数据挖掘（date mining）是从大量的、不完全的、有噪声的、模糊的、随机的实际数据中，提取隐含在其中的未知的、具有潜在价值的信息和知识的过程。数理分析方法具有系统性、多角度、大通量、客观化的特点，能够客观总结、归纳证、病、症、方、药间复杂的关系。

1. 统计方法 统计方法包括频数分析、回归分析、判别分析、聚类分析等多种统计方法。①频数分析：可以对名老中医辨证、立法、处方、用药的频次进行统计分析，总结其诊疗特色。

②判别分析：有贝叶斯判别、费歇尔判别、非参数判别等模型。贝叶斯判别是指基于概率分析、图论的一种不确定性知识的表达和推理的模型。它能直接从数据出发获取知识，从数据中发现变量间的因果关系，并用概率定量表示这些因果关系的强度，表示出定性知识和定量知识。在名医诊疗数据库基础上，运用贝叶斯网络方法可以提取证候要素，确定其定量诊断，阐释证候要素病证组合规律。③聚类分析法：是利用物以类聚的原理，把大量无序的数据分成数类，从而发现大量数据中的规则。④关联规则分析：可以研究名老中医的方剂配伍规律，哪几种或哪几类中药是最常用的药物组合，治疗疾病的基本方药组成，提炼出名医用药的一般规律。⑤无尺度网络是基于关联规则的一种数理模型。基于古方及当代临床复方数据的分析表明，中医学理论指导下的复方配伍过程具有无尺度复杂网络现象。应用这种方法可以分析名医诊治疾病的治疗原则和常用治法、核心方药、临证用药经验等，对名老中医学术思想和诊疗经验进行更为深入、客观、全面的总结。

2. 神经网络方法 这是模拟人脑工作机制的一种计算模型，它是由非处理单元组成的非线性大规模自适应系统，以类似于人脑神经网络的并行处理结构进行信息的高级处理。具有自适应性、并行处理能力和非线性处理的优点，在医学领域被广泛应用。以名老中医病证结合医案数据库为基础，运用神经网络法可以建立证候诊断的数理模型，为证候诊断标准化提供依据。

3. 数据库方法 数据库方法主要是多维数据分析和联机分析处理（online analytical processing，OLAP）技术，此外还有面向属性的归纳方法。通过建立名老中医数据库，针对不同主题，通过设置病例数据的范围，利用多种数据挖掘方法，实现对不同名老中医共性及个性经验的知识发现。发现了名老中医运用某些治法、方剂及药物的特点，得出不同名老中医针对中、西医疾病的异病同治规律，从而总结出不同名老中医临床经验的共性规律及个性差异。有利于更加深入地认识中医个体化医学的核心内涵，发现其共性规律，明确个性经验产生的原因，为今后开展验证性研究以及形成更加科学的中医理论提供了基础，同时为后学者博采众长，学习和汲取多位名老中医经验提供了示范。

二、研究进展

在国家政策、科技项目支持下，全国各地开展了名老中医带徒，成立名医传承工作室，整理名医医案、医话，研究名医经验，挖掘名医秘方、经验方，出版名医专著等。名老中医经验传承研究归纳为三大内容：①名老中医临床诊疗经验的研究，往往是研究名老中医成就的起点，包括辨证论治临床诊疗策略、临床诊疗行为及临床诊疗技术等重要研究内容；②名老中医学术思想的研究，包括学术思想、学术渊源及学术脉络与文化等研究重点；③名老中医医德与治学的研究，包括名老中医人格品行、医德医风以及治学方法的研究等。传承方式应立足于综合性学术传承研究，探索和构建层次梯队健全、资源共享、群体传承、立体交叉的综合性传承模式。

研究型传承是名老中医学术经验研究的重要方面。从临床（名老中医原始经验）到实验（阐明机理、优化组方和剂量）再到临床（推广应用、完善名医经验）的模式，将名老中医经验放在文献、基础、临床的整体框架中去检验、去验证、去补充、去完善，从理论认识、基础研究、临床研究方面扩展对名老中医的认识，深度和广度均有所拓展，有望创新。

名老中医临床经验创新理论研究的基本模式可以概括为：①总结提炼、理性升华。②梳理挖掘、理论创新。③回归临床、实践检验。④现代研究、阐释内涵。今后应继续遵循传统方法与现代方法相结合、个体经验总结与群体规律探索相结合的原则，充分利用现代科学技术，在全面采集名老中医诊疗、成才、养生等综合信息的基础上，从医术、医理、医道等多个层面，研究其临证经验、思辨特点和学术思想，挖掘个性特点，总结共性规律，提炼学术观点，并进而开展临床应用研究、理论创新研究。要加强对中医药学原有的知识体系、学术本质、理论精髓、特色优势的阐释和传承，引导创新的方向，使中医药的创新真正有利于中医药的发展。

第四节　针灸学研究

针灸学是以中医学理论为指导，研究经络、腧穴及刺灸方法，探讨运用针灸防治疾病规律的一门学科。针灸疗法具有适应证广、疗效显著、应用方便、经济安全等优点，普遍为人们所接受，已经成为世界医学的重要组成部分。针灸疗法的研究与发展，对扩大针灸治疗范围和提高针灸治疗效果、改善针灸条件、推动针灸现代化有重要意义。

一、研究思路和方法

1. 坚持中医学理论指导下的整体和功能性研究　针灸学是中医学的重要组成部分，针灸学的研究同样离不开中医理论的指导。中医学强调的人与自然界以及人体内部是一整体的观念同样适用于针灸学领域。针灸学的理论核心是经络、腧穴理论。通过对经络、腧穴的刺激，可对机体产生疏通经络、调整阴阳、扶正祛邪的整体性治疗作用。给予机体针灸刺激或治疗，可形成多途径、多环节、多层次、多靶点的整体性调节作用。因此，在整体观念的指导下进行针灸研究，一方面可运用多系统、多器官同步研究的方法研究针灸作用原理，如研究某一治疗方案对机体各器官、各系统的影响，或明确某一穴、某一经或不同经脉配伍、不同穴位配伍等的各种针灸方案对机体的影响，并判别对不同系统、不同器官的影响主次；另一方面，集基因组学、蛋白组学、转录组学及代谢组学等多种组学为一体的系统生物学，已经成为从整体层次上研究生命系统的一门新兴科学。系统生物学与中医药、针灸理论的整体观、系统论不谋而合。因此，引入系统生物学的观点和技术开展针灸作用原理研究是揭示针灸作用整体性特点较为全面、系统的研究工具。

针灸研究除了采用与整体观念相符合的从整体切入的研究方法外，从功能入手也是针灸研究的特点之一，如经络实质的研究，在中医、针灸的理论框架下，经络具有的"行血气、营阴阳""决死生，处百病，调虚实"的作用，主要体现的是一种功能，而非结构或形态。这在过去一直强调从物质结构角度去探索经络实质的实践中得到了反证。再如，针灸中的"经气""得气"等，在结构上很难找到对应的物质形态，但如果转换成为经络的功能状态或者机体的一种功能状态去理解和研究，切入点就更为简单和合理。针灸研究从功能入手的特点还表现在针灸对机体的影响主要是在功能而非结构。无论是针对心脏、肺脏、胃肠、脑等器官，还是对肌肉、骨骼、血管等组织，已有研究表明，针灸的影响主要是功能而非结构。因此，在科学技术不断进步与发达的现在和未来，引入能够对组织、器官进行功能检测的工具和方法进行针灸研究，将是揭示针灸更多奥秘的关键方法所在。

2. 以提高临床疗效为根本的基础与临床结合研究　针灸学是一门实践性极强的临床学科，理、法、方、穴、术是其完整的体系构架。理与法是基础研究的核心，方、穴、术是临床研究的重要内容，两者脱离，分别进行孤立研究，在某种程度上也会得到相应的研究成果，但并非一定符合针灸学科的实际，也难以全面体现针灸学的特点与特色。融基础与临床为一体，以提高临床疗效为目的开展经穴特异性、针麻、灸法、经穴体表特异性联系及量效关系系列研究，这既符合针灸学科的自身特色与发展需要，也将成为引导今后针灸研究的重要方向与思路。

在基础与临床紧密结合进行研究的具体过程中，针灸研究的特点呈现为尽可能采用人体试验进行相关研究，或将动物实验与人体试验有机结合。虽然通过动物实验可以获取更多的研究成果，但由于针灸学的理论核心是经络、腧穴，动物身上的经络、腧穴与人体经络、腧穴的种属差异，影响着研究结果的广泛认同。因此，针灸实验研究将更加重视人体试验，特别是无创伤性多学科研究工具介入进行人体研究。

3. 重视古代文化对针灸学的影响　在中医学领域，传统文化的渗透与影响无处不在。在针灸领域，不同时代，如周朝的阴阳风雨晦明之说，汉代的阴阳五行之说，晋时道家、唐时佛教、宋时儒家等都对针灸学的发展产生了一定影响。如道家的太极阴阳、九宫八卦、河图洛书、干支甲子等具有强烈时空观的道学理论与针灸相互渗透，形成了时间针法、八卦针法等。针灸临床运用的灵龟八法，就是将运用九宫八卦原理与阴阳演变之道结合，再融合人体奇经八脉气血的理论，以八个经穴、天干地支、河洛数字进行推算而来。另外，在针灸学的发展过程中，师承的差异、地区的不同，导致流派纷呈，各具特色。如古代比较突出的黄帝岐伯流派、扁鹊流派以及西汉时期以仓公为核心的流派、三国时的华佗针派、晋朝以后以葛洪、鲍姑夫妇为代表的灸派、南朝徐熙一家六代父子相承的针灸学派等等。在今后的研究中要充分考虑传统文化对针灸理论体系发展的影响，吸纳其中的精华，这或可成为创新针灸理论新的元素。要特别重视和发挥针灸学的原创优势，不断创造针灸学科的新理论、新观点、新概念，如对传统经络理论进行历史发展源流梳理，再结合临床实践，从可以肯定的经络现象及其功能入手，采用多学科手段，进行与经络相关的特异性组织结构和功能研究、经络与脏腑相关途径研究、经络循行的客观定位及理化检查方法的研究、穴位效应特异性研究等，必将探索或揭示经络的实质，以促进针灸理论的创新发展。

二、研究进展

1. 针灸疗效机制研究　以针刺麻醉和针灸镇痛为代表的实验研究结果，成为中医针灸现代化的标志性成果。针刺麻醉与针刺镇痛机制研究历经了三个阶段，即初始阶段，侧重于神经生理学机制和一般化学因素的研究，随后侧重于针刺与内源性吗啡样物质关系方面的研究，目前进入到神经生理与神经化学等多学科相结合的细胞水平研究阶段。第三个阶段，针刺麻醉与针刺镇痛机制研究。运用现代科学理论和方法证明了我国传统医学针刺疗法的科学性，深化了研究者对传统针灸学所蕴含的对生命活动以及疾病治疗规律性的认识。

X线、CT、MRI等成像技术的出现在腧穴的解剖形态学、腧穴安全针刺的深度和角度以及观察针灸对机体某组织、器官形态学的影响等方面发挥了作用，为深入开展穴位的形态学研究开拓了思路，为进一步开展穴位的功能、腧穴的特异性研究提供了理论依据。

对于经络实质的研究，国内外学者们做了大量的工作，目前尚未获得肯定的结论。现代研究主要从循经感传现象、针刺作用传导途径、内脏与体表的相关性、经络的形态学基础等不同角度进行研究，积累了不少的资料和经验，为进一步深入研究并阐明经络实质打下了基础。

2. 针灸临床研究　随着循证医学与临床流行病学在中医学领域的运用与发展，针灸临床研究不断规范化，全球高质量的随机对照实验研究结果为针灸干预的系统评价结论提供了有效性证据，为针灸的临床决策提供科学的证据支持，也为明确针灸的科学性和有效性提供基础和保障。其中，针灸治疗神经系统疾病如脑血管意外、脊髓损伤等，以及免疫系统病症诸如类风湿性关节炎等的临床研究系统而深入，对亚健康状态的调整以及疾病过程中针灸作为替代医学的重要组成部分的临床系统研究也已逐步形成。

3. 针灸方法和技术研究　针灸方法和技术不断丰富和发展，主要有电针疗法、穴位磁疗法、穴位激光照射疗法、穴位红外线辐射疗法、穴位微波针疗法、穴位低频声波输入疗法、穴位药物离子导入疗法、穴位注射疗法、穴位埋线疗法等。微针系统如耳针疗法、头针疗法、眼针疗法、面针疗法、鼻针疗法、口针疗法、腕踝针疗法、手针疗法、足针疗法、生物全息诊疗等亦得以广泛应用。

4. 针灸标准化研究　在针灸行业指南方面，目前已完成了针灸治疗抑郁症、带状疱疹、中风后吞咽困难、偏头痛、贝尔面瘫 5 种疾病的世界卫生组织西太区针灸临床实践指南的编制工作，并在此基础上，又启动了 15 个由国家中医药管理局立项的临床有效病症的针灸临床治疗指南的研制工作，颁布了中国针灸学会《"冬病夏治穴位贴敷"疗法临床应用指导意见》。

在针灸国家标准方面，自 2005 年以来，已组织研制包括《针灸技术操作规范》系列国家标准在内的针灸国家标准项目共 28 项，其中 22 项已正式发布，6 项正在报批中。其中，《针灸针》《耳穴名称与定位》《针灸技术操作规范头针》和《针灸技术操作规范艾灸》，已开展世界针联国际行业组织标准的制定，利用世界针联作为国际行业组织的优势，推动针灸国际标准的研制。

第五节　中医临床研究的注意问题

近年来，中医临床研究取得一些新的成果并为中医学术注入新的活力。但总体而言，仍有许多问题需要注意，从而影响了中医临床研究的顺利进行。这些问题概括起来主要有四个方面。

一、注重以中医学理论为指导

中医具有独特的理论体系，因此临床研究必须以中医理论为主导，通过实践反证中医理论的正确性，并在应用中求发展。临床研究要有切合实际的中医药理论依据，引入现代科技方法开展研究，但应避免以西医理论为主导，对中医研究中，生搬硬套，牵强附会。

二、注重病证结合原则

病证结合研究是将疾病概念体系与证候概念体系相结合，研究疾病的发生发展规律，揭示中医学基础理论的科学内涵，从而指导疾病防治。辨证论治是中医临床的主要优势，采用病证结合，以证带病，以病带证的研究方法，有助于提高中医临床研究的整体水平。证可以是多种疾病或在病的某一阶段的共有表现，原发病虽有多端，但一旦出现同一证候时，其病理特点、辨治规律往往相同。为此，对某一证候的治疗，可以用于许多与其相关的疾病。注意辨病论治，可进一步掌握病的特异性，可达到病证结合，提高中医临床治疗针对性。如厥脱（休克）是外感、内伤多种病因所致的危重急症，多有原发病的基础，若能在辨证的同时，审证求因，结合不同病因治疗，就可做到以证带病，进一步掌握厥脱不同病因和证候的诊治规律。

三、注重中医现代化要求

中医临床研究是通过中医处理因素对受试对象所呈现的效应来检验假说的，这就必须有能反映处理效应的观察指标。选择好观察指标，是临床研究能够得到可靠结论的前提。传统中医临床研究的观察指标，多属传统指标和主观指标。现代中医临床研究更加强调研究设计的科学严谨和效应指标的科学合理。科学合理的观察指标应当注重其客观性、关联性和先进性，以适应中医现代化的要求。

现代技术检测记录的客观指标是现代中医临床研究有别于传统中医临床的主要标志之一。客观指标的应用是为临床研究目的服务的。恰当、合理地应用客观指标，有助于对中医病因病机治则理论的创新性探讨，是中医微观辨证（辨证客观化）的有力工具，对中医药临床疗效评价、机理探讨都具有关键性作用。选择临床研究的客观指标，首先要注意指标的关联性（有效性、有用性），即所选指标与临床病证的诊断和治疗密切关联，能确切反映研究因素所产生的效应。所选指标最好能有中医特色，即能够反映中医学术特色和中医概念的本质，例如与血栓形成、凝血、血小板活化、微循环障碍相关因子作为血瘀证辨证和活血化瘀药疗效观察的指标。指标的先进性，主要体现在指标的创新性和现代化，要根据中医临床研究的实际需要，尽可能地应用先进的科学技术和现代化手段，筛选、建立或从现代医学移植一些具有特异性、敏感性，能够精密、准确地观测、度量和记录的指标。

四、符合伦理学原则

伦理学是医学临床研究中必不可少的部分，保护受试者是医学伦理学的核心内容。其目的旨在确保人体医学研究的一切制度安排都围绕受试者权利保护进行，受试者利益高于一切。世界卫生组织在芬兰的赫尔辛基通过的《世界医学协会涉及人的医学研究道德原则的赫尔辛基宣言》（简称赫尔辛基宣言）、联合国教科文组织的《世界人类基因组及人权宣言》（1997）和《生命伦理及人权宣言》（2005）已经成为生命伦理方面的国际规范性文件。医学人体试验中应当保护受试者的生命权、健康权、尊严、完整权、自主决定权、隐私权、个人信息保密以及治疗权与损害补偿权。中医临床研究中，应遵循医学伦理学原则，需使受试者全面了解研究的相关信息，并取得患者或受试者的知情同意，方可进行临床研究。

临床研究启动前，应通过所在医疗机构伦理委员会的审查批准。研究实施过程中，知情同意是保护受试者权益的重要法则。知情同意权包括知情权和同意权。知情同意权的要素包括信息的揭示、信息的理解、自愿的同意和同意的能力，其中最重要的因素是"理解"。因此，知情同意是一个解释、说明和交流的过程。研究者必须将临床试验过程中所有可能影响受试者决定的信息及时告知受试者，使之有机会重新考虑自己的决定；受试者在同意参加试验后，享有随时改变自己同意的结果，随时选择退出的权利，而且不能因为退出试验而受到歧视或报复。这一点在受试者是病人时显得尤为重要。受试者退出试验后，其原本享有的常规医疗不能因此而受到影响。临床研究中，一般需获得患者明确授权的知情同意，即签署"知情同意书"。

第十一章
中药研究

扫一扫，查阅本章数字资源，含PPT、音视频、图片等

第一节 中药研究概述

一、中药的定义

中药是指在中国传统医药学理论指导下，用于预防、治疗、诊断疾病并具有康复与保健作用的物质，主要来源于天然的植物、动物、矿物及其加工品。中药学是以中药为研究对象，研究中药基本理论和中药的来源、采收、炮制、功效、制备及临床应用规律等知识的一门学科，是传统中医学的重要组成部分。

二、中药研究的范畴

随着中医药学的不断发展，中药学科不断分化，以中药资源、中药鉴定、中药化学、中药炮制、中药药理、中药制剂和临床中药等为代表的多个分支学科相继建立，多学科协作开拓了中药研究的新局面。

中药研究内容主要包括中药药性理论研究、中药资源与鉴定研究、中药炮制工艺研究、中药化学成分与物质基础研究、中药药理和毒理研究、中药制剂工艺研究、中药质量标准研究、中药临床疗效研究、中药新药及健康产品开发研究、药事管理法规和新药申报研究等。

三、中药研究的目的与意义

中药是我们的祖先在长期的医疗实践中积累起来的，它对于维护人类健康，促进中华民族的繁衍昌盛做出了巨大贡献。中药研究的目的是在继承和发扬中医药优势和特色的基础上，充分利用现代科学技术的方法和手段，以临床问题为导向，建立面向临床疗效的中药标准化体系，阐释中药及其复方制剂的活性成分组成、配伍规律和作用机制，明确中药的不良反应及其评价干预的方法，全面提高中药的临床治疗效果，充分发挥中医药的医疗保健价值，提高其市场的竞争力。中药研究有助于制定中药材生产质量管理规范，以规范中药材的生产环节，保证中药材的质量；阐明中药的药效物质基础，制定相关的质量标准，合理有效控制中药质量，保证临床疗效和用药安全；探索中药在体内的吸收、代谢和作用规律，阐明其作用靶点和分子机制，为中药的临床应用提供科学依据；在继承经典的基础上，结合现代的科学技术和研究方法，进一步发现、挖掘和研究中医药的资源宝库，开辟潜在药源，研发新药及健康产品；提升中药的临床用药水平，指导临床合理用药，有助于促进中药现代化，推动中医药产业的发展。

第二节　中药的研究方法

一、中药药性理论研究

（一）定义

中药药性理论是研究中药的性质、性能及其运用规律的理论，是中药理论的核心内容之一，主要包括四气、五味、升降浮沉、归经、有毒无毒、配伍、禁忌等。中药药性理论研究是指导临床用药的重要依据，是衔接中医理论与临床的桥梁，也是中药区别于植物药和天然药物的突出标志。

（二）研究方法

1. 四气的研究　四气（四性）是指中药寒、热、温、凉四种不同的药性，反映中药在影响人体阴阳盛衰、寒热变化方面的作用趋势。中药四气理论研究主要从药物所含成分和药物对机体的影响两方面进行研究，必须与中医证候研究有机结合起来，对四气理论进行深入发掘、整理，选择定量或定性的客观指标，探究其物质基础，对其作用的相关性进行深入研究。此外，还应加强病证寒热与药性寒热的研究，并采用现代科学方法如生物热动力学、系统生物学方法、化学元素分析法对四气进行深入的研究。

2. 五味的研究　五味是指中药具有辛、酸、甘、苦、咸五种不同的味道。五味不同因而具有不同的治疗作用，五味理论揭示了中药组分不同、药效不同的客观规律，是阐明中药作用机理，指导临床用药的理论依据之一。中药五味理论是在长期的临床实践中总结出来的用药理论，重在指导临床用药，后续研究应以功能为核心，着眼于药物与机体间的相互作用，以化学成分与药理作用相结合或以无机元素含量为基础，将"五味–化学成分–药理作用"三者结合进行研究以阐明中药五味的现代科学内涵。

3. 升降沉浮的研究　升降沉浮反映药物作用的趋向性，是说明药物作用的一种性能。中药产生功效的原因与药物的升降浮沉和人体气机的升降出入存在一定的对应性，药物的升降浮沉主要由药物本身决定，并受炮制、配伍等的影响，因此药物升降浮沉的研究必须考虑炮制和配伍的因素。目前中药升降浮沉的研究仍处于起步阶段，须借助其他学科的平台和技术，研究升降浮沉对药物和体内功效的影响，明确升降沉浮理论的规律和内涵。

4. 归经的研究　归经是药物作用的定位概念，即某药对某些脏腑经络有特殊的亲和作用，因而对这些部位的病变起着主要或特殊的治疗作用，是中药药性理论的重要组成部分。中药归经理论的现代研究主要从形态学、药理学、化学成分、受体学说、载体学说及靶向给药对环核苷酸的影响等方面进行，全面探讨归经的物质基础，并从分子水平阐明这一理论所涉及的现代生理、生化、药理、病理等问题，揭示归经理论的实质。

5. 配伍的研究　配伍理论是中药理论的重要组成部分，对中药的临床应用具有重要指导意义，开展配伍研究对继承和发展中医学理论有着重要的意义，同时也为指导临床应用和中药新药开发提供依据。中药配伍研究应当遵从病证结合、方证对应、理法方药统一的指导思想，对复方进行整方或拆方，采用现代技术对中药配伍化学物质基础、方剂配伍机制进行研究，沿用中药化学、药物分析学和计算机科学等多学科交叉综合研究途径，以中药活性组分为先导，围绕中药有效组分配伍优化和揭示其组效关系的关键科学问题和核心技术环节，揭示中药配伍理论的规律和科学内涵。

二、中药资源与鉴定学研究

（一）定义

中药资源与鉴定是研究中药资源的种类分布、群居演化、鉴别特征、药材质量和开发利用的一门学科，是在中药资源调查和传统经验鉴别的基础上，运用现代科学技术研究中药的基原、形态、性状、鉴别特征和含量变化，制定和建立中药材的规范化质量标准，指导中药资源的合理开发和利用，寻找和扩大新药源，其研究对象包括药用动物、植物、矿物资源及中药饮片和中成药等。

（二）研究方法

1. 基源和品种鉴别　通过观察植物形态、核对文献、核对标本等步骤对中药的基源进行鉴别。这是中药鉴定的核心目的，也是中药后续生产、资源开发及新药研究工作的基础。

2. 性状鉴定　用眼观、手摸、鼻闻、口尝、水试、火试等简便易行的鉴定方法，来鉴别药材的外观性状，提供典型的鉴定特征。其鉴定的内容主要包括：性状、大小、颜色、表面特征、质地、折断面、气味等。

3. 显微鉴定　主要是利用植物形态组织学和解剖学的特征及制片技术，使用显微镜对药材的切片（横切面、纵切面）、表面片、解离组织或粉末进行观察、比较、分析。选择药材的合适部位或粉末，制成显微标本片（或进行显微化学反应），在显微镜下进行观察，根据标本的组织构造和细胞内含物的特征，进行中药材真伪的鉴别和纯度的鉴定。近年来随着现代技术的不断发展，透射电镜、扫描电镜、X 射线衍射分析等技术手段均被应用到中药鉴定的研究领域中。

4. 理化鉴定　利用物理、化学的或仪器分析法，鉴定中药的真实性、纯度和品质优劣程度，统称为理化鉴定。通过理化鉴定分析中药中所含的主要化学成分或有效成分的有无和含量的多少，以及有害物质的有无等。中药理化鉴定的实验方法，一般使用少量的药材干粉、切片、浸出液经初步提取分离后进行分析。常用的理化鉴定方法包括物理常数的测定、膨胀度的测定、色度检查、泡沫和溶血指数的测定、微量升华、荧光分析、显微化学反应、水分测定、灰分测定、浸出物测定、挥发油测定、分光光度法、色谱光联仪分析法及有害物质的检查等。

5. 传统资源调查　传统中药资源调查方法大致分为踏查、详查以及样地调查等，同时进行访问调查及历史资料的查询。踏查是对调查地区或区域进行全面概括了解的过程。详查又称全面调查，是在踏查的基础上，详细记录调查区内药用植物的种类、数量、高度、频度、盖度、利用部位的单株重量等情况的过程。样地调查即在调查范围内按不同方向选择几条具有代表性的线路，沿着线路，在有代表性的区域内选择调查样地，按一定方式设置样方，在样方内利用样株法或投影盖度法估算出单位面积药材的蕴藏量。

6. 现代资源调查　现代中药资源调查法是运用现代的科学技术，对中药的自然资源进行调查和信息管理，其中以"3S"技术最为突出。"3S"技术是遥感（RS）、地理信息系统（GIS）和全球定位系统（GPS）技术的简称，RS 技术是基础，GIS 起辅助信息处理作用，GPS 用于辅助空间定位。在"3S"中 GPS 和 RS 分别用于获取点、面空间信息或监测其变化，GIS 用于空间数据的存贮、分析和处理。三者在功能上存在明显的互补性，在实践中，将三者集成在一个统一的平台上，其各自的优势得到充分发挥，"3S"技术以其快速、经济、方便等特点，在资源调查方面显示出极大的优势，为第四次全国中药资源和动态监测提供了新的技术方法。

三、中药炮制学研究

（一）定义

中药炮制学是研究中药炮制理论、工艺、规格、质量标准、历史沿革及其发展方向的学科，是在中医药理论的指导下，根据药材的性质和临床应用的需要将药材净制、切制、炮炙处理，加工成一定规格饮片的传统制药技术。它是中药学独有的加工方法，是中医药学的一大特色。炮制的主要目的为增效减毒便于贮存，保证用药安全和临床效果，中药炮制后质量的优劣直接影响中医临床治病的效果。

（二）研究方法

中药炮制的基本工序包括净制、切制、炮炙。其中炮炙又包括炒、炙、煅、蒸、煮及其他制法等。

1. 净制　净制即净选加工。中药材在切制、炮炙、调配或制剂时，均应使用净药材。净制可根据具体情况，选用挑选、筛选、风选、淘洗、漂、剪切、刮除、刷净、燎等方法去除泥沙杂质及非药用部位，使药材达到炮制质量标准要求。

2. 切制　切制指经净制的药材，除鲜切、干切者外，用水净润使其质地柔软后，切制成一定规格的片、段、块、丝。为了便于切制，须对干燥的原药材进行淋润、闷润或泡润等软化处理，应少泡多润，防止有效成分流失。并应按药材的大小、粗细、软硬程度等分别处理。

3. 炮炙　根据临床需要，按照炮制规范对切制后需要进一步加工的药材进行炮炙，常用的炮炙方法有炒法、炙法、煅法、蒸煮焯法。

（1）**炒法**　根据炒法的操作及加辅料与否，可分为清炒法和加辅料炒法。清炒法根据炒制时间和温度分为炒黄、炒焦和炒炭。加辅料炒法根据辅料分为麸炒、米炒、土炒、砂炒、蛤粉炒等法。

（2）**炙法**　炙法根据所用辅料分为酒炙、醋炙、盐炙、姜炙、蜜炙、油炙等法。

（3）**煅法**　煅法依据操作方法和要求分为明煅法、煅淬法、闷煅法。煅法主要适用于矿物类中药，以及质地坚硬的药物。

（4）**蒸煮焯法**　为一类"水火共治"之法，"水"可指清水，亦可指酒、醋或药汁（如甘草汁）。蒸法指利用水蒸气加热，煮法指在水温或者其他药汁温度中进行加热，焯法指在沸水中进行短时间浸煮。

除上述阐述的几种炮炙方法外，还有复制法、发酵法、发芽法、制霜法、烘焙法、水飞法等。

四、中药化学与药效物质基础研究

（一）定义

中药化学与药效物质基础研究是在中医药理论指导下，运用现代科学方法和技术探讨中药的化学成分类型，明确中药药效的活性物质的总和，诠释药物化学成分与药物效果之间的作用规律和构效关系。中药药效物质基础研究是中药现代研究的关键点之一，是阐释中药整体功效及其作用本质的核心环节，是中药安全、有效和质量控制的重要基础。由于中药多成分和药效作用的复杂性，以及中药各有效成分的协同作用，中药药效物质基础研究在中医学理论指导下，以临床疗效为中心，通过可靠、可信的中医证候动物模型，同时借助化学和生命科学领域的现代研究方法和分析技术，从不同层次、不同方面着力探索中药整体性、系统性作用的本质，为中药质量控制提供切实可行的依据。

（二）研究方法

1. 提取方法　中药提取方法包括煎煮法、浸渍法、渗漉法、回流法、水蒸气蒸馏法、超声波提取法、超临界萃取法、半仿生提取法等。

（1）煎煮法　煎煮法是用水作溶剂，将药材加热煮沸一定的时间，以提取其所含成分的方法，又称煮提法或煎浸法，适用于有效成分能溶于水且对热较稳定的药材。由于煎煮法能提取出较多的成分，符合中医传统用药习惯，故对于有效成分尚不十分清楚的中药或方剂进行剂型改进时，通常采取煎煮法粗提。

（2）回流法　回流法是用乙醇等易挥发的有机溶剂提取药材成分，将浸出液加热蒸馏，其中挥发性溶剂馏出后又被冷凝，重复流回浸出器中浸提药材，这样周而复始，直至有效成分回流提取完全的方法。

（3）水蒸气蒸馏法　水蒸气蒸馏法是将含有挥发性成分的药材与水共蒸馏，使挥发性成分随水蒸气一并馏出，经冷凝分取挥发性成分的浸提方法。该法适用于具有挥发性，能随水蒸气蒸馏而不被破坏，在水中稳定且难溶或不溶于水的药材成分的浸提。水蒸气蒸馏法可分为共水蒸馏法、通水蒸气蒸馏法、水上蒸馏法。为提高馏出液的浓度，一般需将馏出液进行重蒸馏或加盐重蒸馏。此法适用于具有挥发性，能随水蒸气蒸馏而不被破坏，与水不发生反应，又难溶或不溶于水的化学成分的提取、分离，如药材中挥发油类成分的提取。

（4）超声波提取法　超声波提取是利用超声波的空化作用、机械作用、热效应等增大物质分子运动频率和速度，增大溶剂的穿透力，从而提高药材有效成分浸出率。与煎煮法、浸渍法、渗漉法等传统的提取方法比较，具有省时、节能、提取效率高等优点。

2. 分离精制方法　中药材及其复方的提取液是多种成分的混合物，既含有有效成分又含有无效杂质。在提取后应尽量除去杂质，否则会影响制剂的质量及稳定性。常用的分离方法有沉降分离法、离心分离法、滤过分离法等。常用的精制方法有：水提醇沉法、醇提水沉法、超滤法、盐析法、酸碱法、澄清剂法、透析法、萃取法等。

（1）水提醇沉法　水提醇沉法是中药制剂研究中最常用的精制方法。是先以水为溶剂提取药材有效成分，再用不同浓度的乙醇沉淀去除提取液中杂质的方法。先将中药材饮片用水提取，再将提取液浓缩至约每毫升相当于原药材 1～2g，加入适量乙醇，静置冷藏适当时间，分离去除沉淀，回收乙醇，最后制成澄清的液体。

（2）醇提水沉法　醇提水沉法是先以适宜浓度的乙醇提取药材成分，再用水除去提取液中杂质的方法。其原理以及操作与水提醇沉法基本相同。

（3）絮凝沉淀法　絮凝沉淀法是在混悬的中药提取液或浓缩液中加入一种絮凝沉淀剂，以吸附架桥和电中和方式与蛋白质、果胶等发生分子作用，使之沉降，除去溶液中的粗粒子，以达到精制和提高产品质量目的的方法。絮凝剂的种类很多，有鞣酸、明胶、蛋清、101 果汁澄清剂、ZTC 澄清剂、壳聚糖等。

3. 浓缩干燥方法　浓缩是中药制剂原料成型前处理的重要操作单元。中药提取液经浓缩制成一定规格的半成品，或进一步制成成品，或浓缩成过饱和溶液使其析出结晶。由于中药提取液各自的物理、化学性质不同，有着各自的特点，所以在蒸发浓缩时必须按中药提取液的性质与蒸发浓缩的要求，选择适宜的蒸发浓缩方式。如：若提取液中有效成分是耐热的，而溶剂又无燃烧性，无毒害，无经济价值，在工艺设计时可选择采用常压蒸发法进行浓缩；若为了回收有机溶剂或降低提取液中热敏感成分损失率，可选择采用减压蒸发法进行浓缩。此外，薄膜蒸发法因其具有蒸发速度快、受热时间短，不受料液静压和过热影响，成分不易被破坏，可在常压或减压下连续操作，能将溶剂回收重复利用等特点，在制药浓缩工艺环节，应用越来越广泛。

干燥是利用热能除去含湿的固体物质或膏状物中所含的水分或其他溶剂，获得干燥物品的工艺操作。在中药化学及物质基础研究中干燥的好坏，将直接影响到中药的内在质量。常用的干燥方法有烘干法、减压干燥法、喷雾干燥法、沸腾干燥法、冷冻干燥法、红外线干燥法等。

4. 谱效关系分析方法 谱效关系是建立在指纹图谱的研究之上，应用色谱及其联用技术，最大限度地获取有用的化学信息。将标示活性成分群特征峰的中药指纹图谱与药效结果对应起来，将中药指纹图谱中化学成分的变化与中药药效结果联系起来，建立中药谱效关系，反映复方内在质量。

5. 分子生物色谱分析方法 分子生物色谱技术是随着现代分子生物学和药物化学的不断融合和发展，产生的一种新的色谱技术。该技术基于生物大分子的特异性识别来分离和测定活性化合物，具有选择性高、重复性好、步骤简单和分析快速的特点，在中药特别是复方活性成分的分离鉴定中具有广泛用途。

6. 化学结构研究方法 从中药中经过提取、分离、精制得到的有效成分，首先应对其进行纯度检验。常用的方法有各种色谱如：薄层色谱、纸色谱、气相色谱及高效液相色谱，此外，熔点、沸点、比旋度、折光率等物理常数的测定也能反映出样品是否为单一化合物。其次，对化合物分子式及结构进行测定。目前确定分子式最常用的方法是质谱法与核磁共振。高分辨质谱法不仅可以给出化合物的精确分子量，还可直接给出化合物的分子式。在确定分子式后，结合样品各种化学反应结果和波谱分析数据推测待测化合物的结构骨架及官能团，并对结果加以验证。磁共振技术是确定中药有效成分化学结构的重要手段，具有灵敏度高、选择性强、用量少及快速、简便的优点，可以提供分子中质子的类型、数目及相邻原子或原子团的信息，大大加快了确定化合物结构的速度，提高了准确性。

五、中药药理学和毒理学研究

（一）定义

中药药理学是以中医学理论为指导，运用现代科学方法，研究中药与机体相互作用及其作用规律的学科，中药毒理学主要研究中药毒性作用及其机制和物质基础。中药药理学和毒理学研究的主要目的是阐明中药的药理作用、作用机理和临床应用，揭示中药防治疾病的特点和优势，研究和评价中药对机体的不良反应和安全性的有效方法，是中药学研究、开发和应用的重要内容。

（二）研究方法

1. 动物实验研究 以动物为实验对象，研究药物与动物相互作用的规律，实验可以用健康正常动物为对象，也可以用类似于人类疾病的病理模型，进行中药药效学或者药动学研究。动物实验分为整体和离体两类，整体实验可以用健康清醒动物进行药效学或者药动学研究，也可以用麻醉动物进行研究，观察药物对某个系统或器官的影响。离体实验以动物的器官、组织、细胞、亚细胞或受体分子为实验对象，在体外进行药效学研究。

2. 血清药理学研究　是指将中药或中药复方经口给动物灌服一定时间后采集动物静脉血液，分离血清，用含有药物成分的血清进行体外实验的一种方法。与用中药粗制剂直接进行的体外实验相比，既保持了体外实验条件可控性强、药物效应易于检测、可深入揭示药物作用机理的优点，又能够防止中药粗制剂本身的理化性质对实验的干扰，反映中药在胃肠道消化吸收，再经生物转化，最后产生药理效应的真实过程，并代表了药物在体内产生作用的真正有效成分。目前在中药药理实验研究中得到了推广应用。

3. 中药复方药理研究　主要包含符合中医"证"的动物模型的建立和方剂配伍关系的研究，以整方研究和拆方研究为主。整方研究在遵守原方配伍、剂量配比的基础上，将复方药物经一定方法制备成制剂后，作为一个整体用于研究的方法，适用于阐明复方药物的作用、作用机制，验证新方药效及新药的临床前药理研究等。拆方研究可以根据中医学理论将处方中的中药逐步减去一味或几味中药，也可利用优选法、正交试验法以筛选有效的单味药和活性组分，以观察方剂配伍与药理效应变化之间的关系，探讨方剂的配伍规律。拆方研究在一定程度上验证了方剂组成的合理性及中药配伍应用的优势性。

4. 毒理学研究

（1）**一般毒性实验**　一般毒性试验包括急性毒性实验、长期毒性实验等。中药急性毒性实验是预测中药安全性的重要手段，通过急性毒性实验可了解中药毒性反应、毒性程度。通常以致死量表示，研究方法主要有两种：测定动物半数致死量（LD_{50}）和最大耐受量（MTD）。

动物半数致死量的测定方法首先需要通过预实验找出动物全死和全不死的剂量，正式实验时在全死和全不死的剂量中再插入 2～4 个剂量组。给药后观察各组的死亡数并计算 LD_{50} 及其 95% 的可信限。LD_{50} 作为衡量药物毒性程度的主要指标。药物 LD_{50} 越小，反映药物的毒性越大。

最大耐受量测定法采用拟推荐临床试验的给药途径，以动物能耐受的最大给药剂量，单次或 24 小时内多次（2～3 次）给药，并详细记录动物的反应，所得结果应列表进行统计分析。实验应设空白对照组，并与给药组进行对比分析，计算总给药量，推算出相当于临床日用量的倍数，综合评价受试药物毒性大小。

如果受试药通过 LD_{50} 测定和药效学实验后，表明有实用价值，则可以作长期毒性实验。长期毒性实验是指重复连续给药的毒性实验，一般持续给药时间为 14 日、28 日、90 日和 180 日，观察药物在机体组织中的积蓄或其他机制而产生毒副反应和其产生的严重程度以及发生率等，明确毒性反应的靶器官及其损害是否可逆，同时确定无毒性反应的最高剂量。

（2）**特殊毒性试验**　特殊毒性试验主要包括遗传毒性实验、生殖毒性实验和致癌实验等。遗传毒性实验是指用于检测通过不同机制直接或间接诱导遗传学损伤的化合物的体外和体内实验，能检出 DNA 损伤及其损伤的原因。生殖毒性实验是通过动物实验反映受试物对哺乳动物生殖功能和发育过程的影响，反映其可能产生的对生殖细胞、受孕、妊娠、分娩、哺乳等亲代生殖机能的不良影响，以及对子代胚胎、胎儿发育、出生后发育的不良影响。新药在长期毒性实验中发现有细胞毒作用的或者对某些脏器组织生长有异常促进作用的以及致突变实验结果为阳性的，必须进行致癌实验。

六、中药药剂学研究

（一）定义

中药药剂学是指在中医学理论指导下，运用现代科学技术，研究中药药剂的生产加工技术、质量控制与合理应用等内容的综合性应用技术，评价给药后体内中药的位置、数量、疗效与时间的关系，定量描述中药有效成分、有效部位以及单味中药和中药复方进入机体后的吸收、分布、代谢、排泄等过程的动态变化规律。

（二）研究方法

1. 剂型的选择策略

（1）根据防治疾病的需要进行剂型选择　药物疗效主要决定于药物本身，但在一定条件下，剂型对药物疗效的发挥可起到关键性作用，主要表现为对药物释放、吸收的影响。剂型的选择是中药制剂研究的主要内容之一。不同给药途径的药物剂型，起效时间快慢不同。通常是静脉注射>吸入给药>肌内注射>皮下注射>直肠或舌下给药>口服液体制剂>口服固体制剂>皮肤给药。一般而言，急症用药宜选用发挥疗效迅速的剂型，如注射剂、气雾剂、舌下片、口服液、合剂、保留灌肠剂等；而慢性疾病用药，宜选用作用缓和、持久的剂型，如丸剂、片剂、煎膏剂及长效缓释制剂等；皮肤疾患用药，一般选用软膏剂、橡胶膏剂、外用膜剂、涂膜剂、洗剂、搽剂等剂型；而某些局部黏膜用药可选用栓剂、膜剂、条剂、线剂等。

（2）根据药物本身及其成分的性质进行剂型选择　一般而言，含难溶性或水中不稳定成分的药物、主含挥发油或有异臭的药物不宜制成口服液等液体剂型。药物成分易被胃肠道破坏或不被其吸收，对胃肠道有刺激，或因肝脏首过作用而疗效显著降低的药物等不宜设计为口服剂型。成分间易产生沉淀等配伍变化的组方，则不宜制成注射剂和口服液等液体剂型。此外，选择剂型时，还应注意原方不同剂型的生物药剂学和药物动力学特性，符合"五方便"（服用、携带、生产、运输、贮藏）的要求。在制剂研究中，选择合适的剂型后，应按照该剂型工艺制备及该剂型质量检查项目严格评价。

2. 血药浓度法　血药浓度法是研究中药制剂类型体内生物利用度的经典技术，该方法适用于有效成分明确或具有指标成分的中药制剂，即测定一种或几种已知成分给药后一定时间，血样、尿样或其他体液样品和组织中的药物浓度，根据药物浓度-时间的曲线计算药物动力学参数。

3. 生物效应法　生物效应法指以该中药的某一或某几种生物效应为指标，阐明药物在体内的药物动力学过程。本法适用于对组方复杂、有效成分不明或缺乏微量定量检测方法的中药制剂，可采用生物效应法求取药物动力学参数。常用方法有药理效应法、药物累计法微生物指标法等。

（1）药理效应法　药理效应法是以药理效应为指标测定药代动力学参数和生物利用度的方法。首先建立"时效曲线"和"量效曲线"，经一定变换后得出"生物相药物浓度-时间"曲线，据此进行模型分析和药动学参数的估算。药理效应法反映的是复方的整体药效动力学过程，体现了中药复方配伍的整体性，所得参数对临床用药具有指导意义。但中药复方的作用是多方面的，以某一药理效应为指标的药动学过程并不能代表整个复方。因此选择合适的药理效应指标是该法的关键，原则上应是该药的主要作用，与临床适应证一致，并且应直观、灵敏、可定量检测。

（2）药物累积法　药物累积法又称急性累积死亡率法，是将药物动力学中血药浓度多点动态测定原理与用动物急性死亡率测定药物蓄积性的方法相结合，以估测药物动力学参数。该法是用多组动物按不同时间间隔给药，求出不同时间的体存百分率，以时间对体存百分率的变化进行数据拟合，计算药物动力学参数。本法适用于成分已明或未明的中药制剂研究，特别适用于无法应用化学和药学指标的中药，最适于毒性较大、药性剧烈的中药。

（3）微生物法　微生物法可用于测定具有抗菌活性的中药制剂，其原理是含有实验菌株的琼脂平板中抗菌药扩散产生的抑菌圈直径大小与抗菌药浓度的对数呈线性关系。选择适宜的敏感菌株测定体液中抗菌中药的浓度，然后按照药物动力学原理确定药物处置的房室模型，并计算其药物动力学参数。本法简单、操作容易、重复性好、灵敏度高、体液用量少，可不进行分离提取，测定的指标明确，可直接反映药效。

七、中药质量标准研究

（一）定义

中药质量标准是由国家药品监督管理部门颁布的，对中药的质量指标、生产工艺、检验方法等所作出的技术性规定的规范性文件，是国内中药生产、流通、使用、监督及检验活动共同遵循的法定依据。现行中药质量标准包括《中国药典》、部颁标准和少数地方标准，其中《中国药典》和部颁标准属于国家标准的范畴。中药质量标准研究作为中医药体系的重要组成部分，是监管部门为保证中药质量，确保中药安全有效所采取的一项重要措施，是人民用药安全有效和中医药事业健康发展的重要保证。

（二）研究方法

中药质量研究的主要对象是中药中的有效成分、活性成分、指标性化学成分及毒性成分。根据这些成分的物理化学性质，对其进行定性鉴别、检查和含量测定，以保证中药的安全、有效。

1. 性状　性状项包括中药的外观、臭、味、溶解度以及物理常数等，在一定程度上反映中药的质量特性。其中外观性状是对中药的色泽和外表感观的规定。而物理常数包括相对密度、馏程、熔点、凝点、比旋度、折光率、黏度、吸收系数、碘值、皂化值和酸值等。

2. 鉴别　鉴别项包括经验鉴别、显微鉴别和理化鉴别。显微鉴别包括横切面、表面观及粉末鉴别等鉴别方法。理化鉴别包括物理、化学、光谱、色谱等鉴别方法。

3. 检查　中药材的常规检查项目包括杂质检查、水分测定、灰分测定、农药残留量、重金属含量的测定及其他检查项，对含有毒性成分的中药材还应进行毒性成分的限量测定。

（1）**杂质的测定**　中药中混杂的杂质，系指非药用部位，包括物种与规定相符，但其性状或部位与规定不符的药材；来源和规定不同的物质；无机杂质如砂石、泥块、尘土等。检查方法可取规定量样品，摊开，用肉眼或放大镜（5～10倍）观察，将杂质拣出，如其中有可以筛出的杂质，则通过适当的筛选，将杂质分出。然后将各类杂质分别称重，计算其在样品中所占的百分数。

（2）**水分的测定**　中药材中若含有过量的水分，不仅易霉烂变质，使有效成分分解，且相对地减少了实际用量而达不到治疗目的。水分测定法有五种，即费休氏法、烘干法、减压干燥法、甲苯法和气相色谱法。

（3）**灰分的测定**　包括总灰分、酸不溶性灰分的测定。将中药粉碎过筛、炭化，高温烧灼至灰化，则细胞组织及其内含物灰烬成为灰分而残留，由此所得的灰分称为总灰分。总灰分加盐酸处理，得到不溶于盐酸的灰分，即酸不溶性灰分。

（4）**浸出物的测定**　结合用药习惯、中药质地、已知化学成分类别或提取物的药效研究结果等，选用水、乙醇或乙醚为溶媒，测定中药中可溶性物质的含量，以示中药的品质，在一定的条件下药材浸出物的含量大致有一定的范围。

（5）**农药残留的测定**　农药残留是指随着农药的使用，农药成分及其转化产物残留于作物和土壤的情况。农药残留的检测方法很多，主要包括气相色谱法、高效液相色谱法、毛细管气相色谱法、免疫检测技术等。

（6）重金属的测定　重金属通常是指比重≥5 的金属，如汞、镉、铬、砷、铅等重金属。采用原子吸收分光光度法、比色法、电感耦合等离子体质谱进行重金属分析。

4. 含量测定　中药的含量测定是指用适当的化学方法或仪器分析方法对中药中某些有效成分、指标性成分或毒性成分进行定量分析，并以测定结果是否符合药品标准来判断药品的优劣，是控制和评价药品质量的重要方法。中药含量测定的方法有化学分析法和仪器分析法两大类。由于中药化学组成复杂，所以在含量测定中仪器分析法更为常用。

（1）化学分析法　主要包括滴定法、挥发油测定法、脂肪和脂肪油测定法等。

（2）仪器分析法　主要包括电化学分析法、光谱法、色度法等。其中电化学分析法又可分为电导法、电位分析法及电解分析法等几类，主要有 pH 值测定法、电位滴定法与永停滴定法等。常用的光谱法包括紫外-可见分光光度法、红外分光光度法、荧光分光光度法和原子吸收分光光度法等。另外，常用的色谱法技术包括纸色谱法、薄层色谱法、柱色谱法、气相色谱法、高效液相色谱法和毛细管电泳法等。

第三节　中药研究新思路及新方法

一、中药研究新思路

随着社会的不断发展，人口老龄化加剧，中医药防治常见病、多发病、慢性病及重大疾病的作用日益受到人们青睐，在国际上所获得的认可度不断提高。中药要适应新的社会发展要求，在继承中医药传统理论、技术及应用经验的基础上，需将传统中药的特色和优势与现代科学技术相结合，建立和完善中药标准规范体系，研究开发具有自主知识产权的创新中药，使中药以规范安全、高效方便的新形象进入国际医药市场，保持中医药旺盛的生命力，造福全人类。

（一）整体观思维下的中药研究

中药的性味归经、功效主治是通过中医临床的长期实践，以人体为对象，从整体出发得出的理论。中药的现代化研究一定要在整体观念指导下，系统评价中药的多组分、多靶点、整体调节的功效和特点，以整体药效作为最终的评判标准，促进中药的科学研究与临床应用进一步结合。

（二）配伍理论指导下的中药研究

配伍是中药应用的主要形式，也是在中医体系指导下运用中药的基本理论之一，是中医遣方用药、辨证施治的精髓。现代化的中药研究要在中药配伍宜忌规律的指导下，进一步加强传统中医学理论与现代科学技术的结合，采用高灵敏度、高分辨率技术分析复方化学成分，理清组分间的相互关系、配伍后的成分变化及其体内转化过程；采用传统的药效研究配合多种数理方法，将中药复方成分与药理活性分析结合起来，坚持化学成分、药理作用相结合的研究模式；结合网络药理学手段，从"多基因-多靶点-复杂疾病"的整体模式出发，阐明中药发挥作用的科学内涵。

（三）转化医学驱动下的中药研究

中药作为中医诊疗的有效手段之一，其理论基于中医临床诊疗经验，并加强中药转化医学研究，已是现代中药学科发展的内在要求与必然趋势。转化医学强调基础研究向临床的转化应用，重视个体化诊断和治疗，与中医辨证施治的精髓不谋而合。中药的转化医学研究应该是"临床—基础—临床"的"三部曲"模式，以临床应用中药出发，开发特色的中药新药，同时加强中药的标准化研究提供质量稳定的中药新药，推动中药成果尽快进入临床。

（四）二次开发视角下的中药研究

中药的二次开发是针对已上市的疗效可靠、作用明确的中成药产品，围绕药品质量与临床用药存在的问题或影响因素进行深入研究，获得新临床证据，寻找新临床定位或新适用人群，并在生产过程中进行严格管控，培育质优高效的中药大品种。中药二次开发以临床需求为导向，以中医临床优势病种为目标病证，以疗效明确的中药品种为基础，以提高中成药产品临床疗效及安全性、制药工艺品质、质控水平和药材资源利用率为主要研究任务，通过深入研究和成果转化，破除制约药品推广应用的瓶颈，以药物创新提升科技含量，让传统中药焕发新活力。

（五）多学科交叉促进中药研究

多学科交叉融合是创新的源泉，中药的研究不能靠单一学科的研究，要加强学科的相互交叉协作。随着各学科研究方法和技术手段的不断发展和成熟，中药研究需要不断引入众多学科，包括分析化学、中药药物化学、药理学、细胞生物学、系统生物学、生物信息学等，实现多学科有序交叉和良性互动，建立以中药临床为核心，中药化学和中药药理学为基础，系统生物学为前沿的中药研发平台，加速中药现代化进程。

（六）依托大健康产业加速中药创新发展

随着科技的发展，医学模式由单纯的疾病治疗模式转变为预防、保健、治疗、康复等相结合的模式。中医药提倡"治未病"，在养生保健、医疗康复、慢性疾病等方面具有独特优势，中药大健康产业发展前景广阔。在"大健康"理念引领下，中药依托中医理论，在防治疾病、延缓衰老等方面具有完善的理论基础和方法指导，可开发的大健康产品包括中成药、中药保健品、中药材、中药饮片与提取物、健康食品和饮品、中药化妆品、中药兽药、中药饲料等。"大健康"产业的发展是中药产业发展的机遇，庞大的市场需求将进一步加速中药产业的发展壮大。

二、中药研究新方法

随着现代科学的不断发展，新的研究技术和方法不断运用到中药的研究中，建立和攻克了多种符合国际要求的中药研发技术平台和关键技术，极大提高了中药现代化研究的深度和广度，为中药学的发展带来了巨大的变革。

（一）超临界流体萃取技术

超临界流体萃取技术以超临界流体为溶剂，利用其高渗透性和高溶解能力来提取分离混合物的方法，具有效率高、提取完全等优点。

超临界流体萃取技术是一种环境友好的高效分离技术，被认为是"绿色化学技术"。在提取中药有效成分方面具有速度快、得率高等优点，尤其适合萃取脂溶性、相对分子量小的化合物。利用该技术萃取的天然产物具有纯净、安全、生物活性保留度高、稳定性强及色味纯正等优势，因此，该技术常用来提取天然保健产品，还用于药品提纯、干燥、造粒和制造缓释药丸等领域。

（二）半仿生提取技术

半仿生提取法是基于生物药剂学，为口服给药的中药制剂创立的一种提取技术。该方法模仿口服给药后经胃肠道吸收、转运的过程，采用与胃肠道 pH 近似的酸性或碱性溶剂，依次提取中药及复方原料，以提取含指标成分高的"活性混合体"。半仿生提取法不经乙醇处理，可提取和保留更多的有效成分，缩短生产周期，降低成本。半仿生提取法也在不断地发展完善。中药进入人体，除了 pH 外还有多种酶会影响其消化吸收，在半仿生提取的过程中加入适当的酶，如果胶酶、纤维素酶等，可破坏细胞结构，加快药物有效成分的溶出，即"半仿生-生物酶法"，该法提取温度在 37～60℃，可避免热不稳定成分的破坏，提高提取率，缩短时间。

（三）液相色谱-质谱联用技术

液相色谱-质谱联用技术是以液相色谱为分离系统，质谱为检测系统，充分发挥液相色谱的分离功能和质谱的高灵敏定性分析功能，以获取中药混合物所含化学成分的轮廓和混合物中单一化合物成分结构信息的技术。

传统中药成分研究主要是从复杂中药中提取分离单一化合物，而后采用光谱、色谱等分析技术进行鉴定。液相色谱-质谱联用技术可快速准确地对化学成分进行鉴定。该技术在中药质量控制方面可从单一指标性成分向多项指标的多信息质量模式发展。通过多维指纹图谱的色谱峰保留时间、紫外光谱图、相对分子质量和特征碎片四种信息的相互佐证，得到更加精确的成分信息，从而更有效地控制中药的质量。

（四）高通量筛选技术

高通量筛选利用分子、细胞水平的生物活性检测模型，采用不同密度的微孔平板为实验载体，借助高灵敏度的检测仪器和自动化操作设备对化合物的生物活性进行测定，利用数据信息管理系统分析数据，日筛能力大于 10 000 次，可快速灵敏、高特异性地筛选药物。高通量筛选技术可真实、直接地认识化学成分、有效部位的药理作用，筛选特定生物活性的分子，并进行中药新药开发，有效促进中药临床研究及应用。与传统的研究方法相比，高通量筛选技术可以在同样条件下对数以千万计的分子进行药理作用的研究和观察，提高了筛选效率，这一特点适用于中药复方研究。

（五）虚拟筛选技术

高性能计算的快速发展及分子模拟理论的进步为虚拟筛选在中药研发中的应用奠定了基础。虚拟筛选大致可分为基于配体和基于受体的虚拟筛选。

基于配体的虚拟筛选遵照"结构相似，活性相似"原理，通过比较待测小分子与已知活性分子结构的相似性，来预测未知分子活性；基于受体的筛选则根据"小分子与蛋白靶点间的亲和力与其活性成正比"的原理，通过模拟小分子与靶点在三维空间上的相互作用，预测小分子与靶点的作用强度及模式，从而预测分子活性。目前，随着人工智能的发展，尤其是深度学习算法的进步，虚拟筛选的效率进一步提高，为复杂中药体系中作用于多个靶点的药效成分筛选提供了高效、低成本的方法。

（六）中药作用靶点垂钓技术

中药作用靶点鉴定是深入研究中药作用机制的重要步骤，也是推动中药新药研发的关键。目前常用的中药靶点鉴定技术包括分子靶点"钩钓"技术、基于蛋白质芯片的靶点鉴定技术、基于非标记的靶点鉴定技术等。其中分子靶点"钩钓"技术是靶点识别的主流方法，该方法的基本思路为：首先将中药活性分子通过化学手段修饰链接到标签分子如生物素上，形成活性分子探针，再将探针分子连接到固相微球上，得到药物分子修饰的固相微球，利用药物分子与蛋白发生特异性结合，将蛋白捕获并富集到固相微球表面，后经凝胶电泳分离纯化、高分辨质谱分析，确定靶点蛋白的名称及属性。中药靶点的明确为进一步理解中药多成分、多靶点的复杂作用机制奠定了基础。

（七）DNA 条形码技术

DNA 条形码是指一段片段较短、相对保守的序列，既有一定的保守性，不易突变，又存在一定的可变性，用来区分近缘物种。DNA 条形码技术利用一个或几个标准的 DNA 序列作为标记，可对现有的生物物种进行快速、准确、自动化识别和鉴定。

近年来，DNA 条形码技术在中药基原植物及中药材鉴定等方面得到快速发展，加速中药鉴定标准化的进程，为中药材质量的全面控制和评价提供了有力的技术保障。还可在中药流通、市场监管、中成药鉴定和药用植物种质资源调查等多个领域发挥作用，DNA 条形码技术直接利用 DNA 序列进行物种的鉴定，不受药材形态变化和加工方法的影响，不受鉴定人员主观意愿的影响，具有准确性高，鉴别速度快等优势。

第四节　中药新药的研究

一、中药新药的定义和分类

（一）定义

《中华人民共和国药品管理法实施条例》规定："新药，是指未曾在中国境内上市销售的药品"。目前我国对于新药的分类，是将新药分成中药、化学药及生物制品等部分。其中，中药是指在我国中医药理论指导下使用的药用物质及其制剂，天然药物是指在现代医药理论指导下使用的天然药用物质及其制剂。

（二）分类

根据国家药品监督管理局 2020 年颁布的《中药注册分类及申报资料要求》，中药注册按照中药创新药、中药改良型新药、古代经典名方中药复方制剂、同名同方药等进行分类。

1. 中药创新药　指处方未在国家药品标准、药品注册标准及国家中医药主管部门发布的《古代经典名方目录》中收载，具有临床价值，且未在境外上市的中药新处方制剂。一般包含以下情形。

（1）中药复方制剂，系指由多味饮片、提取物等在中医药理论指导下组方而成的制剂。

（2）从单一植物、动物、矿物等物质中提取得到的提取物及其制剂。

（3）新药材及其制剂，即未被国家药品标准、药品注册标准，以及省、自治区、直辖市药材标准收载的药材及其制剂，还包括上述标准药材的原动植物新的药用部位及其制剂。

2. 中药改良型新药　指改变已上市中药的给药途径、剂型，且具有临床应用优势和特点，或增加功能主治等的制剂。一般包含以下情形。

（1）改变已上市中药给药途径的制剂，即不同给药途径或不同吸收部位之间相互改变的制剂。

（2）改变已上市中药剂型的制剂，即在给药途径不变的情况下改变剂型的制剂。

（3）中药增加功能主治。

（4）已上市中药生产工艺或辅料等改变引起药用物质基础或药物吸收、利用明显改变的制剂。

3. 古代经典名方中药复方制剂　古代经典名方是指符合《中华人民共和国中医药法》规定的，至今仍广泛应用、疗效确切、具有明显特色与优势的古代中医典籍所记载的方剂。古代经典名方中药复方制剂是指来源于古代经典名方的中药复方制剂。包含以下情形。

（1）按《古代经典名方目录》管理的中药复方制剂。

（2）其他来源于古代经典名方的中药复方制剂。包括未按《古代经典名方目录》管理的古代经典名方中药复方制剂，以及基于古代经典名方加减化裁的中药复方制剂。

4. 同名同方药　指通用名称、处方、剂型、功能主治、用法及日用饮片量与已上市中药相同，且在安全性、有效性、质量可控性方面不低于该已上市中药的制剂。

二、中药新药的临床前研究

《药品注册管理办法》指出，申请药品上市注册前，应当完成药学、药理毒理学等相关研究。药学研究主要包括处方药味及其质量、剂型及制备工艺、质量研究及质量标准、稳定性研究等内容。药理毒理学研究主要包括药理学、药代动力学、毒理学等研究内容。从事新药安全性研究的实验室应符合国家药品监督管理局《药物非临床研究质量管理规范》（GLP）的相应要求，以保证各项实验的科学性和实验结果的可靠性。

（一）药学研究

1　制备工艺研究　中药制备工艺研究以中医药理论为指导，对方剂中药物进行方药分析，应用现代科学技术和方法进行剂型选择、工艺路线设计、工艺技术条件筛选和中试等系列研究，并对研究资料进行整理和总结，使制备工艺做到科学、合理、先进、可行，使研制的新药达到安全、有效、可控和稳定。制备工艺研究应尽可能采用新技术、新工艺、新辅料、新设备，以提高中药制剂研究水平。

2. 中药新药质量标准研究　中药质量标准是控制中药质量的法定依据，现行中药质量标准包括《中国药典》、部（局）颁标准及少数地方标准，其中《中国药典》和部（局）颁标准属于国家标准的范畴，是中药新药研究中重要组成部分，质量标准中的各项内容都应做细致的考察及试验，各项试验数据要求准确可靠，以保证药品质量的可控和重现。制定药品标准必须坚持质量第一，遵循"安全有效，技术先进，经济合理"的原则，药品标准应起到提高药品质量和择优发展的作用。

3. 中药新药质量稳定性研究　中药、天然药物的稳定性是指中药、天然药物（原料或制剂）的化学、物理及生物学特性发生变化的程度。通过稳定性试验，考察中药、天然药物在不同环境条件（如温度、湿度、光线等）下药品特性随时间变化的规律，以认识和预测药品的稳定趋势，为药品生产、包装、贮存、运输条件的确定和有效期的建立提供科学依据。根据研究目的和条件的不同，稳定性研究内容可分为影响因素试验、加速试验和长期试验等。

（二）药理与毒理学研究

1. 主要药效学研究 中药新药的药效研究，以中医药理论为指导，运用现代科学方法，制定具有中医药特点的试验方案，根据新药的功能主治，选用或建立相应的动物模型和试验方法，其目的是对新药的有效性评价提供科学依据。

2. 一般药理学研究 一般药理学研究是指对主要药效学作用以外进行的广泛的药理学研究。其目的和意义在于发现可能与临床安全性有关的不期望出现的药理作用，评价在毒理实验或临床研究中观察到的毒性作用或不良反应，探讨发生不良反应的作用机制，从而最大限度地保障新药进入临床研究之前或上市之后，发现可能出现的治疗作用之外的不良反应。根据器官系统与生命功能的重要性，可选用相关器官系统进行一般药理学研究。

3. 药物代谢动力学研究 药物代谢动力学是研究药物的吸收、分布、代谢、排泄过程，并运用数学原理和方法阐释药物在机体内的动态规律的学科。有效成分明确的一类新药，可参照化学药品的药代动力学研究方法，研究其在动物体内的吸收、分布、代谢及排泄，并计算各项参数。其他类型的中药新药因组分成分复杂，在技术可行时，提倡进行药代动力学的探索性研究，新药申请注册时不做强制要求。

4. 急性毒性试验 急性毒性试验是指动物一次或24小时内多次接受一定剂量的受试物，在短期内出现的毒性反应，以初步判断可能的毒性靶器官、药物的安全范围等，提示在其他安全性试验、临床试验、质量控制方面应注意的问题。

5. 长期毒性试验 长期毒性研究（重复给药毒性研究）是指反复多次给药的毒性试验，描述动物重复给予受试物后的毒性特征，以发现受试物可能引起的临床不良反应，推测受试物重复给药的临床毒性靶器官或靶组织，预测临床试验的起始剂量和重复用药的安全范围，提示临床试验中需重点监测的安全性指标，为临床试验中对毒性作用强、毒性症状发生迅速、安全范围小的受试物的解毒或解救措施提供参考信息，是非临床安全性评价的重要内容。

6. 特殊毒性试验 特殊毒性试验是指对药物的致突变性、致癌性、生殖毒性、致畸性和依赖性等进行评价研究，主要包括遗传毒性试验、生殖毒性试验和致癌试验等。

7. 刺激性和溶血性试验 中药、天然药物局部刺激性和溶血性是指中药、天然药物制剂（包括活性成分和赋形剂）经皮肤、黏膜、腔道、肌肉、血管等非口服途径给药，经渗透吸收或注射后对给药部位以及全身产生的毒性作用，包括血管、肌肉、黏膜等刺激性及血管外或血管内溶血或红细胞凝聚等反应。

8. 免疫毒性试验 本试验主要研究外源性化合物对机体（人和实验动物）免疫系统产生的不良影响及机理，包括两类，过敏性、光变态反应等试验。

过敏反应指机体受同一抗原再次刺激后产生的一种异常或病理性免疫反应，分为Ⅰ、Ⅱ、Ⅲ、Ⅳ四型。其中Ⅰ型过敏反应是了解得最多的一种过敏反应，目前采用的过敏试验方法多数是根据Ⅰ型过敏反应发病机制的不同环节而设计建立的。

光过敏反应为Ⅳ型过敏反应的特殊类型，是局部给药和全身给药后，分布在皮肤中的药物中所含的感光物质与光线产生复合作用，使得用药后皮肤对光线产生的不良反应。

三、临床试验

临床试验指任何在人体（患者或健康受试者）所进行的药物系统性研究，以证实或揭示试验药物的作用、不良反应及/或试验药物的吸收、分布、代谢和排泄，目的是确定试验药物的疗效与安全性。药物的临床试验（包括生物等效性试验），必须经过国家药品监督管理局批准，必须执行《药物临床试验质量管理规范》，且必须符合《世界医学大会赫尔辛基宣言》，即公正、尊重人格、力求使受试者最大限度受益和尽可能避免伤害。受试者的权益、安全和健康必须高于对科学和社会利益的考虑。伦理审查与知情同意是保障受试者权益的主要措施。

临床试验分为Ⅰ、Ⅱ、Ⅲ、Ⅳ期。

Ⅰ期临床试验：初步的临床药理学及人体安全性评价试验。观察人体对于新药的耐受程度和药代动力学，为制定给药方案提供依据。受试对象一般为健康志愿者，在特殊情况下也选择病人作为受试对象。一般受试例数为20～30例。

Ⅱ期临床试验：治疗作用初步评价阶段。其目的是初步评价药物对目标适应证患者的治疗作用和安全性，也包括为Ⅲ期临床试验研究设计和给药剂量方案的确定提供依据。此阶段的研究设计可以根据具体的研究目的，采用多种形式，包括随机盲法对照临床试验。临床试验的最低病例数（试验组）要求为100例。

Ⅲ期临床试验：治疗作用确证阶段。其目的是进一步验证药物对目标适应证患者的治疗作用和安全性，评价利益与风险关系，最终为药物注册申请的审查提供充分的依据。试验一般应为具有足够样本量的随机盲法对照试验。临床试验的最低病例数（试验组）要求为300例。

Ⅳ期临床试验：新药上市后应用研究阶段。其目的是考察在广泛使用条件下药物的疗效和不良反应，评价在普通或者特殊人群中使用的利益与风险关系以及改进给药剂量等。临床试验的最低病例数（试验组）要求为2000例。

生物等效性试验，是指用生物利用度研究的方法，以药代动力学参数为指标，比较同一种药物的相同或者不同剂型的制剂，在相同的试验条件下，其活性成分吸收程度和速度有无统计学差异的人体试验。受试病例数一般为18～24例。

药物临床试验的受试例数应当符合临床试验的目的和相关统计学的要求，并且不得少于《药品注册管理办法》中规定的最低临床试验病例数（Ⅰ期为20～30例，Ⅱ期为100例，Ⅲ期为300例，Ⅳ期为2000例）。

四、中药新药的申报与审批

新药申请，是指未在中国境内上市销售的药品的注册申请，包括药物临床试验申请和药品上市许可申请。

药物临床试验申请是指在完成支持药物临床试验的药学、药理毒理学等研究后，按照申报资料要求提交相关研究资料，国家药品监督管理局药品审评中心组织审评，对药物临床试验申请应当自受理之日起六十日内决定是否同意开展，并通过药品审评中心网站通知申请人审批结果；逾期未通知的，视为同意，申请人可以按照提交的方案开展药物临床试验。

药品上市许可申请是指在完成支持药品上市注册的药学、药理毒理学和药物临床试验等研究，确定质量标准，完成商业规模生产工艺验证，并做好接受药品注册核查检验的准备后，按照申报资料要求提交相关研究资料。国家药品监督管理局药品审评中心根据药品注册申报资料、核查结果、检验结果等，对药品的安全性、有效性和质量可控性等进行综合审评，综合审评结论通过的，批准药品上市，发给药品注册证书。药品注册证书载明药品批准文号、持有人、生产企业等信息。

扫一扫，查阅本章数字资源，含PPT、音视频、图片等

第十二章
医学文献研究

第一节 概　述

一、文献的定义

《信息与文献术语》（GB/T4894—2009）中定义"文献"为："在存储、分类、利用和传递信息的过程中作为一个单位处理的记录信息或实物对象。"文献包括四个基本要素：记录知识的具体内容；记录知识的手段，如文字、图像、视频等；记录知识的载体，如纸张、光盘、计算机存储介质等；记录知识的表现形态，如图书、期刊、专利说明书、电子期刊等。可见缺少其中任何一个要素都不能构成文献。"文献"一词，在我国最早见于《论语·八佾》："子曰：夏礼吾能言之，杞不足征也；殷礼吾能言之，宋不足征也。文献不足故也。足，则吾能征之矣。"最早以"文献"作为书名的是元代马端临编撰的《文献通考》一书。宋代理学家朱熹对"文献"的解释为："文，典籍也；献，贤也。"由此可见对于"文献"的概念，古代和现代的理解是有一定差异的，可见，文献定义均具有三个基本要素：

（一）记录

不论原始记录在甲骨文的图形、文字或是现代贮存在高密度光盘中的信息，都要通过不同的方式"记录"下来。记录是联系知识与载体的手段。

（二）知识

是文献的实质内容。

（三）载体

记录和传递知识的一切介质，即文献的外在形式。

因此，可以将文献理解为记录有信息或知识的一切载体。医学文献则是以文字和具有语义的图表、符号、声频、视频等手段，记录医学知识的一切载体。医学文献是人类从事医疗实验和医疗实践的记录，是医务工作者辛勤工作的成果，能够反映当时人们对客观事物认识的程度和科学技术的进展状况及发展水平，预示着科学技术发展的趋势和方向。

二、文献的分类

文献的种类繁多，可按不同的分类标准进行划分：

（一）根据内容性质分类

文献的产生、传递和利用过程是继承与发展的过程。按文献中知识的加工层次，即文献的内容性质及结构，可将文献分为四类：

1. 一次文献 又称原始文献，是作者以本人的研究工作或研究成果为素材而创作的原始论文，不管是否引用或参考他人著作，也不考虑何种出版形式，均属于一次文献。如期刊论文、研究报告、会议文献、学位论文、专利文献等。一次文献不仅具有创造性的特点，还具有原始性、分散性的特点。

2. 二次文献 指的是将大量分散无序的一次文献进行收集、整理、分析、归纳，使之系统化便于查找而形成的文献，如目录、索引、文摘及数据库等。是进行文献检索的主要工具与手段。二次文献通常是由图书信息机构编辑出版，起着汇集文献、提炼文献和提供线索的作用，又称之为"报道一次文献的文献"。因此，二次文献具有汇集性、检索性、系统性的特点。

3. 三次文献 指的是在利用二次文献的基础上，对检索到的一次文献进行分析、归纳、研究而写成的文献。如各种综述、数据手册、评论、述评、进展、动态等，以图书形式发行的教科书、专著、指南、手册、百科全书、年鉴、词典等。三次文献不仅具有综合性的特点，还具有实用性、针对性的特点。三次文献来源于一次文献，高于一次文献，是具有高度浓缩性的再生文献，更具有参考意义。

4. 零次文献 是指形成一次文献之前的信息、知识，指的是原始的、未经加工处理或者未正式出版的文献，如口头交流、实验记录、设计草图、书信等。

（二）根据文献的载体类型分类

1. 印刷型文献 以纸张为存贮介质，以印刷等为记录手段包括图书、杂志、报刊等。其优点是便于阅读和交流，可广泛流传；缺点是存贮密度低，体积大，占用空间多。

2. 缩微型文献 以感光材料为载体，以光学技术为记录手段而产生的文献形式。包括缩微胶卷、缩微胶片。其优点是体积小、存储密度高、保存时间长；缺点是必须要有阅读机。

3. 视听型文献 又称声像型或直观资料，以光学技术或磁技术为记录手段，以磁性和感光材料为载体，如录音带、电影、幻灯片等。其优点是存贮密度高，形象生动；缺点是成本高，不易检索和更新。

4. 电子型文献 以磁性或塑性材料为载体，以穿孔或电磁、光学字符为记录手段，通过计算机处理而形成的文献，即电子出版物。目前电子型文献以存储密度高、信息量大、存取速度快、寿命长、易更新等优点，成为信息传播的主要途径。

第二节 古医籍文献的版本和研究方法

一、版本类型

（一）孤本

孤本指的是现在仅存而别无它本的善本书籍、手稿或碑帖。因年代距今较久远，有很多尤以明代以前较罕见、且又具有相当文物价值的古籍已成了孤本，如唐代（公元868年）印刷的《金刚经》，就是孤本。能称之为孤本的古籍文献具有以下特点：①由于原石刻或丛帖刻板有部分损坏和遗失，留下痕迹已不是原物，根据历史资料和文字记载的考证，即将失传的碑帖，确是"唯一"的、且具有较高书法艺术、文史价值的古籍。②必须是刻石、刻帖的原拓本，翻刻本是称不上孤本的。③某些"孤本"还是残卷，但残卷也可以说明孤本的地位和价值。如《三因极一病证方论》南宋刻配补元麻沙复刻本，只有北京大学图书馆有藏本。

（二）珍本

珍本指的是写刻年代较早，流传很少，研究价值较高的古籍，通常指宋元刻本，内府写本，有史料价值的稿本及名人批校本。如台湾新文丰出版公司出版的故宫珍藏本医书 34 种，其中多为罕见的珍贵版本，年代多为唐宋元明时期。

（三）善本

善本最早是指校勘严密、刻印精美的古籍，后因人、因时而异而致含义渐广。现代在编纂《中国古籍善本目录》时，拟定了当今选择善本的标准，即"三性""九条"。"三性"指的是历史文物性、学术资料性和艺术代表性。"九条"指的是：①元代及元代以前刻印或抄写的图书。②明代刻印、抄写的图书（版本模糊，流传较多者不在内）。③清代乾隆及乾隆年以前流传较少的印本、抄本。④太平天国及历代农民革命政权所印行的图书。⑤辛亥革命前在学术研究上有独到见解或有学派特点，或集众说较有系统的稿本，以及流传很少的刻本、抄本。⑥辛亥革命前反映某一时期、某一领域或某一事件资料方面的稿本及较少见的刻本、抄本。⑦辛亥革命前的名人、学者批校、题跋或抄录前人批校而有参考价值的印、抄本。⑧在印刷上能反映我国印刷技术发展，代表一定时期印刷水平的各种活字本、套印本，或有较精版画、插画的刻本。⑨明代印谱、清代集古印谱、名家篆刻的钤印本（有特色或有亲笔题记的）。

（四）石印本

石印本是用石材制板所印成的书。从 19 世纪 80 年代末到 20 世纪 30 年代，随着西方近代印刷术的引进，石印曾一度取代中国古老的雕版印刷的主导地位，在中国近代文化史上发挥了重要的作用。石印本相比较雕版印刷，具有工序少、成本低、出书较快、保持古书原貌等优点。

（五）写本

早期的图书，都依赖于抄写流传，雕版印刷术普及之后，仍有不少读书人以抄写古籍为课业，所以传世古籍中有相当数量是抄写本。宋代以前，写本与抄本、稿本无较大的区别，但宋元以后，写本特指抄写工整的图书，例如一些内府图书，并无刻本，只以写本形式传世，像明代《永乐大典》、清代《四库全书》以及历朝实录。

（六）绣像本

清代小说中附有人物图像的图书版本，图画线条精制细腻，称之为"绣像"，所以，此类图书版本被称为绣像本。绣像本在宋代少有出现，多见于清末的石印本小说，且大多为巾箱本。

（七）节本

节本指的是节选原本内容而成的书。现存节本医书很多，如清代沈镜的《删注脉诀远见正》，陈念祖的《灵枢节要浅注》等。

（八）赝本

赝本指的是伪托名家手笔的书画、碑帖、刻本。版本的作伪主要指书商为了牟取暴利而采取技术处理，制造假象，冒充真本，以提高版本的身价。不过中医古籍版本中赝本现象虽有，但不多见。中医古籍出现赝本的情况，多是由于鉴定失误造成的。

二、研究方法

（一）点校

点校是对古籍点读、校订的简称，亦称校点。它是编辑加工古籍，使其成为可靠的、便于阅读的出版物的基础性工作。

一部古籍大多有几种版本，出版者须选用较好的本子作底本。所谓"较好"是相对的，也会有刊刻错误或被刻书人妄改的地方。为了使古籍可靠、正确，就需要校订。校订一般分内校和外校。内校是据原书上下文义加以订正；外校则参考其他版本或材料，比较审定。

（二）训释

训释是训诂和注释。古医籍文献的训释，指对古医籍文献语言文字和医药义理的训诂和注释。训诂指的是用通行的话解释古代语言文字或方言。训诂的方式包括形训、义训、音训。训诂的内容包括解释词义、解释古语、解释方言、注音、校勘。注释是指对古籍的语汇、内容、背景、引文加以介绍、评议的文字。注释有脚注、篇末注、夹注等形式。古籍注释列在正文之中，有双行夹注和夹注。训诂与注释有不同的含义，但在实际运用中相互为用，均欲通过对古医籍文献的语言文字和医学义理解释阐发，以使读者准确领悟原文主旨。

（三）笺正

笺是训释的一种形式，一般既注正文，也注前人之注，如张山雷《小儿药证直诀笺正》，正：订正、纠正之义。凡言正者，常有对某种学说或前人说解进行议论订正之义，如明代张介宾的《本草正》，除对药物性味、功用、配伍、禁忌、制法等加以阐释外，还对前人的错误论述加以订正。

（四）今译

今译就是逐字逐句将古籍翻译成通俗易懂的现代汉语，以利古医籍的普及，是最受读者喜欢的古籍整理形式之一。但今译又不可能做到十分精确，要做到信、达、雅，难度很大。今译需要以注作为基础，提高今译的质量。今译将成为现代普及的古籍整理形式之一。

（五）辑佚

辑佚又称辑逸。指通过搜集、考校、整理、核实现存古籍文献中的佚文，使已经亡佚的古书得以全部复原或者部分复原。辑佚方法的产生，与中国古代文献、典籍的大量佚失密不可分。但由于中国古代书籍有摘引、抄辑其他文献的情况，使得一些佚失的古籍中的只言片语，可以通过引用的形式，保存在其他文献之中。辑佚的工作就是把这些只言片语加以搜集、整理，让这些佚失的书籍得以重见天日。

（六）汇编

为适应现代社会科学发展的需要或研究，把某一方面或某一专题的资料按一定的方法进行编撰，以供阅读或翻检的资料性参考书，称汇编，是古籍整理、结集的一种新形式。

第三节　医学文献的查阅与积累

一、查阅和积累资料的意义

医学文献是以往医学家在探索和研究疾病规律中积累的宝贵经验，是先人智慧的结晶，是医学研究必要的资料来源。医学研究需要在继承和探索的基础上创新，这种创新没有前人的知识积累，不可能实现。

（一）积累和阅读资料是医学研究的必要准备

结合工作实践、广泛查阅文献才能发现科学课题，由此寻找选题的依据和价值，完善科学假说，避免重复研究，选择恰当的研究手段，在预测可能达到的预期结果基础上开展科学研究。因此积累和阅读文献是开展医学科学研究工作的基础。

（二）积累和阅读资料是实验设计的必需工作

进行实验设计时，查阅文献可以确定实验对象、样本大小、动物品系特点、试验方法、施加因素的剂量、给予方式、观测指标等。只有充分阅读相关文献，才能设计出科学合理的实验方案。

（三）积累和阅读资料是论文写作的重要步骤

学术论文必须有正确、鲜明的论点，这就需要对文献资料进行反复、深入、细致的研究，形成自己独到见解。撰写科学论文阐发科学发现的同时，还需要参考文献资料分析讨论研究结果，说明新发现的意义。

二、查阅和积累资料的基本方法

文献资料浩如烟海，分布广泛，形式多样，搜集和积累的文献要全面，资料要新。常见的搜集文献途径有以下几种：

（一）书籍

书籍包括教科书、专著、论文集、工具书、丛书等。图书作为一种成熟定型的出版物，具有内容系统、全面、成熟可靠的优点，是图书馆的主要馆藏之一。

（二）学术期刊

其刊发的文献以学术论文为主，是医学文献资料的重要来源。学术期刊是否被著名的期刊文摘索引数据库收录是衡量学术期刊权威性的重要指标。其中，国际权威索引有《科学引文索引》（Science Citation Index，简称SCI），由美国科学情报研究所（Institute for Scientific Information，

ISI）出版，是当前世界自然科学领域基础理论学科方面的重要期刊文摘索引数据库。SCI 的收录范围是当年国际上的重要期刊，尤其是 SCI 的引文索引表现出独特的科学参考价值，在学术界占有重要地位，许多国家和地区均以被 SCI 收录及引证的论文情况来作为评价学术水平的一个重要指标。国内权威的有《中文核心期刊要目总览》（以下简称《要目总览》），由北京大学图书馆与北京高校图书馆期刊工作研究会联合编辑出版，收编了包括社会科学和自然科学等各种学科类别的中文期刊。《要目总览》收录期刊就是通常所说的中文核心期刊，俗称"北大版核心期刊"。《中文社会科学引文索引》（*Chinese Social Science Citation Information*，CSSCI）是由南京大学研制成功的数据库，用来检索中文社会科学领域的论文收录和文献被引用情况，是我国人文社会科学评价领域的标志性工程。被 CSSCI 收录的期刊，俗称"南大版核心期刊"。

（三）报纸

报纸出版迅速，传递信息快，常刊登一些评论、学术性强的文章。

（四）电子数据库

国内常用的有中国知网数据库、万方数据库、维普数据库等，国外常用的有 Science Direct 数据库、ISI 数据库、IEL 数据库、ISTP 数据库、SCI 数据库。利用数据库可以对题名、关键词、作者、机构等各种字段进行检索，具有数据量大、增长迅速、更新速度快，品种齐全、内容丰富，使用便捷、无时空限制，数据标准、规范、多元，检索功能强，检索结果的显示与输出灵活、多样等特点。数据库是科研人员获取最新学术信息的主要来源，也是图书馆发展电子馆藏、开展电子信息服务的重要资源与基础。

三、检索的主要方法

（一）检索途径

检索途径指检索工具提供的各种检索标识编排而成的检索入口，如各种索引和目次。各种检索工具各有不同的检索途径，根据文献的特征进行文献检索是最便捷的方法。

1. 分类检索　按照文献主题内容所需的学科性质而形成的检索途径。分类途径的关键在于从分类法中查出所需文献的分类号，并按此分类号去检索文献。由于国内检索工具的正文部分大多按照学科体系编排，故分类检索是检索国内文献的主要途径，适合检索学科属性明确的文献。

2. 主题词检索　主题词是对文献经过主题分析，从中抽取出来的主题概念的词，把这些主题词按字顺排列起来，就构成了主题索引。

主题词具有直观性、专指性、集中性的特点，能将分散在有关学科中的同一主题的文献汇集在一起。

3. 关键词（或自由词）检索　抽取文献篇名或内容中有实质意义、可表达文献主要内容、起关键作用的词或词组，作为反映文献内容，并按字序排列的一种检索系统。关键词与主题词的作用相似，不同之处在于，关键词属于自由语言，不需要规范化处理。

4. 其他途径检索　著者途径，按照著者姓名或机构名来查找出他们的文献。书名途径，利用书、刊、杂志名称进行文献检索。号码途径，利用文献的各种号码索引（报告号、合同号、专利号、标准号、化学物质登记号等）来查找文献。

（二）检索方法

医学文献检索是医学科研工作的一部分，是科研工作的前期劳动，文献检索已经成为一门学科，国家出版了大量检索工具书和期刊，近年来发展起来的计算机检索系统，为搜集和积累大量准确文献提供了便捷方法。文献检索系统可分为计算机检索和手工检索。

1. 计算机检索的主要方法

（1）截词检索法　主要用于西文文献检索。截词是指在检索词的合适位置进行截断，然后使用截词符进行处理，这样既可节省输入的字符数目，又可达到较高的查全率。截词检索一般是指右截词，部分支持中间截词。

（2）组配检索法　即两个以上概念的组合，利用布尔逻辑运算符连接各个检索词，然后由计算机进行相应逻辑运算，以检出所需信息的方法。布尔逻辑（boolean）即在同一检索字段中，可以用逻辑算符 AND、OR、NOT 来确定检索词之间的关系。如果没有算符，系统默认各检索词之间的逻辑关系为 AND，同时也可以设定为 OR、NOT。

"AND" 或 "*" 表示 "和"，可用来表示其所连接的两个检索项的交叉部分，也即交集部分。如果用 AND 连接检索词 A 和检索词 B，则检索式为：A AND B（或 A*B）：表示让系统检索同时包含检索词 A 和检索词 B 的信息集合 C。查找 "中医药治疗阿尔茨海默病" 的检索式为：中医药 and 阿尔茨海默病。

"OR" 或 "+" 表示 "或"，用于连接并列关系的检索词。用 OR 连接检索词 A 和检索词 B，则检索式为：AORB（或 A+B），表示让系统查找含有检索词 A、B 之一，或同时包括检索词 A 和检索词 B 的信息。如：查找 "肿瘤" 的检索式为：cancer（癌）or tumor（瘤）or carcinoma（癌）or neoplasm（新生物）。

"NOT" 或 "−" 号表示 "非"，用于连接排除关系的检索词，即排除不需要的和影响检索结果的概念。用 NOT 连接检索词 A 和检索词 B，检索式为：ANOTB（或 A−B），表示检索含有检索词 A 而不含检索词 B 的信息，即将包含检索词 B 的信息集合排除掉。如：查找 "便秘的护理（不要治疗）" 的文献的检索式为：便秘 and 护理 not 治疗。

（3）加权检索法　加权检索是某些检索系统中提供的一种定量检索技术。加权检索用于判定检索词或字符串在满足检索逻辑后对文献命中与否的影响程度。加权检索的基本方法是：在每个提问词后面给定一个数值表示其重要程度，这个数值称为权。在检索时，先查找这些检索词在数据库记录中是否存在，然后计算存在的检索词的权值总和。权值之和达到或超过预先给定的阈值，该记录即为命中记录。

运用加权检索可以命中核心概念文献，因此，它是一种缩小检索范围提高检准率的有效方法。但并不是所有系统都能提供加权检索这种检索技术，而能提供加权检索的系统，对权的定义、加权方式、权值计算和检索结果的判定等方面，又有不同的技术规范。

（4）扩展检索法　为节省时间并保证查全率所采用的应用上位概念扩展查找有关文献的方法。

2. 手工检索的主要方法

（1）工具法　指的是利用检索工具查找文献，是目前最为常用的检索方法。①顺查法：即从前往后、由远及近进行查找。具有查找全面、准确的特点，但是花费的时间较多。②倒查法：即从后往前、由近及远进行查找。重点检索近期文献，查到基本上能满足自己的需要为止。③抽查法：针对某一研究方向发展趋势、研究成果层出不穷的特点，实施重点的文献检索，这种检索方法须在熟悉某一研究方向发展状况后才能获得比较好的检索效果。

（2）追溯法　根据已知文献资料所记录的参考文献入手，逐一查找原著原文。缺点是所查的文献资料有限，不够全面，且相对滞后。

（3）分段法　指将工具法和追溯法并用查找文献，分期分段交替进行查找，直到检索满足需要为止。

第四节　文献资料的阅读记录

一、文献资料的阅读

文献资料浩如烟海，即使经过检索后的目标文献仍然会有很多，掌握正确的阅读方法可以有效阅读文献，达到事半功倍的效果。文献阅读应遵循以下原则：

（一）先中文后外文

中文文献查阅速度较快，有利于对所研究课题形成系统化的认识，为检索外文文献奠定了基础。此外，中文文献可能引证了相关的外文文献，可再做进一步检索。

（二）先近期后远期

先从最新、最近的文献开始，追溯以往的文献，这样可以快速了解现在的专业水平和最先进的理论观点及技术方法。

（三）先综述后专题

查阅综述文章，可以快速了解有关研究方向的历史、现状、存在的问题和展望。综述之后列有的文献线索，可以帮助扩大文献资料来源。在此基础上可以继续有目的地查阅有关专题论著。

（四）先泛读后精读

阅读文献，一般先略读，初步了解文献内容后，再决定是否精读。特别是一次检索大量文献时，在略读的基础上，选择重点文献进行精读。对一些边缘学科、与课题关系不密切的文献，进行一般浏览。与自己研究课题有关的文献，特别是公认权威的文献，要深入研究，全部读懂，并做好笔记。

对文献有了明确的阅读计划后，根据如下顺序阅读：

首先阅读题目，选择切合需要的文献。发现符合阅读需要的文献后，接下来阅读提要或摘要，以了解全文内容。其次，阅读序言，可以了解要解决的问题。若读者有兴趣，可以暂时不读全文，先阅读结论，了解全文主旨。阅读了以上几部分后，需要精读，再读实验设计、统计结果、分析和讨论，这部分是文献的重点，也是读者参考的重点。

二、文献资料的记录

（一）记录的内容

记录是与搜集资料、阅读资料相平行的工作，是积累资料的重要手段。在阅读时，若没有作相应的记录，则在撰写标书或学术论文时，无法抓住资料重点，形不成论点，或者在记录时没有抓住重点，阅读笔记时回忆不起原文的主旨。

因此，应完整准确地记录独创性的观点、见解和看法；确实抓住资料的主要观点、具有说服力的事实材料、数据或新颖的论据资料；资料中有争议的意见或作者与别人进行争议的内容；优美的词句等，并且要记录下所记录内容的出处，便于需要时核对原文。

（二）记录的方式

1. 摘要式笔记 将原著中的方法、结果、讨论与结论概括地用精炼的文字记录下来。要正确反映原著的内容，可在精读后摘下所需的内容，也可记录文献的摘要。

2. 提纲式笔记 常用以记录文献综述或专著等文献，可以简单记录书籍或论文的大小标题，或者在标题的下面再简要记录重点内容。

3. 重点式笔记 在精读或浏览后，将自己所需的重点内容摘录出来，如实验方法、研究进展、观察指标等。

第十三章
医学科研论文的写作

扫一扫，查阅本章数字资源，含PPT、音视频、图片等

医学科研论文是医学科研工作者对自己所从事的科研工作及取得的科学研究成果进行的详细报道，是著者所取得科研成果的重要标志。医学科技工作者通过文字介绍，将自己的研究成果和学术观点公布于世，才能与国内外学术界进行交流，并得到学术界的认可，也是进一步获得研究课题资助或科技奖励的重要依据。同时撰写医学科研论文对传播医学研究成果、交流实践经验、探讨学术思想、促进成果转化、评价学术水平、促进医学发展具有重要科学意义与价值。

撰写医学科研论文是医学科学研究工作的重要组成部分，是科研过程的总结，也是医学科技工作者的重要基本功之一，只有具备较高水平的论文写作能力，才能对自己在实际工作中所取得的成果进行及时准确的报道，并能在论文的书写、修改和发表的过程中不断发现和解决问题，进一步提高科研和医疗水平。随着医学科学的发展，对医学科研论文的写作也提出了更高的要求，熟悉医学科研论文的基本特点与撰写论文的要求，熟练掌握撰写医学论文的基本程序及论文的基本结构与格式，是不断提高论文撰写质量的前提。

第一节　医学科研论文的选题

医学科研论文写作是建立在科学研究工作基础上的，是对科学研究成果的表达和阐述。因此，医学科研论文的选题，在很大程度上就是科研选题。但科研选题是研究者对某一医学问题在理论认识和实践手段上的总体概括，而医学科研论文题目通常是科研课题完成后，以某一研究结果为基础，提出该论文核心内容的标题。

医学科研论文的选题除了要遵循创新性、科学性、需要性、可行性等科研选题基本要求之外，还应适应国家和地方政府及行业主管部门对该学科科学研究发展规划的要求，并结合学科研究方向，要有一定的研究基础和延续性，尚需考虑自己特色及其他具体情况。

一、选题范围

中医药学是医学科学一个重要组成部分，属于现代生命科学范畴，并以独特的医学理论、思维模式和临床诊疗特色，承担着促进生命科学不断前进和创新的使命。因此，中医药学选题，应突出其特色，并注重理论与临床的联系。

（一）中医理论研究

中医理论研究的选题主要包括：①中医基础理论整理与学术思想提炼：传统中医理论哲学思想、文化属性与伦理思想研究，医家与医学流派学术思想与传承研究，中医理论文献学研究，中

医原创思维与健康状态辨识方法体系研究等；②中医基本理论研究：中医藏象理论研究、中医气血理论研究、中医病因病机理论与治则治法研究、中医预防与治未病研究、中医体质学说研究、中医证候学研究、中医养生学说研究、中医运气学说研究等；③针灸研究：针灸理论与效应研究、经络学说与经穴特异性研究、经络脏腑相关研究等；④中医诊断研究：中医诊断方法与技术研究、中医诊断标准化研究等；⑤中药研究：中药药性与归经理论研究、中药材道地性关键科学问题的基础研究、中药"十八反"与"十九畏"的中药配伍禁忌理论基础研究等；⑥方剂研究：方剂效应的物质基础研究、方剂配伍规律研究、经方量-效关系相关基础研究等；⑦其他：中医实验动物模型研究，新理论、技术与方法在传统中医理论中应用的研究等。

（二）中医临床研究

中医临床研究是以患者为研究对象，进行中医诊断、辨证与治疗。中医临床研究的选题主要包括：①临床疾病中医药防治研究；②名老中医临证经验整理与临床观察研究；③民间秘方、验法、单验方的调查、收集与整理和临床应用研究；④中医养生与康复研究；⑤中医有效治法方药临床应用与验证研究；⑥中医临床应用新技术与方法学研究；⑦中医临床辨证论治疗效评价标准与评价体系研究；⑧中西医结合防治疾病的临床及应用基础研究等。

（三）中医理论体系的创新研究

中医学理论体系是中国古代自然科学和社会人文科学相互交叉而形成的综合性、系统性的知识体系，具有复杂性科学的特征，是我国最具有自主原始创新潜力和可能的学科领域之一。中医理论体系的创新研究的选题主要包括：

1. 理论创新研究　以理论的自主创新为导向，选择重大科学问题，建立合理的科学假说，通过观察与实验而获取科学事实，进行科学抽象，创新科学理论同时提出新的科学问题。

2. 模式创新研究　在研究模式上，重视理论与实践相结合、临床与实验相结合、传统与现代相结合的模式。在思维模式上，强调一般与特殊相结合、分析与综合相结合的模式。在学科交叉研究模式上，以中医学科为主体，应用其他学科的概念、原理、理论、方法与之相交叉而形成新的科学研究模式。

3. 思维创新研究　中医理论基础研究的科学问题属于复杂性问题，背景知识涉及中医学、现代医学、自然科学、社会科学和人文学科等多学科复杂知识体系，其思维方式应为探索复杂性问题的思维方式，即以系统思维和辩证思维为根本思维方式，综合运用逻辑思维和非逻辑思维。

4. 方法创新研究　方法的创新是理论创新的前提和灵魂。科学方法有哲学方法、一般科学方法和具体科学方法等三个层次。中医学的学科属性，决定中医理论基础研究必须综合运用各种学科的具体科学方法，并形成自身特有的科学方法，如文献分析法和临床调查法等。

二、题目的确定

论文的题目亦称文题，是对论文特定内容的高度概括与凝练，反映研究范围和深度的最恰当、最简明的文字逻辑组合，是读者认识全文的窗口。题目应确切、清楚地反映出文章的性质、研究对象及研究因素，其构成一般含研究对象、论文所解决问题及其贡献所在。由于文献检索系统多以题目中的关键词作为线索，因而不恰当的题目很可能会导致论文的"丢失"，从而不能被潜在的读者所获取。

（一）撰写题目的基本要求

医学科研论文题目撰写要求为：准确、新颖、简洁、清楚。要特别注意题目中句法的正确性。

1. 准确 题目应紧扣主题，即文题相符、文要切题、题目要得体，要准确地反映论文的内容。为确保题目的含义准确，应尽量避免使用非定性的、含义不明的词，并力求用词具有专指性。目前，大多数检索系统都已采取"关键词"系统，题目中术语应符合编制题录、索引和检索的有关规定，应易被理解和检索。

2. 新颖 题目应突出论文的创新性、特异性，以吸引读者兴趣。题目好比论文"眼睛"，修饰题目像"画龙点睛"。用词要新颖有特色，不要千篇一律冠上"研究""分析""探讨"等，以免给人陈旧、模仿、重复的印象。如题为"鼠周围神经端侧缝合与侧侧缝合方式的比较研究"，去掉"研究"后题目比较醒目。

3. 简洁 题目的用词应简短、精悍，高度概括最重要的特点内容，要易读、易懂，使读者一目了然，过目难忘。当然，在撰写题目时不能因为追求形式上的简短而忽视对论文内容的表述。题目过于简短，会导致意义不够明确。题目偏长则不利于读者在浏览时迅速了解信息。

4. 清楚 题目要清晰地反映文章的主要内容和特色，明确表明研究工作的独到之处，力求重点突出，使读者一看就明了本文的目的和意义，得到见题如见其内容的效果；题目中所用词语概念的内涵与外延必须与文中一致；字句次序适当，应尽可能地将表达核心内容的主题词或重要的字句放在题目开头。基础实验研究题目应含处理因素、研究对象与实验效应三要素内容，其他各类研究的题目中也应考虑这三要素内容。

（二）撰写题目的注意事项

撰写论文题目时应注意：①应避免用疑问句，主谓宾结构的完整句，以及宣传鼓动方式的状语。题目应提供正确的"关键词"，使它适用于文摘、科学引文索引、医学索引等所用的计算机索引系统。②题目中应慎用缩略语，不用非公知公用的缩略语，尤其对于有多个解释的缩略语应严加限制，必要时应在括号中注明全称。对那些全称较长、缩写后已得到科技界公认的才可使用，并且这种使用还应得到相应期刊读者群的认可。以外国人名命名的综合征或体征，不必译成中文，不加"氏"字。为方便检索，题目中应避免使用化学分子式、缩写词、上下角标、特殊符号（数字符号、希腊字母等）、公式、不常用的或过时的术语、词汇等。③一般不设副题。④题目中的数据均用阿拉伯数字。⑤论文系某科研基金资助课题，应在题目的右上角加脚注，并在页下列出脚注编号及加注内容。

第二节 医学科研论文的写作方法

一、一般格式

论文的格式是由其内容决定的。医学科研论文属于自然科学技术论文范畴，因而它的基本撰写格式应遵循国家、国际的有关标准和规定，国家标准如《GB 7713—87 科学技术报告、学位论文和学术论文的编写格式》《GB/T 3179—2009 期刊编排格式》等，国际标准如《ISO 8—1977 文献工作——期刊编排格式》、国际医学期刊编辑委员会《生物医学期刊对原稿的统一要求（第4

版）》等。上述标准或规范，并非一成不变，有关机构或学术团体一般都会根据实际情况的变化进行必要的修订。目前，医学论文已有了较为固定的结构与格式，其格式一般为题目、作者署名、作者单位、内容提要或中英文摘要、主题词或关键词；引言、材料（或对象）与方法、结果、讨论、结论，致谢、参考文献等。

二、作者署名

论文作者系指选定课题和制定研究方案、直接参加全部或主要部分研究工作，并做出主要贡献者，以及参加论文撰写并能对内容负责的人。仅参与获得科研基金、收集资料、一般管理者不宜列为作者。作者署名是明确论文由谁负责，按"文责自负"的原则对论文的科学性、真实性负责；当有审稿人、编辑部、读者提出质疑或修改意见时，作者应能做出回答，在学术界进行答辩。如果出现剽窃、抄袭、弄虚作假及主观臆断等问题，由作者承担全部责任。作者署名可以明确著作权的归属，获得应有的荣誉。作者署名也是文献检索的需要，可以方便读者查阅相关论文。

署名采用个人署名的形式，写真名、全名，署名后列出作者的单位全称及通讯地址、邮政编码，第一作者或通讯作者常常还应提供 E-mail，方便读者与作者联系。通讯作者是处理投稿和承担答复审稿意见等工作的主导者，对研究论文全面负责的责任人和论文知识产权所有者的代表。一般而言，第一作者是通讯作者；若第一作者不是通讯作者，应以星号（＊）、脚注的形式标注通讯作者。多作者共同署名，排序应按其贡献大小排列名次。对于多个单位合作研究的论文，允许排列"共同作者"，即共同第一作者。

三、摘要

摘要又称内容提要或文摘，是以提供文献内容梗概为目的，不加评论和补充解释，简明、确切地记叙文献重要内容的短文。它是对全文核心内容的高度浓缩和总体概括，是完整的独立性报道性短文，它包含着几乎与论文同等量的主要信息，具有自明性，读者通过阅读摘要，便可确定是否要深入阅读全文。

（一）摘要的类型与基本内容

摘要可分为指示性摘要、报道性摘要和报道指示性摘要三类：①报道性摘要：报道性摘要常称为信息型摘要或资料性摘要，是编写医学科研论文摘要的主要形式。其特点是全面、简要地概括论文的目的、方法、主要结果和结论。这种摘要便于作者按照结构式摘要的规范将所需的信息放置在相应的栏目中，使其结构合理、条理清晰、自明性强，通常可以部分取代阅读全文。②指示性摘要：指示性摘要常称为说明性摘要、描述性摘要或论点摘要。一般只用简洁的语言阐述论文主题及取得的成果性质和水平的简明文摘，而不涉及新的科技信息、论据和结论，多用于综述、会议报告等。此类摘要提示了论文内容，可以充当目录看，让读者决定是否需要阅读全文。③报道指示性摘要：是以报道性摘要的形式表述科研论文中信息价值较高的部分，以指示性摘要的形式表述其余部分。此种形式适用于综述性、资料性或评论性论文。目前 MEDLINE 检索系统所收录的生物医学期刊文摘常采用的摘要文体是"结构式摘要"，其行文中用醒目的字体（黑体、全部大写或斜体等）直接标出目的、方法、结果和结论等文字。使读者更方便、快速了解论文的各项重要内容。结构式摘要的构架包括目的、设计、对象、处置、主要结果测定、结果、结论，比较适合于临床医学类原始论文。

摘要的构成与论文主体的结构是对应的，其基本内容包括：①目的：研究工作的前提、目的和任务，以及涉及的主题范围；②方法：研究的资料、手段、程序及分析方法等；③结果：主要阳性或阴性结果，重要数据及统计学数值、效果、性能等；④结论：结果的分析、比较、评价、应用，提出的问题等。

（二）摘要撰写的注意事项

由于大多数检索系统只收录论文的摘要或检索数据库中只有摘要部分免费提供，并且有些读者只阅读摘要而不读全文，或往往是根据摘要来判断是否需要阅读全文，因此摘要的清楚表达十分重要。摘要的撰写中应注意以下几点：①可适当强调研究的新贡献，尽量涵盖论文中的主要论点和重要细节。②尽量使用指示性词语表达论文的不同部分，如使用简短的句子，表达要准确、简洁、清楚，注意表述的逻辑性。③用词应被潜在的读者所熟悉，不用图表、示意图、公式、结构式和非公用的符号和术语。缩略语、略称、代号在首次出现处必须加以说明。④避免与标题和引言在用词上明显重复，忌罗列正文中目次，小标题和段落标题，或结论部分的文字，不要对题名等进行注解。

四、关键词和主题词

论文的主题词或关键词是文献标引的一种形式，从论文的标题、摘要和全文中选取的能反映论文主题内容的代表性的名词和词组，以供文献检索之用。主题词为规范用词，是专门为标引或检索医学文献而设计的词或词组；关键词是直接从文章的题目、摘要、层次标题或文章其他内容中抽出来的，能反映论文主题概念的词或词组，关键词为自由词。主题词可以作为关键词使用，而关键词并不一定都是主题词。一篇论文一般可选3～8个关键词，应尽量选择《汉语主题词表》《医学主题词表》《医学主题词注释字顺表》《中国中医药学主题词表》等公认的有关主题词表中经过规范的单词、词组或术语。未被词表收录的新学科、新技术中的重要术语，必要时也可选作关键词标出。主题词和关键词在现代科技论文的传播与检索中具有重要作用。

题目中的专业词汇在很大程度上概括了主题的含义，所以，首先可考虑从篇名中选用关键词，题目中所含的具有实质意义的信息应在关键词中反映。当论文篇名写得过大或过小时，就不能仅仅局限在篇名的范围，而应进一步在论文的摘要中选择，甚至需要在通读全文后再选取关键词。对医学科研论文来说，关键词可以是研究目的、研究对象、诊疗方法、部位或器官、区域等。

五、前言

前言，也称引言或导言，是正文开始部分介绍论文背景材料的文字，目的是引导读者进入论文的主题，对读者阅读论文有导读的作用，具有总揽论文全局的重要地位性。前言的内容可有较大的伸缩性，但基本内容应包括选题的缘由、目的、意义、主要方法、涉及范围等有关背景材料。一般情况下无须标明前言或引言等字样，对于篇幅较长、结构复杂的论文，可在前言中简略说明研究的主要结论和论文的构架。在前言中如何表达论文的研究背景和目的，引起读者的阅读兴趣是十分重要的。前言的基本内容及写作要求如下：

（一）指出所探讨主题的本质和范围

一般是先指出较宽范围的一般性事实，然后重点导入与论文所探讨的问题有密切联系的主题。紧扣中心，简要叙述进行此项工作的缘由和目的。其目的是为了说明论文的主题与较为广泛的研究领域有何关系，以便让读者了解论文内容的重要性。

（二）介绍研究背景和提出问题

借助对有关论文和著作检索，适当简介和评价他人在同一领域的研究中所取得的成就，指出有某个问题或现象仍值得进一步研究，以便让读者了解作者的研究活动的原因和目的，为提出自己的新论点或报道自己的新发现、新发明作铺垫，也含蓄地表述作者研究工作的先进性、科学性、理论意义与实用价值。背景介绍应引用最密切相关、经典和具说服力的文献。

（三）阐述研究目的

目的的阐述旨在将作者研究的内容具体化，强调本研究的重要性、必要性及现实意义。并可根据情况说明在已有工作的基础上，有何贡献或创新，但应慎重且留有余地。切忌使用"有很高的学术价值""填补了国内外空白""首次发现"等不适之词；同时也要注意不用客套话，如"才疏学浅""水平有限""恳求指教""抛砖引玉"之类的语言。

此外，根据实际需要可适当介绍论文所涉及的重要问题，如现场调查应说明工作场所，多中心研究说明协作单位；有时间性的工作，应说明工作的期限；对论文涉及的有关术语或概念的解释等。

前言要抓住论文主题，防止偏离主题，超越论文所讨论的范围；写完初稿之后，要反复修改，力求言简意赅；"前言"最好与"讨论"能形成良好的呼应关系；前言字数一般为200～300字，切忌大段摘录教科书内容进行一般理论推导；不要涉及本研究中的数据或结论，避免与摘要和正文中的讨论内容重复。

六、材料与方法

材料与方法是医学科研论文中论据的主要内容，是阐述论点、引出结论的重要步骤。科学研究的基本要求是研究结果能够被重复，而快速判断结果能否被重复的重要信息源就是作者所描述的材料和方法，它是判断论文科学性、先进性、创造性与实用性的主要依据。

材料与方法表述要点是：研究对象和实验材料的性质和特征、选取方法和处理方法、实验目的、使用的仪器设备和器材、观察及测定的方法和过程、出现的问题以及采取的处理方法。涉及的统计方法等应具体介绍。在撰写此部分时应注意：①实验研究应对实验对象、材料（试剂、药物）、仪器、方法、条件作出详尽说明；②临床研究时应提供病例详细资料，要有公认、明确的诊断标准，纳入标准，排除标准和疗效判定标准；③当研究对象为实验动物时应写明动物详细情况，如动物的品种品系、性别、年（月）龄、体重、健康状态、遗传背景、微生物控制等；④实验仪器中若对现有仪器作了改进，要在注明出处的前提下，描述改进之处与改进的程度及其优点和特点，若为自行设计制备的仪器，则应作详细说明并附上图片或照片。

受试对象、被试因素和反应指标为试验设计的三要素。在撰写材料和方法时应对三要素进行详细阐述。

（一）受试对象

受试对象的选择十分重要，对实验结果有着极为重要的影响。医学科研的研究对象大多数是动物和人，也可以是器官、组织与细胞，也有将药用植物、矿物等列为受试对象。

对象为实验动物时，应明确表述动物的名称、种类（品种、品系）、数量、来源、性别、年（月）龄、遗传学及生理学状态特征（体重、健康状况等）、微生物控制级别以及饲养条件、膳食或饲料的构成及配制方法；研究对象为微生物或细胞时，应明确描述微生物或细胞的种、型、株、系及其来源，培养条件以及实验室条件。为保证实验效应的精确性，某些动物的生活环境还有严格要求。

受试对象为人的情况下，要介绍调查人群或病人一般的情况以及与疾病相关的一些特征性数据等，如对象的构成、来源、数目、性别、年龄、职业、病程、病因、病情的分型、分期；选择的标准（诊断标准、纳入标准、排除标准、剔除标准、疗效评价标准）与方法等。

（二）被试因素

被试因素通常是指由外界施加于研究对象的因素，包括生物的、化学的、物理的或内外环境的。但是生物本身的某些特征（如性别、年龄、种属、遗传特性、心理因素等）也可作为被试因素来进行观察。在论文写作时，应明确研究项目的主要被试因素和非被试因素，说明被试因素的强度、频率、持续时间与施加方法等和非被试因素控制措施。

（三）反应指标

试验效应是被试因素作用于受试对象的反应和结果，它通过反应指标来表达。一般反应指标根据其性质可分为：①定量指标和定性指标（包括分类有序指标和分类无序指标）；②主观指标和客观指标；③功能学指标和形态学指标；④直接指标和间接指标；⑤绝对指标和相对指标；⑥综合性指标和专一性指标等。应撰写效应指标的名称、测试指标所需的试剂（包括试剂名称、生产厂商、批号等）和仪器设备（包括仪器名称、规格型号、生产厂商等）。

（四）实验方法

医学科研论文中研究方法的描述要详略得当、重点突出，通常是按照研究步骤的时间顺序描述，或按照重要程度依次描述。如果是系统文章，可以先给出一个系统介绍，然后再分别按模块、步骤展开。在撰写此部分时应注意：

若采用的是公认的或已用过的方法，只需写明其名称；如引用他人的方法应注明出处；尚未被熟知的方法需提供参考文献，并说明原理；如是在原有方法的基础上加以改进，要对改进的要点与理由加以说明；对于新建立的方法应作较为详尽的描述，提供有关细节以及操作步骤，并说明理由等；涉及观察标准的要注明标准的来源或出处。

临床研究方法的描述要具体、详尽。对临床研究的设计方案需要作具体介绍，如随机分组、盲法的设置、揭盲的步骤以及研究质量控制方法等。

治疗方法如为药物治疗，则写出药名、生产厂家、批号、剂量、剂型、给药方式等；中药及其方剂应介绍中药来源，方剂的出处及药物的组成、不同的配伍比例及其用量，药物的制备方法、使用前配制方法以及保存条件等；协定处方或院内制剂要以规范的治法与功效表述，一般不要采用自拟名称。

若为手术治疗，则写出手术名称、术式、麻醉方式等；当实验对象为动物时应写明分组标准与方法、手术及造模方法过程、实验与记录手段。

（五）统计方法

常用的统计设计及方法无须解释或评论，但对先进的或特殊的统计方法可作简要介绍，并引用原始文献，所用统计学软件涉及著作权的需明确给出其版本号。

七、结果

结果是作者通过观察、调查或实验研究所得到的数据、图像、实物等，是论文中最重要的部分，是形成观点与主题的基础和支柱，是结论的依据，并由此引发讨论，导出推理。结果的表达要求高度真实和准确，不能有任何虚假或含混不清。

（一）主要内容、形式与要求

结果中通常包括的主要内容、形式与要求如下：

1. 内容　结果部分应根据不同情况分段叙述，如果内容较多，可设小标题，每个标题下还可根据观察内容、观测指标以及不同的观测方法等再设分标题，具体分段的方法要根据研究结果而定。结果的表述，不要加入作者的任何议论、评析和推理，体现出科学性和准确性。

2. 形式　结果应以形象、简洁、易懂的图、表、照片与精练的文字表述相结合的形式表达出来。

（1）表　表是简明的、规范化的科学语言，易于比较、便于记忆，可使大量的数据或问题系列化。表述结果的表主要有统计学处理表、对照表、数据测定表、分布情况表等。表格要简明扼要、重点突出、栏目清楚、数据准确、有自明性，表内内容以数据为主，文字从简。

（2）图　图是一种形象化的表达方式，可以直观地表达研究结果，并可相互比较。表达结果的图主要有：线图、条形图、圆周图、照片等。图要求主题明确、正确真实、重点突出、影像清晰、线条美感、对比度强，图中的字母、数码和符号必须清晰、匀整、大小适宜。

（3）文字　文字是表达结果重要的、不可缺少的手段，要简明扼要，力求用最少的文字、最简洁的语言把结果表达清楚。适当用文字说明原始数据，以帮助读者对结果的理解，以便让读者能清楚地了解作者此次研究结果的意义或重要性；如果只有一个或很少的测定结果，在文中用文字描述即可；文字可与图表相结合表达数据，用来指出图表中资料的重要特性或趋势，包括重要数据的统计学分析处理结果。

3. 要求　实验数据、观察结果必须是经审核的原始资料或数据，通过必要的统计学处理的结果；结果描述应短小精悍，清晰简洁，避免重复与篇幅冗长；正确处理图、表和文字三者之间关系，避免重复，互补互用，相互一致。

（二）符号数字

1. 计量单位　在医学科研论文中的使用各种量、单位和符号，必须遵循国家标准规定的要求。如《中华人民共和国法定计量单位》《中华人民共和国法定计量单位使用方法》。单位名称和符号的书写方式一律采用国际通用符号。

2. 数字的用法　医学科研论文中涉及大量的具体数字，数字书写如出现错误，危害甚大，错误的数字如被读者所引用，将给科研、教学和生产造成重大损失，如何书写数字，国家标准GB/T15835—1995中有详细的规定。为了便于掌握和运用，将数字书写和运用中常见情况介绍如下：

（1）阿拉伯数字　可以作为量词或序词使用，具体写法如下：

①整数：可写全数，也可加位数词，如800000也可写成80万；千位数及千位数以内，不加位数词；五位以上整数，从个位起，每三位数空1/4格，不用逗号分隔；高位数数字，除加位数

词外，还可用×10^{n}的形式表示，如在图或表中出现高位数数字，宜用×10^{n}统一表示，不必每数加×10^n，另外高位数也可用词头符号表示，如 100000m 可写成 100km；表格中的数字应以个位数对齐。

②小数：小数点后的位数应保持一致，无整数时前面的"0"不可省略；小数点后的有效数值应全部列出，当出现多位小数数字时，可用×10^{-n}的形式表示。

③分数：为排印方便和节省版面，分号以斜线"/"表示，如1/2。

④表示时间概念的数：表示年、月、日的数一律用全称；当年份换行时不可拆分，如 2011 年不应上行末写"20"，下行首写"11"；应避免使用时间代词"今年""下月""本周""昨天"等而应写具体日期。

⑤起止数和约数：起止数用"～"连接；表示范围的起止数而单位相同时，前一个数后的单位符号可省略，不同单位时应分别标明；百分数时，百分号均应写出；当以位数词表示起止数时，前后两个数均应标明数位，如"30 万～50 万"；用词头或正、负指数时，前后两个数均应标明数位，如"（3～5）×10^5"。用约数词应避免概念重复，如"需 2～4 个疗程"。

⑥数字增加或减少：倍数只用于增加；百分数可用于增加或减少。

⑦均数、标准差或标准误符号：首次出现应标明，并附带法定计量单位符号，也可在写统计学处理方法时注明，但在表格中出现时应在相应标目下注明，并置于括号内。

⑧有效位数：科学研究中的任何一个数字，只有最后一个数字允许有一个单位误差，而其前面的数字必须是精确数。

（2）汉字数字　数字作为词素构成定型的词、词组、惯用语、缩略词或具有修辞色彩的语句，或不是表示科学计量和具体统计意义的数字时，应用汉字数字，如十二指肠。

3. 统计学符号的书写　平均数用英文小写 $\bar{x}$，标准差用英文小写 s，标准误差用英文小写 $s\bar{x}$，t 检验用小写 t，F 检验用大写 F，卡方检验用希文小写 χ^2，相关系数用英文小写 r，自由度用希文小写 μ，样本数用英文小写 n，概率用英文大写 P。以上符号均用斜体。

（三）表格

1. 表格语言　表格在科技论文写作中占有重要地位，并具有多项功能。与文字相比，表格有承载信息量大，形式简洁明了的特点；与数量图相比，它还有表达更具体，精确度高的特点。表格的设计本着科学性、逻辑性、可读性、简洁性、可靠性的原则进行，科学性体现为表格整体结构的合理性、数据排列的规律性、信息传递的优化性；逻辑性体现为表格内容应与论文主题的逻辑思维相一致、表项排列应符合事物发展规律、表中数据能反映论文的观点；可读性体现为表格与文字衔接合理、表格要素齐全；简洁性体现为表格以最少的线条、最简洁的项目表达最多的信息；可靠性体现为表格数据的完整性、一致性、合理性。

2. 表格编制的要求

（1）必须有表题和表序，并列于表格上方靠左或居中，采用小于正文字号的不同字体以示区别。表题力求简明，尽可能不用标点符号，表序号前空两格，表序号与表题间空一格或表题居中。

（2）表项要明确，位置要合理，有纵表项和横表项之分，纵表项通常列于表格左侧，横表项通常列于表格上方。

（3）将表格中的符号、标记、代码以及需要说明的事项，以最精练的文字，横排于表题下，作为表注；如附注于表下称为注录，注录的序号宜用小号阿拉伯数字并加圆括号置于被标注对象的右上角。

3. 制作表格的注意事项

（1）表格应具有"自明性"　表中的各项资料应清楚、完整，以便读者理解表中所表达的内容。表的标题中应避免使用不常见的缩写或含义不明的公式或符号。不要多次在正文和表格中重复同样的数据。

（2）表格的编排　编排表格力求使表序、表题、表注、栏头、单位、数据（或资料）等要素的表达条理清楚、层次分明。表内数字一律用阿拉伯数字，同一项目内的小数位应一致，同一栏数字必须上下对齐，表中相邻或上下栏的数字或内容相同者，一律重复标注。

（3）数据、符号与单位　必须有一定数量的精确数据，标准规定符号与单位。

（4）表格的版面安排　同一表格要尽量安排在同一版面上，并使内容的布局清楚、合理，并且一定要遵循相关期刊的排版习惯。如果表格过大，也可考虑将其作为论文的附录列出，以免打断行文的流畅性。

（5）表的形式的要求　表格编制应遵循简洁、清楚、重点突出的原则；表的题目、数据（或资料）与注释要相互配合，能够做到自我说明；表中的缩略词、符号、单位、数值等必须与正文一致。

（四）图

图是用线段或实物图片的形式来表达或描述复杂的、文字无法描述或表述不清、篇幅十分冗长繁杂的论文材料、观察或实验结果等论文内容，从而使之简单明了，易于记忆与分析、比较。图应主题明确，具有文稿特征，有"自明性"，即只看图、图题和图注，不阅读正文，便可理解图意。图的合理绘制、摄取与使用，对于提高论文质量具有重要意义。医学科研论文中最常用的是统计图和照片图，统计图是指对原始数据进行统计学处理，并绘制成的条形图、线图、圆周图等。

1. 医学科研常用统计图

（1）条形图　采用等宽的长短来表示相互独立的各项指标的数值大小。

（2）线图　采用数段的升降来表示某事物的变化，应用于连续性资料，有纵轴和横轴。

（3）圆周图　以圆的整个面积代表100%，以圆内各扇形面积代表全体中各部分所占的比重。

2. 注意事项

（1）图应具有"自明性"　图中的各项资料应清楚、完整，以便读者能够理解图中所表达的内容。图的标题中应避免使用不常见的缩写或含义不明的公式或符号，图的标题应放在图的下方。

（2）图的编排　编排图力求使图序、图题、图注、单位等要素的表达条理清楚、层次分明；图序应与正文内所指序号一致，图序与图题列于图下方，并采用小于正文的字号以示区别，图题力求简明，尽量不用标点符号；应将图上的符号、标记、代码以及实验条件等，用精练文字横排于图题下方，作为图例说明。

（3）数据（或照片）　必须有一定数量的精确数据，照片应正确真实、轮廓鲜明、清晰完整、反差适度，重点部分可加贴箭头指示，并注明倍数及目的物尺寸的标度。

（4）图的版面安排　同一图要安排在同一版面上，并使内容的布局清楚、合理，并且一定要遵循相关期刊的排版习惯。一般插图，尤其是过多的照片，不要贴于正文内，可考虑将其作为论文的附录列出，以免打断行文的流畅性。

（5）图的形式的要求　图的编制应遵循简洁、清楚、重点突出的原则；图的题目、数据（或照片）与注释要相互配合，能够做到自我说明；图中量的符号、缩略词、单位、数值等必须与正文中一致。

八、讨论

讨论是作者对所进行的实验、观察、调查研究中得到的各种资料进行分类比较、归纳演绎、综合分析，作出的理论性推论与预测。是从理论上以及科学规律的角度对实验结果进行分析和综合，从实验结果的内在规律以及与有关研究成果的相互联系上深化比较对实验结果的认识，结合引证前人的资料进行充分论证，提出自己的见解，评价其科学意义，为研究结果的发展构建新的理论假说，为论文的结论提供理论依据。讨论是显示研究者科学智慧的重要部分，可反映作者理论思维、学术素养、知识深度与广度，以及专业写作技巧。

（一）讨论的主要内容

讨论内容应针对研究目的，基于实验、观察结果，其内容因文而异，写法相对较为自由。一般来说，讨论中首先简要回顾研究目的和概述重要结果，然后再讨论具体结果蕴含的科学意义或贡献。讨论的基本内容与写作要点如下：

1. 简要概述　回顾研究的科学假说，概述重要的研究结果，分析所得到的结果是否符合预期结果或证实假说。

2. 比较与评价　与国内外相关研究的结果进行比较，指出本文结果是否与其他学者的结果一致；分析其他观点和结论与本文的异同及可能的原因，分析比较、评价各自的优缺点，明确提出可能存在的原因或问题，并对其缺陷及局限性进行实事求是的评价、分析；对材料、方法、结果的准确性、合理性进行分析与论证；对实验结果的数据资料所存在的矛盾、误差或阴性结果作出符合逻辑的解释；阐述其研究水平、价值与指导意义。

3. 集中主要的论点　基于实验资料进行归纳、推理与判断，对研究结果进行综合分析，揭示内在规律，作出理论阐释，集中讨论研究中新的和重要的发现、创新点，并从中得出结论。根据结果可得出结论或进行推论，凝练、抽提出主要论点作为讨论的标题，尽量给出研究结果所能反映的原则、关系和普遍意义。要对结果所包含的各种因素的影响或彼此之间内在的联系作出阐述，说明现象发生的原因和机制；在解释因果关系时，应说明偶然性与必然性。

4. 存在的问题　研究过程中遇到的、在文章中涉及而未解决的问题，可在讨论中提出，并提出改进设想；根据作者的体会，提出围绕本研究主题今后探索的方向和设想。

5. 阐释意外的发现　研究中若有意外的重要发现也应在讨论中作适当解释或建议新的研究问题或提出新的假说，但不能对其过于关注而迷失最初的研究问题。

当然，以上的内容与要求不可能在每篇具体的论文中都面面俱到，要因文制宜，言之有物，论之有据。要善于运用自己的资料，阐明自己的观点。以观点统领研究结果，以结果证明提出的观点。

（二）讨论的注意事项

1. 推论要合乎逻辑　避免出现实验数据不足以支持的观点和结论。根据结果进行推理时要适度，论证时一定要注意结论和推论的逻辑性。

2. 观点要明确 突出新发现、新发明，阐述自己的见解，对于提出的新观点，不能含糊其辞，也要避免含蓄，尽量做到直接、明确，以便审稿人和读者了解论文的观点。对不妥之处，提出解决的办法和今后努力的方向。

3. 讨论的内容应基于实验资料 围绕研究目的，基于实验资料，突出主题、抓住重点研究结果及其结论理论意义、指导作用和时间意义进行讨论。基于实验资料着重讨论研究中新的和重要的发现，并从中得出结论。基于实验资料与国内外同类研究结果和论点相比较，突出研究的创新与先进之处，提出作者的观点和见解。条理分明、有理有据、论据充分、论点明确，不能泛泛而谈，文不对题。凡是实验结果中提不出线索和依据的内容均不要在讨论中出现，避免作出不成熟甚至臆断的推论。不能任意夸大或贬低，不能乱下结论。另外，在讨论中也决不能出现在"结果"中未曾表述的有关数据或发现。

4. 结果的概括 讨论中对重要结果的概括是为讨论服务的，切忌将讨论变成实验结果的重复叙述或实验指标及其意义的简单解释。

5. 引用文献 引用他人文献数据、论据及学术观点时必须准确无误，不应断章取义或以偏概全。一般不要成段引用，而是摘其观点、结论或重要数据。引证要选择近期的主要文献资料，不可过多地引用文献，尤其是与本研究核心内容关系不大的文献内容，切忌将讨论撰写成文献综述或文献的堆砌。同时要严格防止将他人的工作与自己的研究成果混为一谈，避免出现"剽窃他人成果"的嫌疑。

6. 客观评价结果 对结果的科学意义和实际应用价值的评价要实事求是，掌握分寸；对研究的限度、缺点、疑点等加以分析和解释，不能隐瞒不足与缺点，不能回避问题与矛盾，切忌报喜不报忧；避免使用首次发现等类似的优先权声明。

7. 一般不用图表 在讨论部分中，除了为阐述复杂的机制而必须采用能凸显主题论点的示意图外，讨论部分一般不用图表。

8. 讨论与结果可合并撰写 有些论文也将结果与讨论合并为一节撰写；或在结论较为明确的情况下，可不设"讨论"，将讨论与结论合为一项，即以"讨论与结论"的形式进行表述；短篇文稿可以不写讨论。

总之，讨论一定要基于实验结果，紧紧围绕研究课题的假说，按照逻辑推理的基本要求，进行正确的判断和推理，得出符合实际的结论。而对重要结果（或发现）的精炼概述，对研究的进步与不足的客观评述，对研究成果的特色的凸显与研究意义表述，对存在问题指出及进一步研究的方向设想是讨论的着力之处。

九、结论

结论部分又称总结、小结、结语，是根据本文的实验结果结合他人的研究成就对全文做出恰当的概括与总结。一般情况下，学术论文不单列结论，但是在文献综述和涉及的内容较多且较复杂时，如研究生学位论文，读者阅读后不易得出清晰的结论和概念，有必要设置结论部分，以便给读者一个明确的结论。

1. 内容要求 结论不是正文其他部分小结的简单重复和罗列，是在实验结果、理论分析的基础上形成的更深入的认识或论点，包括最重要的结果及其说明的科学技术问题，得出了什么规律，有何新见解。总结性地阐述本文结果可能的应用前景、不足之处及尚待解决的问题、研究设想等。

2. 文字要求 结论的文字应该准确、明确、精炼。概括出的结论必须与实验结果相符，不要概括得过窄过浅或过高过深，要掌握好分寸。对于提出的新观点、新见解，可以用"证实""揭示""表明"等词引出，慎用"发现"一词。对于确无把握的结论，可以用"印象"一词表达，宜用"提示""似乎""看来"等留有余地的词表述。

3. 格式要求　结论的内容较多时，可以用序号分条列出，不加小标题；内容较少时，则不要分条编号。有些重要的数据也可以作为结论。若得不出明确结论，可以用"小结"的形式表述。临床研究论文中常以"小结"表示结论，内容较简单。

十、致谢

致谢是以书面形式对课题研究与论文撰写过程中给予帮助者的肯定与感谢。致谢不是论文必不可少的组成部分，只是在确有必要时才使用。致谢可以单独成段，置于参考文献之前，也可以放在论文首页的最下方。学位论文中的致谢是在文末单列一页。

致谢的对象是对本文的研究工作与撰写过程中有过实质性贡献或给予帮助，但尚不足以列为作者的组织或个人。具体可以细分为以下6类对象：①参加过本文研究工作的讨论或提出过指导性建议者；②协助或指导本文研究工作者；③为本文绘制图表、摄影，为实验提供样品者；④提供实验材料、仪器设备以及给予其他方面帮助者；⑤资助科研经费者；⑥给予转载和引用权的资料、图片、文献、研究思想和设想的所有者。

致谢必须征得被谢者的正式同意。对于被谢者，可以直书其名，也可以冠以教授、博士等职称或学位。其排序应按贡献大小列出。致谢的言辞应该恳切，恰如其分，不要浮夸或客套，尽量简短。致谢的形式应遵从拟投杂志的相关规定。

十一、参考文献与标注

（一）参考文献

参考文献是指为撰写论文时而引用的有关图书期刊资料。按规定，在论文中凡是引用已发表的文献中的观点、方法、数据和材料等，都要对它们的出处予以标明，并在文末列出参考文献表。

1. 参考文献的作用　参考文献是科技论文中不可或缺的一部分，其主要作用有注明前人的相关工作以及阐述研究的背景、依据等，反映作者的科学态度，避免不必要的重复论述，节省论文篇幅，得以充分论证作者的观点。参考文献不仅是论文研究工作的某种缘由及发展，同时也为有兴趣的读者进一步查询相关资料或信息提供线索，有助于科技情报人员进行情报和文献计量学研究。

2. 参考文献的选取

（1）选取参考文献的原则　准确、清晰、完整、规范、便于检索。

（2）选取参考文献的具体要求　①尽可能引用最适合论文需要、最新和最主要的已正式发表的原论著，以最近3年以内的为佳。②必须是作者亲自阅读过的，对本文的科研工作有启示或关系密切的。③严格遵从拟投稿期刊有关参考文献体例方面的规定，熟悉有关参考文献规范化著录格式。论文中的参考文献著录方法，国家标准《GB/T 7714—2015 信息与文献　参考文献著录规则》中标定采用"顺序编码制"和"著者-出版年制"两种，其中前者在我国最为常用，分为文内标注与文后文献表。现列举范例如下：

［1］徐伟，胡建鹏，王键，等. 益气活血方和补肾生髓方对局灶性脑缺血再灌注大鼠 Ctnnb1

和 Krt1 基因及其蛋白表达的影响 ［J］. 北京中医药大学学报，2014，37（2）：112-115.

［2］ Zhao Q，Wang C，Zhu J，et al. RNAi-mediated knockdown of cyclooxygenase 2 inhibits the growth，invasion and migration of human osteosarcoma cells：a case control study ［J］. J Exp Clin Cancer Res，2011，30（1）：26-28.

［3］ 罗萨伊. 阿克曼外科病理学：第 9 版 ［M］. 回允中，主译. 北京：北京大学医学出版社，2006：168-172.

［4］ 曹泽毅. 中华妇产科学（下册）［M］. 北京：人民卫生出版社，2002：2354-2358.

（二）标注

在论文中对某些读者难以理解的词语用文字加以说明解释的方法叫标注，又称注解或注释。标注的类型有正文夹注、脚注及尾注等。它只是在必要时采用。

1. 正文夹注　正文夹注通常是在正文中的一词或一短语后以圆括号的形式表述，即在圆括号内表述需要说明或解释的内容。因此，夹注是唯一能够与参考文献兼容的注解方式。如文中第一次出现的生物普通名称或中文名称需夹注拉丁文学名等。若在句中出现这种注释，括号前后的语句应连贯、通顺。

2. 脚注　目前多数期刊均采用，通常列于本页地脚处。只有一个注释时，脚注可用符号"＊""#"等标识；若注释多于一个时，可用数字序号（1）（2）……标注在需注释内容的右上角。每条脚注均应另行书写，以小字列出。脚注主要用于注明研究基金来源、作者工作单位、第一作者简介以及通讯作者等，大多均在论文首页的最下方作出脚注。

3. 尾注　通常用于较复杂内容的注释。有些期刊将致谢或获得基金资助的内容置于文章末尾。

第三节　文献综述的写作

一、文献综述的特点和分类

文献综述是指在全面收集、阅读大量的研究文献的基础上，经过归纳整理、分析鉴别，对所研究的问题在一定时期内取得的研究成果、存在的问题以及新的发展趋势等进行系统、全面地叙述。作为一种科学文献，它往往对当前某一领域中某分支学科或重要专题的最新进展、学术见解、新原理和新技术予以反映，对后继研究有着重要的指导意义。在医学科研中，医学文献综述作为研究工作的基础性工作，对于相关领域的基础或临床人员能够起到很好的指导作用，当然，由于医学体系及学科特点的不同，现代医学文献综述主要体现对当今新知识的提高和再创造，反映当前某种疾病、某种理论或某种治疗措施的新进展、新动态和新技术等。而中医的文献综述除了搜集具有创新的新进展外，还要注意从古籍中寻根求源。

（一）文献综述的特点

医学综述和其他研究领域的综述基本相同，具备间接性、评述性、综合性、先进性四个基本特性。

1. 间接性　综述就其本质来看是作者对大量国内外有关文献，通过搜集、分析、归纳、整理，为一定的目的性和针对性而写成的专题性或专项性的综合述评文章，较全面地介绍一定范围的人员在某一历史阶段对某一特定问题的研究状况、已取得的成果，但就其文献来源来说，具有间接性特点。

2. 评述性 是指比较专门地、全面地、深入地、系统地论述某一方面的问题，对所综述的内容进行综合、分析、评价，反映作者的观点和见解，并与综述的内容构成整体。一般来说，综述应有作者的观点，包括对前人研究成果所做的恰当评价以及对未来本课题研究发展方向和研究重点的预测。否则就不成为综述，而是手册或汇编。

3. 综合性 综述要"纵横交错"，既要以某一专题的历史及动态发展为纵线，反映当前课题的进展；又要对某一专题的研究现状、各派观点、各种方法、各自成就等加以描述，进行横向比较，把握本专题发展规律和预测发展趋势，提出进一步研究的课题。

4. 先进性 综述不是写学科发展的历史，而是要搜集最新资料，获取最新内容，将最新的医学信息和科研动向及时传递给读者。

（二）文献综述的分类

1. 动态性综述 是指围绕某一专题，按时间先后顺序或专题本身发展层次，对其在各个阶段的发展动态作简要描述，如已解决哪些问题，取得哪些成果，还存在哪些问题，今后发展趋向如何等。要求每个时间段的内容和层次要清楚，避免出现零散或是遗漏要点的现象，此种综述为纵式写法。

2. 成就性综述 是指对某一专题的研究现状、各派观点、各种方法、各自成就等加以描述和比较，进而提出进一步研究的课题。此种综述为横式写法，这样的横式综述大多通过比较、归类的方式达到快速传递信息，突出重点，为进一步研究起到借鉴、启示和指导作用。当然，此种综述的作者一定要有深厚的学术功底，否则容易因学术倾向导致错误结论。

3. 学术观点争鸣性综述 系统地总结出几种学术观点，由作者加以分类、归纳和总结。按不同的观点，安排材料，分别叙述。这样的综述，时间顺序和具体成果不是主要的要求。在这类学术争鸣性文献综述中，原文的引用更加严格，而且"综"与"述"，都要用原文的事实和观点，作者的概括、分析则极少。

二、文献综述的写作程序

文献综述的撰写，大体遵循选题→查阅文献→撰写成文的程序。

（一）选题

选定题目对综述的写作有着举足轻重的作用。选题首先要求内容新颖，只有新颖的内容才能提炼出有吸引力的题目。选题还应选择近年来确有进展，适合我国国情，又为本专业科技人员所关注的课题，如对国外某一新技术的综合评价，以探讨在我国的实用性；又如综述某一方法的形成和应用，以供普及和推广。选题通常有几种：一种是与作者所从事的专业密切相关的选题，对此作者有实际工作经验，有比较充分的发言权；一种是选题虽与作者专业关系不大，但作者掌握了一定的素材，又乐于探索的课题。

题目不要过大，过大的题目要有诸多的内容来充实，过多的内容必然要查找大量的文献，这不但增加阅读、整理过程的困难，或者无从下手，或顾此失彼；而且面面俱到的文稿也难以深入，往往流于空泛及一般化。实践证明，题目较小的综述穿透力强，易深入，特别对初学写综述者来说更以写较小题目为宜，从小范围写起，积累经验后再逐渐写较大范围的专题。此外，题目还必须与内容相称、贴切，不能小题大做或大题小做，更不能文不对题。好的题目可一目了然，看题目可知内容梗概。

（二）查阅文献

查阅文献是文献综述的基础性工作，由于个人学习方式的不同，文献的查阅方式不尽相同，但亦有一些原则性内容，大体如下：

1. 首选权威文献 权威文献大致包括百科全书、专科全书一类的权威性的、内容广泛的著作和年鉴、年度评论之类的连续出版的综述性文集，此外专著、教科书、学术论文集、核心期刊、经典著作、专职部门的研究报告、重要人物的观点等均可为作者快速把握住当前该领域的研究动向，提供至关重要的素材。

2. 关注研究领域进展 目前期刊文献中常有重要的近期进展性资料，认真研究、有选择吸收，可使综述更有先进性，更具有指导意义。

3. 由近及远，以点带面 收集文献时，要采取由近及远的方法，找最前沿的研究成果，因为这些成果常常包括前期成果的概述和参考资料，可以使人很快了解到某一研究问题的现状。收集同时注意文献中所引用的相关资料出处，为进一步查找资料提供线索。

4. 适度限定查阅年限 一般来说，查阅文献的年代，以近3～5年为主，如文献容量大，查阅年限可相应缩短，如资料有限年限可适当放宽。

5. 整理分类，概括提炼 首先对收集到的文献，依据文献综述编写提纲，对各个观点进行适当的分类；其次根据文章的科学性、文献的时效性等因素进行适当的取舍；最后按照时间顺序有序编排，以显层次分明、条理清晰。在此基础上对于收集的文献还有一个深加工的过程，即概括提炼，把各篇文献资料所描述的内容提炼出来，并按作者的思路加以安排和阐述。概括内容必须如实反映原作者的观点，不能歪曲原作者意图。

（三）撰写成文

完成选题及资料收集分析，便进入综述的撰写，一般包括前言、正文、结语、参考文献四部分。

1. 前言 前言部分主要说明文献综述写作的目的、意义和作用，介绍主要概念、定义以及综述的范围（涉及问题的范围）、文献起止年月、有关问题的现状和争论焦点等。使读者对全文要叙述的问题有一个初步的轮廓。要求简明扼要，重点突出。

2. 正文 正文部分是综述的主体，其写法多样，没有固定的格式。可按年代顺序综述，也可以按不同的问题进行综述，还可以按不同的观点进行比较综述，不管用哪一种格式综述，都要将所搜集到的文献资料归纳、整理及分析比较，提出问题、分析问题和解决问题，比较各种观点的异同点及其理论根据。一般包括历史发展、现状分析和趋向预测这几个方面的内容。①历史发展：依据时间顺序，概括说明研究内容各历史阶段的发展状况及各阶段的研究水平，要求相关时间段的内容和层次要分明，避免出现遗漏；②现状分析：介绍国内外研究现状及各派观点，提出问题的焦点和可能的发展趋势，对陈旧的、过时的或已被否定的观点可从简，对一般读者熟知的问题只要提及即可；③趋向预测：在纵横对比中肯定所综述课题的研究水平、存在问题和不同观点，提出展望性意见，这部分内容要写得客观、准确，不但要指明方向，而且要提示捷径，但一定要逻辑缜密，经得起推敲，要根据不同的选题来决定写作的方式，写作时要注意逻辑性，逐层深入。

3. 结语　主要是对正文部分所整理分析的主要内容进行扼要总结，应突出重点，不能空谈；此外，分析本专题尚待解决的问题及对研究前景的展望。

4. 参考文献　放在文末，是文献综述的重要组成部分，除表示尊重被引证者的劳动及表明文章引用资料的根据外，更重要的是使读者在深入探讨某些问题时，提供查找有关文献的线索，参考文献的编排应条目清楚，查找方便，内容准确无误。

三、文献综述写作的注意问题

在撰写文献综述时应注意以下几个问题：

1. 确定选题，拟定提纲　文献综述的选题，多出于研究者自身科研工作或解决某一实际问题的需要，或是感兴趣的相关专题。题目应体现选题的内容，注意简明、准确和新颖，要结合自身知识结构、能力、专业方向等因素，易于操作，切忌盲目跨入生疏领域。在通过对文献资料的分析评价后，按照写作目的、思路、先后次序等拟出提纲。提纲应结构缜密，条理清楚，紧扣主题。

2. 写作规范，层次分明　撰写文稿要求格式规范，分析透彻，综合恰当，条理清楚，语言简练和详略得当。在表述过程中词语要达意，逻辑要清晰，要体现层次性和条理性，不能写成资料的无序堆积。

3. 忠于原著，重点突出　撰写综述要深刻正确理解参考文献的内容，以原始文献为准，切忌间接引用，以免对文献理解不透或曲解，造成观点、方法上的失误，更不能随意发挥、联想、推测。注意引用文献的代表性、可靠性和科学性，在搜集到的文献中可能出现观点雷同，有的文献在可靠性及科学性方面存在着差异，因此在引用文献时应注意选用代表性、可靠性和科学性较好的文献，避免机会性及主观性，做到客观公正。掌握全面、大量的文献资料是写好综述的前提，但又切忌面面俱到，一定要有重点，内容越集中、明确、具体越好。

4. 文献新颖，"综""述"结合　查阅收集文献一般以近 1～2 年的新内容为主，4～5 年前的资料一般不应过多列入。综述并非文献汇编，作者必须要有自己明确的学术观点或见解，否则便是文献汇编或学习体会，切忌只综不述或述而无综。

第四节　学位论文的写作

学位论文是学位申请者为取得相应学位而向论文答辩委员会提交的作为考核和评审的学术论文。学术论文是申请者对基础理论、专业知识、关联知识的掌握程度，以及专业技能、科研能力和创新能力的集中体现，也是对申请者的学术水平及治学态度的检验。

一、学位论文的分类

根据《中华人民共和国学位条例》规定，学位论文分为学士、硕士和博士学位论文三个等级，并对其提出了明确的要求。按照研究方法不同，学位论文可分理论型、实验型、描述型三类；按照研究领域不同，学位论文又可分人文科学、自然科学与工程技术两大类。学位论文与学术论文撰写的差异在于，学位论文不受字数、图表和参考文献多少的限制，可根据其内容而定。

二、撰写学位论文的原则

（一）立论客观，具有独创性

学位论文的选题应遵从科学性原则，基本观点必须符合基本科学原理与客观实际，有充分理论依据与事实依据；学位论文施行应坚持可行性原则，考虑主客观条件是否能确保完成；学位论文目标应坚持价值性原则，注重应用价值或学术价值；学位论文内容应服从专业性原则，是所在专业研究领域与范围；学位论文宗旨应坚持创新性原则，研究内容应新颖与前沿，应有所发现、有所发明、有所创造。

（二）论据翔实，富有确证性

论文理论依据应充实，能够做到旁征博引，多方佐证，不能从主观出发武断臆测；论文应资料充分，所用材料应做到言必有据，数据翔实可靠。

（三）论证严密，富有逻辑性

论文提出问题、分析问题和解决问题，要符合客观事物的发展规律，论文结构合理、层次清晰、逻辑严谨、详略得当，以形成一个有机整体，使判断与推理言之有序，围绕核心论点步步推进。

（四）体例明确，标注规范

论文必须以核心论点作为全文的中心，围绕中心论点设置论文结构格局，以多方论证内容组成论文丰满的整体，以较深的理论分析辉映全篇。做到概念清楚、观点明确、论点突出，整体结构和标注要求规范得体。

（五）语言精练，表述清晰

学位论文基本的要求是让读者读懂。因此，要求论文思路清晰，说得明、想得深、说得透，做到深入浅出，言简意赅，行文流畅。避免语言晦涩、用词生僻，甚至文理不通。

三、学位论文撰写的格式与要求

学位论文的撰写格式需遵照国家标准 GB 7713—87《科学技术报告、学位论文和学术论文的编写格式》的要求。各学位授予单位根据国家标准对不同专业的学位论文写作要求有些差异，应遵照执行。学位论文由于需要同行专家评阅与审定，因此都采用单行本格式。学位论文的章、条、款、项的编号参照国家标准 GB 1.1—81《标准化工作守则编写标准的基本规定》的有关规定，采用阿拉伯数字分级编号。

学位论文的格式与其他各类论文格式大体相近，但也有一些不同。根据学科不同，一般可分为两种基本类型，一是指以自然科学为内容的科技论文，二是指以社会科学为内容的论文。学位论文可分为前置部分和主体部分，前置部分包括封面、题名页、目录页、摘要、关键词、附表和插图清单以及符号、标志、缩略词、计量单位、名词术语等注释表等；主体部分内容主要由引言、正文、结论三部分构成，其编写格式根据内容需要，由作者自定。但主体部分内容必须由另页的右页开始，每部分必须另页起。整个论文每一部分的格式和版面安排，要求统一，层次清楚。

如论文在一个总题目下分为两部分以上，各部分应有序号。可写成第一部分、第二部分等。采用外文撰写的学位论文，其每部分则用罗马数字编码。论文中一律采用阿拉伯数字连续编排页码。页码由打字或印刷的首页开始，为第一页，且是另页的右页。封面、封二、封三和封底不编入页码。可以将目次页等前置部分单独编排页码。必须将页码标注在每页相同位置，以便识别。如在一个总题目下有两个部分以上内容，应连续编排页码。

1. 封面、题名页　封面内容包括分类号、本单位编号、密级、题名、申请者姓名与单位名称、导师姓名与职称、申请学位级别、专业名称、完成论文日期等。

（1）分类号　在封面左上角注明分类号，便于信息交换和处理。应按《中国图书资料分类法》注明类号，如：医药卫生 R，中国医学 R2，中医内科 R25，中医内科杂病 R251，中风 R251·1。同时应尽可能注明《国际十进分类法 UDC》的类号。学位论文的封面及题名页可根据授权单位的规定书写。

（2）本单位编号　一般标注在右上角。

（3）密级　学位论文的内容按国家规定的保密条例分为公开、内部、秘密和机密四级，应在右上角注明。如系公开发行，不注密级。

（4）题名（副题名）　用大号字体标注于明显地位。题名：是以简练、明了、确切的词语概括学位论文中最重要的特定内容的逻辑组合。其所用每一词语必须考虑到有助于选定关键词和编制题录、索引等二次文献可以提供检索的信息，应避免使用不常见的缩略词、首字母缩写字、代号等，尽可能不用标点符号。一般情况下尽可能不用副题名。学位论文用作国际交流，应有外文题名。

（5）责任者姓名　包括作者姓名、指导教师姓名、评阅人、答辩委员会主席及学位授予单位等。

（6）申请学位级别　应按《中华人民共和国学位条例暂行实施办法》规定的名称进行标注。

（7）专业名称　系指学位论文作者攻读专业的名称。

（8）论文完成日期　学位论文完成提交日期。

此外，还可补充地址以及参加部分工作的合作者。

2. 目录　使读者能够在阅读该论文之前对全文的内容、结构有一个大致的了解。一般目录引至 3 级标题，由论文的章、节、条、款、附录等序号、题名和页码组成。每项内容的末尾应注明页数。目录应准确、清楚与完整。

3. 摘要　学位论文摘要分为简短摘要与详细摘要两种。简短摘要与学术论文摘要的写法相同，但字数可适当增加，通常作专页排印，称摘要页。详细摘要是提交学位论文评审委员会或同行评阅人阅读的，或是学位授予单位将学位论文摘要汇集出版所用，详细摘要字数可增加至 2000～3000 字，以充分反映出学位论文的主要内容。撰写论文摘要的关键是如何在有限的文字数的范围内，充分表达作者研究课题的选题依据、研究思路与方法、技术路线及所获得的主要结果、结论和展望等。学位论文除撰写中文摘要外，还要有相应的英文摘要，基本要求是在内容上要与中文摘要一致，鉴于中英文的表达方式明显不同，最好能在不违背中文摘要原意的基础上重新组织撰写。摘要一般不分段，不引用图、表、化学结构式及非公认公知的符号、代号、专业术语和参考文献的序号。

4. 关键词　每篇学位论文选取 3～8 个词作为关键词，能够反映论文特征内容。关键词以显著的字体另起一行，排在摘要的左下方。外文关键词应与中文对应，排在外文摘要的左下方。关键词应尽量使用《汉语主题词表》《医学主题词表》《中医药主题词表》等国内外公认的主题词表工具书提供的规范词。

5. 符号、标志、缩略词、计量单位、名词术语等注释表　根据实际需要将上述数项内容的注释说明汇集成表置于图表清单之后单独成页。

6. 附表和插图清单　如学位论文中图表较多，可以分别列出清单置于正文后。图的清单应有序号、图题、说明和页码，表的清单应有序号、表题、说明和页码。

7. 前言　前言亦称绪论、序言、引言、导言等，主要论述论文的选题意义及应用背景、国内外研究现状分析及论文的主要研究内容等。这部分作用是点题，对研究课题的选择及其依据作简要的论证，阐明问题背景、研究意义和研究范围，使人一看就知道作者提出什么问题，想解决什么问题，进而评估论文的价值。也是为了表明作者对这一研究领域的知识信息的掌握程度。

8. 正文　正文是学位论文的核心与主体部分。由于研究工作涉及的学科、选题、研究方法、结果表达方式等存在差异，故对正文内容不能作统一的规定，但必须客观真实、设计合理、合乎逻辑、层次分明。

（1）材料与方法　内容同一般学术论文，但要求更细致和具体。对成熟的常规方法不必详细介绍，只需引用有关文献；对虽较成熟，但改变具体参数时可明确影响实验结果的方法应详细介绍；对有实质性改进的方法，重点表述改进部分并说明改进的理由。明确说明实验数据的表示方法以及统计学处理方法，特殊的统计学方法需作详细表述。

以人为研究对象的临床资料包括：①病例基本情况。写明病例收集时间期限、病例总数、病例来源、性别、年龄、病程、诊断标准（包括疾病诊断标准和中医证候分型标准）纳入标准、排除标准、疗效判定标准及必要的检查指标。②分组。前瞻性病例总结应遵循随机分组原则。对照形式依时间区分，如同期对照、历史对照；依对照物区分，如安慰剂对照、标准对照等；回顾性病例总结可采用历史对照、标准对照，但要注意对照时间的诊断标准、疗效标准的统一性。③诊断标准与辨证依据。一般采用参照国际、国内相关学会制定的诊断标准及辨证依据。④疗效观察。一般采用参照国际、国内相关学会制定的疗效评价标准，重点突出有针对性和特异性的指标，舍去与主题无关的观察项目。

（2）结果　结果是论文的核心部分。其内容是将观察研究所得的资料和数据用文字和图、表等形式表达出来。它既是作者对自己原先设计的目的所提出问题的直接回答，也是下文逻辑推理、深入讨论的依据。内容包括观察的现象、测定的数据、记录的图像和效果差异等。准确、清晰、直观的表达结果是撰写学位论文的基本功之一。写好结果应注意以下几点：①全面掌握、仔细分析和如实反映所获材料；②注重逻辑、突出重点、避免罗列材料和夹杂讨论；③应有对数据的严格统计学处理。

（3）讨论　讨论是对结果的科学解释与评价，是作者对研究观察的思考和科学推论，阐明事物间内在联系，揭示研究结果的理论与实践意义，是作者学术思想的展示，是学位论文学术水平的主要体现，可充分反映作者的基础理论水平、逻辑思维能力以及学术思想的深度和广度。说清楚论文的新贡献和新见解是讨论关键所在。其内容包括：①主要基础原理与概念，重要实验结果概述、解释与评价，并与前人的工作比较，重要创新之处；②揭示因果关系及内在规律，阐述必然性与偶然性；③重要结果和观点的理论与应用价值；④研究过程中存在的问题、差误和教训；⑤提出进一步研究或改进的方向、建议和设想。⑥层次分明，论证有序，推理合乎规律，注重事物间内在联系。写作中应注重论点、论据、论证的融合与逻辑性，要有自己的观点和见解，论点要明确，要以充分可靠的数据、材料为证据。

（4）结论（结语、小结）　学位论文的结论是以研究成果为前提，结合前期或他人的研究成就，经过严密的逻辑推理和论证所得出的最后结论。①内容要求：在结论中应明确指出论文研究的成果，得出了何种规律以及提出的新观点、新认识，并尽可能对其应用前景和社会经济价值等加以预测和评价。可以在结论中提出本课题研究的局限性，今后研究的改进意见或尚待解决的问题等。结论不应涉及前文不曾出现的新事实，也不能在结论中简单地重复引言、结果或讨论等部分的文句，切忌重复摘要中的内容。②文字要求：结论是对论文的主要结果和论点高度概括，应写得简明扼要、逻辑严密、精炼完整、层次分明、定位精准、表述准确。把握好概括结论的分寸，用词要准确、精当、鲜明，不可含糊其词、模棱两可。对于提出的新观点、新见解，可用"揭示""证实""表明""指出"等词引出；对确无把握的结论，表述要留有余地。③格式要求：结论的内容较多时，可用序号分条列出，但必须突出重点，一些重要的数据也可以作为结论表述，如果得不出明确结论，可采用简单总结形式表述。

（5）致谢　致谢是以书面形式向在学位论文的选题、设计与研究、撰写等过程中指导、帮助过的组织或个人表达的诚挚谢意。在正文后面单列一页，致谢的对象有：指导教师及导师小组成员；各级政府科学基金、资助研究工作的奖学金或基金、合同单位、支持的企业、组织和个人；协助完成课题研究工作和提供便利条件的组织和个人；在研究工作中提供研究思路、实验材料、仪器设备、图片、文献及其他帮助的组织和个人。

致谢对象不宜过于宽泛，不必面面俱到。言辞应恳切、恰如其分，切忌华丽浮躁。所有致谢必须征得被谢者的正式同意，其排序最好依据贡献大小列出，更不宜以致谢来沽名钓誉。

（6）参考文献　参考文献是学位论文的重要组成部分，文献标引也是判断论文真实性的重要依据之一。引用文献的基本原则是引用与主要理论依据、方法和内容以及有争议的论据有直接关系的文献；要引用立意新颖、资料准确、理论可靠的文献；要明确论文中哪些是作者自己的观点，哪些是引用文献的论点或论据，要尊重他人的劳动成果，避免出现知识产权纠纷；所列文献必须是自己读过的，尽可能是一次文献；注意统一著录格式及对近5年著录引用。

（7）附录　置于正文之后，是对正文所作的重要补充，也能体现研究工作的数量和质量。主要有：①与学位论文有关的文献综述；②某些重要的原始数据、图片资料、计算过程、较复杂的公式推导、结构图、术语符号说明、统计表、计算机打印输出件等；③攻读学位期间已发表学术论文的原文或复印件；④由于篇幅过大或取材于复制品而不便于编入正文的数据和资料；⑤对本专业有参考价值的资料等。

第十四章
医学科研课题的申报与实施

扫一扫，查阅本章数字资源，含PPT、音视频、图片等

第一节　医学科研课题的分类和来源

一、医学科研课题的分类

（一）按研究的性质分类

1. 基础研究　以发现人类自然规律和发展医学科学理论为目标的创造性研究，其成果将成为一般的真理，或普遍的原则、理论或定律。中医药基础研究是在中医药理论指导下运用现代科学技术手段，对中医理论体系进行理论与实验研究，以阐明其科学内涵，提高中医药学术水平，促进中医药学术发展为目标。医学基础研究可分为纯基础研究和应用基础研究。

（1）**纯基础研究**　是认识生命和疾病的现象，揭示生命和疾病的本质，探索健康与疾病相互转化的规律，增加新的医学科学知识。在中医研究中，藏象、经络实质的研究即为纯基础研究。

（2）**应用基础研究**　是认识人体生理和病理变化，探索疾病病因、发病机制及病程转归，通过基础研究工作，为建立有效的疾病诊断、预防、治疗、康复方法等提供理论依据。如中医学应用基础研究的重点是病因、证候、治则、治法、方剂配伍规律等基础理论研究。

2. 医学应用研究　通过应用研究可以把理论发展到应用的形式，医学和中医药临床研究属于应用研究，其研究目的明确，周期较短。主要是为解决临床防病治病中各种问题进行的科学、技术知识的创造性的系统研究。如疾病的诊断、预防、治疗、康复的新方法与新技术的研究；新药、新生物制品的筛选；重大疾病的治疗方案等。中医临床研究的重点是，利用中医药的优势和特色，研究常见病、多发病、疑难病、重大疾病等创新性的治疗方法、治疗方案和诊疗设备等。

3. 开发研究　是对应用基础研究和应用研究成果的实现，是为了推广新材料、新产品、新设计、新流程和新方法进行的系统的创造性活动。对现有疾病诊断、预防、治疗、康复技术进行实质性改进提高；对新的诊疗技术和方法的开发、引进与应用。如核磁共振成像、断层造影术、超声波技术等的应用；计算机在疾病诊断和治疗中的应用；新型复合材料的开发、引进及在临床医学中的研制和应用；新药、新生物制品、新医疗器械、新技术、新材料、新方法的研制开发和中间试验；应用生物技术对医用微生物、动物、药用植物进行属性改良和特殊用途的医用转基因微生物、动植物和遗传操作及培育。

4. 软科学研究　是指应用软科学理论、方法和技术，针对社会、经济发展及各类工作中的问题，经过系统的研究，制定出新方案，常以咨询报告、科学论著等形式表达成果。如中医药事

业发展战略研究。

（二）按研究的时间点分类

1. 回顾性研究　是以现在为结果，回溯过去的一种科学研究方法。回顾性研究是从已有的记录中追溯从那时开始到其后某一时间或直到研究当时为止这一期间内，每一研究样本的情况，是一种由"果"至"因"的研究方法。如对名老中医临床经验的回顾性整理研究。

2. 前瞻性研究　是选定研究对象，预定研究方式和条件，利用这些条件，去做研究追踪，分析判断，最后在原订的计划和时间内做出评估，把符合原设计的所有病例和影响因素都进行统计学处理，最后把全部结果都要呈现出来。其特点是有明确研究目的，研究计划周密，观察指标合理，并严格按设计要求收集资料，进行归纳，统计分析后得出结论。如采用随机对照方法进行的新药物、新诊断方法、新治疗方案的研究，是目前中医药研究中常用的方法。

（三）按研究的方法分类

1. 实验研究　是研究者能够人为给予干预措施的研究，通过实验手段取得科学资料的研究方法。其特征是为了明确科学目的，突破自然条件的限制，完全在人工控制的条件下观察客观事物，搜集可靠资料，并进行分析、综合、演绎、归纳、判断、推理，获得理性认识。目的是为了揭示某种事物或现象的本质，阐明某种事物的运动规律及其机理。实验性研究课题需要在实验环境中进行，屏除外界因素的干扰，从而获得比较可靠的科学数据。如病理学、生理学、药理学和部分临床医学方面以及各种新技术的应用等研究。

2. 调查研究　是利用调查研究的方法和手段发现本质特征和基本规律的科学研究方法。为了弄清某些疾病在某个时期的发生、发展和转归状况，用调查方法对被调查研究的对象进行接触、询问和现场调查，搜集可靠资料，进行统计分析研究，从而发现本质特征和基本规律。调查研究的类型有：按获得资料的时间可分为经常性调查和阶段性调查；按调查对象的范围可分为普查、典型调查、抽样调查；按调查目的可分为居民健康状况调查、卫生学调查、流行病学调查、临床随访调查；按收集资料的方式可分为现场测试法、采访法、填表法和通讯法。调查研究可以为流行病学、非流行病学、职业病、地方病、环境与健康、临床病例分析等方面的课题。

3. 经验体会　是中医药临床科研比较独特的研究方法。往往是在自己或他人临床经验的基础上，对某一问题产生新的认识，再进一步搜集资料，进行规律性总结。特别是在对名老中医的经验继承和整理方面有其独特的优势。这类性质的课题一般以述评、商榷、建议等形式发表科研论文。

二、医学科研课题的来源

（一）国家级课题

国家级课题是指国家政府部门资助的重大科研课题。根据新科技革命发展趋势、国家战略需求、政府科技管理职能和科技创新规律，政府将中央各部门管理的科技计划（专项、基金等）整合形成五类科技计划（专项、基金等）：国家自然科学基金、国家科技重大专项、国家重点研发计划、技术创新引导专项（基金）、基地和人才专项。国家社会科学基金属于哲学社科类国家级课题。

1. 国家自然科学基金　是我国支持基础研究的主渠道之一，由国家自然科学基金委员会负责实施与管理。基金面向全国科技工作者，支持基础研究。采用同行专家通讯评审和会议评审两级评审制度。国家自然科学基金申报时间是每年 1～3 月。国家自然科学基金项目包括面上项目、青年科学基金项目、地区科学基金项目、重点项目、重大研究计划项目、优秀青年科学基金项目、国家杰出青年科学基金项目、创新研究群体项目、基础科学基金项目、数学天元基金项目、国家重大科研仪器研制项目、联合基金项目、国际（地区）合作研究与交流项目等。下面重点介绍与中医药科研密切相关的面上项目和青年基金。

（1）面上项目　是国家自然科学基金项目的主要部分，是国家自然科学基金资助项目数最多、学科覆盖面最广的项目资助类型，支持从事基础研究的科学技术人员在基金资助范围内自主选题，开展创新性的科学研究。申请人应具备以下条件：①具有承担基础研究课题或者其他从事基础研究的经历；②具有高级专业技术职务（职称）或者具有博士学位，或者有 2 名与其研究领域相同，具有高级专业技术职务（职称）的科学技术人员推荐。正在攻读研究生学位人员不得申请，但在职研究生经过导师同意可以通过其受聘单位申请。

（2）青年科学基金项目　是国家自然科学基金项目的重要类型，支持青年科学技术人员在科学基金资助范围内自主选题，开展基础研究工作，培养青年科学技术人员独立主持科研项目，进行创新研究的能力，激励青年科学技术人员的创新思维，培育基础研究后继人才。申请人应具备以下条件：①具有从事基础研究的经历；②具有高级专业技术职务（职称）或者具有博士学位，或者有 2 名与其研究领域相同，具有高级专业技术职务（职称）的科学技术人员推荐；申请人当年 1 月 1 日时男性未满 35 周岁，女性未满 40 周岁。符合上述条件的在职攻读博士研究生学位的人员，经过导师同意，可以通过其受聘单位申请。作为负责人正在承担或者承担过青年科学基金项目的（包括资助期限 1 年的小额探索项目以及被终止或撤销的项目），不得作为申请人再次申请。

2. 国家科技重大专项　是为了实现国家目标，通过核心技术突破和资源集成，发挥举国体制的优势，在一定时限内完成的重大战略产品、关键共性技术和重大工程，是我国科技发展的重中之重。重大专项的实施需根据国家发展需要和实施条件的成熟程度逐项论证启动，同时根据国家战略需求和发展形势的变化，对重大专项进行动态调整，分步实施。任务采取定向委托、择优委托、招标等方式遴选任务承担单位。各重大专项每个五年计划的最后一年组织进行阶段总结。国家科技重大专项由项目和课题组成。项目一般为综合性、集成性的任务，如某一重大产品、重大（示范）工程或系统的研发和建设等；课题是为完成项目的目标和任务分解设立的，一般为关键核心技术研发等任务。

3. 国家重点研发计划　是针对事关国计民生的农业、能源资源、生态环境、健康等领域中需要长期演进的重大社会公益性研究，以及事关产业核心竞争力、整体自主创新能力和国家安全的战略性、基础性、前瞻性重大科学问题、重大共性关键技术和产品、重大国际科技合作，按照重点专项组织实施，加强跨部门、跨行业、跨区域研发布局和协同创新，为国民经济和社会发展主要领域提供持续性的支撑和引领。

4. 技术创新引导专项（基金）　该专项是针对企业技术创新活动不同阶段的需求，通过风险补偿、后补助、创投引导等方式发挥财政资金的杠杆作用，运用市场机制引导和支持技术创新活动，激励企业加大自身科技投入，促进科技成果转移转化和资本化、产业化。

5. 基地和人才专项　本专项主要为优化布局，支持科技创新基地建设和能力提升，促进科技资源开放共享，支持创新人才和优秀团队的科研工作，提高我国科技创新的条件保障能力而设。坚持向科研一线和企业科技人才倾斜，地方推荐人选中，领军人才和创新团队推荐人选来自企业的比例不低于 1/3。坚持以用为本，推荐人选要符合国家和部门及地方的发展需求，同一法人单位通过一个推荐渠道推荐人选原则上不得超过 5 人。加强人才、项目和基地有机结合。坚持好中选优，确保推荐质量。

6. 国家社会科学基金 用于资助哲学社会科学研究和培养哲学社会科学人才，重点支持关系经济社会发展全局的重大理论和现实问题研究，支持有利于推进哲学社会科学创新体系建设的重大基础理论问题研究，支持新兴学科、交叉学科和跨学科综合研究，支持具有重大价值的历史文化遗产抢救和整理，支持对哲学社会科学长远发展具有重要作用的基础建设等。申报时间是每年 1~3 月。

国家社科基金设立重大项目、年度项目、青年项目、后期资助项目、中华学术外译项目、西部项目、特别委托项目等项目类型。根据经济社会发展变化和哲学社会科学发展需要，项目类型会进行适时调整和不断完善，不同类型项目的资助领域和范围各有侧重。申请人应当具备以下条件：①遵守中华人民共和国宪法和法律；②具有独立开展研究和组织开展研究的能力，能够承担实质性研究工作；③具有副高级以上（含）专业技术职称（职务），或者具有博士学位。不具有副高级以上（含）专业技术职称（职务）或者博士学位的，可以申请青年项目，不再需要专家书面推荐。青年项目申请人年龄不得超过 35 周岁。

（二）部、省级课题

部、省级课题是指由国家部委或各省级行政部门根据国家科研计划下达的各类科研项目，与中医药密切相关的主要有国家卫健委科技项目、国家中医药管理局科技项目、省科技厅科技计划项目等。

1. 国家卫健委科研项目 是面向全国医药卫生科技工作者的科研项目，择优支持，覆盖面广，带动性强，直接为防病治病服务。包括科学研究基金和优秀青年人才专项科研基金。

2. 国家中医药管理局科技项目 根据全国中医药科学技术发展规划和中医药学术需要，面向全国医药卫生系统，资助中医药应用研究、基础研究和软科学研究。着重解决提高中医药防病治病能力，提高临床疗效、中医药标准化及对中医药学术发展有较大意义的科学技术问题。项目类别、招标形式、申报要求以当年申请指南为准。

3. 省科技厅科技计划项目 是面向本省经济和社会发展需求，以重大公益技术及产业共性技术研究开发与应用为重点，加强集成创新，重点解决涉及全局性、跨行业、跨地区的重大技术问题，提升产业竞争力，为本省经济社会协调发展提供支撑的课题。包括对本省科技进步和新兴产业发展有重要影响，对经济社会可持续发展有积极作用的科技支撑计划；用于资助在基础学科领域内，在理论创新和学术进步方面有利于提升本省科技发展水平的应用基础研究计划；围绕本省科技、经济、社会发展中的重大改革与发展问题，开展区域发展战略、规划，社会持续发展战略，重点产业、行业的技术政策的超前研究，对政府决策有重大作用和影响的软科学研究计划；资助在学术上已取得国内同行公认的创新性成绩，所从事的研究工作对科学技术发展和国民经济建设具有重要意义的青年科技基金项目。

（三）厅（局）级项目

厅（局）级项目是指各省政府主管部门的科研项目，如省卫生厅、省中医药管理局、省教育厅、地方科技局等厅（局）级项目。省卫生厅科技项目是资助本省行政区域内的医疗卫生、预防保健、医药院校及科研机构等单位，针对疾病预防、诊断、治疗、护理、康复、保健等方面的研究课题。省中医药管理局科技项目是根据本省中医药事业发展规划，围绕中医药学术发展及科技进步中重大问题而设立的。省教育厅科技项目是面向全省高等院校，着眼于提高高校科研整体水平的自然科学类项目和人文社会科学类项目。地方科技局项目是指在本地（市县区）科技计划中安排的科学技术研究开发活动。

（四）单位科研基金

单位科研基金是各院校、科研院所、医院等根据本单位的实际情况自行设立的研究课题，一般可反映本单位的科研特色和优势，也是为了解决本单位发展中的关键问题，或是为了填补空白或加强某个学科而设立。单位科研基金是苗圃性课题研究，是为承担国家课题做好基础性研究工作，对促进单位科技人才的培养和专业、学科建设发挥积极作用。

（五）委托课题

委托课题又称横向课题，是指社会生产部门或单位为了解决在医疗、科研、生产与管理实际过程中遇到的具体理论难题或技术难题提出来的，通过委托科研单位、高等学校或个人给予研究解决，以期促进自身生产水平提高的课题，也可以是科研单位、高等学校或个人与生产企业联合起来进行的"横向联合课题"。

（六）个人自选课题

个人自选课题即研究者自己确定的研究课题，一般是指由研究人员个人独立或小组合作承担的课题。是个人根据自身长期的医学实践经验、业务专长、工作特点，发现某些有较好研究价值的课题，依靠自己已有的条件或者借用有关方面的力量开展科学研究。是作为国家课题或横向课题的预备性研究。

第二节　医学科研课题申请书的撰写

课题申请书的撰写是整个课题申请程序中最关键的一个步骤。申请书要充分表达出研究项目的必要性、先进性、可行性，反映出申请者学术水平、科研作风、科研能力以及综合分析能力。课题申请书是集体智慧的结晶，课题组成员应从自己的专业出发，根据个人在课题中承担的任务，提出周密而科学的设计，经课题组讨论后，最后由课题负责人整理，执笔成文。撰写申请书前要认真阅读填表说明，按要求进行。申请书要文笔流畅，内容实际，思路清晰，突出特色，有创新点。申请书外观要整洁，装订成册。

一、申请书的格式

由于科研项目资助渠道的要求不同，申请书的格式不完全相同，但是一般内容是，简表（个人信息、项目基本信息、项目组主要参与者），立项依据，研究目标，研究内容（技术路线、关键点、可行性），特色与创新，经费预算等。以下以国家自然科学基金面上项目申请书为例进行介绍。

二、申请书的撰写

（一）申请书的封面

1. 资助类别　国家自然科学基金面上项目。

2. 项目名称　是课题内容的高度概括，应简明、具体、新颖、醒目，并能准确反映课题的研究对象、研究方法、研究目标和创新点。要体现三大要素：①研究对象；②研究采取的措施；③研究预计结果。字数以 15～25 字为宜。

3. 申请人　指本项目的提出者，是课题的总设计者，负责科研工作的安排并从事该项科研的工作任务。

4. 依托单位　指课题负责人所在单位。

5. 通讯地址　申请者联系地址。

6. 申报日期　按项目招标单位提出的申请时间填写。

（二）基本信息

包括申请人信息、依托单位信息、合作研究单位信息、项目基本信息、关键词、科学问题属性和摘要。科学问题属性包括鼓励探索、突出原创；聚焦前沿、独辟蹊径；需求牵引、突破瓶颈；共性导向、交叉融通。其中，"鼓励探索、突出原创"是指科学问题源于科研人员的灵感和新思想，且具有鲜明的首创性特征，旨在通过自由探索产出从无到有的原创性成果；"聚焦前沿、独辟蹊径"是指科学问题源于世界科技前沿的热点、难点和新兴领域，且具有鲜明的引领性或开创性特征，旨在通过独辟蹊径取得开拓性成果，引领或拓展科学前沿；"需求牵引、突破瓶颈"是指科学问题源于国家重大需求和经济主战场，且具有鲜明的需求导向、问题导向和目标导向特征，旨在通过解决技术瓶颈背后的核心科学问题，促使基础研究成果走向应用；"共性导向、交叉融通"是指科学问题源于多学科领域交叉的共性难题，具有鲜明的学科交叉特征，旨在通过交叉研究产出重大科学突破，促进分科知识融通发展为知识体系。申请人根据所要解决的科学问题的属性来凝练科学问题。摘要是对申报项目核心内容的概述，集中反映课题的核心与精华，包括主要研究内容、研究方法、预期结果、理论意义及应用前景（或预期的经济效益）等，要求准确清晰，阐述要逻辑严密，语言要言简意赅。

（三）项目组主要参与者

主研人员是指在项目组内对学术理念、技术路线的制订及对项目的实施完成起主要作用的人员，在该项科研工作中具体承担任务，并有创造性贡献。

项目组成员一般宜 5～9 人，重点项目应有更多的人员参加，至少要有一定数量的高级职称人员。人员构成必须从科研项目的实际需要出发，应包含设计指导者、工作的主要操作者、必要的辅助人员，年龄、技术职称、知识结构以及实验技能人员结构要合理搭配，分工明确，工作不互相重复。

（四）项目资金预算及说明

项目资金主要由直接经费和间接经费构成，直接经费主要用于项目研究开发过程中发生的与之直接相关的费用，主要包括设备费、材料费、测试化验加工费、燃料动力费、差旅/会议/国际合作与交流费、出版/文献/信息传播/知识产权事务费、劳务费、专家咨询费和其他支出；间接费用是指承担项目任务的单位在组织实施课题过程中发生的无法在直接费用中列支的相关费用。项目资金预算要根据项目研究任务的需要，按照经费开支范围规定，科学、合理、真实地编制。对各项支出的主要用途和测算理由及合作研究外拨资金、单价≥10 万元的设备费等内容，申请人需进行详细说明。

（五）申请书正文

1. 立项依据与研究内容　是正文中最重要的核心，包含了5个子项，涵盖了课题研究过程的全部内容。一般以4000～8000字为好。

（1）项目的立项依据　要科学阐述本项研究的背景、现状、水平和最新技术成果，当前国内外研究的现状和趋势。着重阐述本项目研究意义，找出本课题研究领域中的空白点、未知数、难点、关键技术，确立本课题的着眼点，在已有基础上形成清晰严密的假说和设想。在阐述上要论之有据，令人信服，可适当引用文献数据、学术机构的结论性意见及专家的评价。参考文献要引用适当，主要引用近三年参考文献和综述，要注明目录及出处。

（2）项目的研究内容、研究目标，以及拟解决的关键科学问题　①研究内容：是指课题研究的重点。内容要具体、全面、完整和适度，是为实现研究目标而具体要做的工作，应包括课题研究的范围、内容和可供考核的指标。主要填写准备从哪几个方面来研究论证提出的问题，明确从什么角度、什么范围、什么水平进行研究。每个方面选择什么样的可供考核的技术或经济指标。②研究目标：是指课题的核心及目标，是要研究解决的问题焦点，目标一般要与招标指南和选题相吻合。研究目标包括最终目标和阶段目标，最终目标是指整个课题研究完成后将达到的目标。阶段目标是将研究周期分解成若干阶段，每一阶段拟达到的目标。阶段目标要围绕最终目标来制定。目标应采用概括性文字，准确的语言描述，有根据的预测。③拟解决的关键科学问题：是指在研究过程中对达到预期目标有重要影响的某些研究因素，以及为达预期目标所必须掌握的关键技术或研究手段，对项目涉及的关键科学技术问题要有恰当表述，并给出拟定的解决方案。

（3）拟采取的研究方案及可行性分析　研究方案是指研究内容确定后，为完成该内容而对整个研究工作所做的总体设计。要求设计思路科学、清晰，主要方法先进，研究指标特异，技术路线可行，实施措施具体、明确。完整的研究方案必须结合研究内容，写明采用的研究方法，说明选取什么标准的研究对象，研究哪些内容，通过什么方法和指标进行观察，对实验数据如何统计处理，将采取何种技术路线或工艺流程。书写时一般包括以下内容：①研究对象：要充分考虑研究对象的敏感性、特异性和稳定性，要体现标准化、集中化和代表性。临床试验应说明研究对象选取的标准，即诊断标准，纳入标准，排除标准。明确样本量的例数和分组以及分组的原则，研究的措施和方法，各组治疗方法和疗程、剂量，不良反应控制和记录，依从性控制和评价，终止的条件及执行等。②动物实验：应说明选取实验动物的种属、品系及来源、性别、体重、月龄及分级分类等。明确动物分组的原则和方法，造模方法和成功标准，实验给药方法、剂量、疗程、反应处置及记录等。③实验方法：要说明实验名称，具体实验方法的依据，所用仪器名称和厂家、型号、生产日期及稳定性，制剂的厂家、规格、纯度、剂量，实验条件、操作程序和步骤、中间质控标准，实验数据的记录和保存。若采用的是通用的方法，可不必写明详细步骤，但应写明按××法，并将出处附列于参考文献。若有改进或使用创新性的研究方法或手段，一定要详细叙述，并注明改进点、改进依据和改动的原因，采用新方法的优势，改进后的效果及标准和评价。④技术路线：是指具体研究的路线及进行研究的程序和操作步骤。按研究过程依次叙述，每一步骤关键点要讲清楚，要具有可操作性。尽量采用流程图或示意图。技术路线的设计可按时间顺序为主线设计技术路线，也可按研究内容为主线设计技术路线，要求详细写清每个具体步骤。数据的采集和统计方法，要说明本项研究统计学设计采用了哪几种数据处理方法及标准，所使用的统计工具及软件名称。⑤可行性分析：是研究方案设计初步完成后，对研究条件、研究基础等进行可行性分析，主要从所选方法是否有利于检验假说，课题组人员的科研能力和对相关技术的掌握程度，研究条件和财力、物力是否具备等方面进行说明。

（4）项目的特色与创新之处 这是科研项目的价值所在，要表明本项目与国内外同类研究在选题、设计、方法、技术、路线、成果、应用方面的特色和独创之处，尤其是作为中医药科研项目，要坚持中医药特色，有鲜明的创新点。创新点一般为 2～4 点为好。对创新性内容的提出必须科学和严谨。原始创新是指填补空白或修改传统的理论、新技术、新方法的发明创造。跟踪创新是指在已有基础上的补充和完善，是现有理论对原有技术、方法进行修改后产生的突破性效果。

（5）年度研究计划及预期研究结果

①年度研究计划 是根据项目研究方案对研究内容作的分期研究工作进度安排，用于检查考核指标，一般以三个月或半年为一个工作单元安排计划，各工作单元之间应具有连续性，一个工作单元可并列安排不同分题任务。每一工作单元的研究内容应具体、可行，并有明确和客观的进度考核指标，如观察病例数等。

②预期研究结果 是指成果的显现形式和体现研究目标。不同类型的课题预期研究结果也不同。一般为研究论文、专著；专利；临床治疗方案；新技术方法、新工艺、标准；新药材、药品、材料、器械、仪器设备、产品等。

2. 研究基础与工作条件

（1）研究基础 是指与本项目有关的研究工作积累和已取得的研究工作成绩。特别是为本项目立项而做的前期工作，包括临床基础，必要的预实验，选择实验方法和建立动物模型等，以及发表的相关论文论著，获奖情况。

（2）工作条件 包括已具备的实验条件，尚缺少的实验条件和拟解决的途径，包括利用国家实验室、国家重点实验室和部门重点实验室等研究基地的计划与落实情况。

（3）正在承担的与本项目相关的科研项目情况 申请人和项目组主要参与者正在承担的与本项目相关的科研项目情况，包括国家自然科学基金的项目和国家其他科技计划项目，要注明项目的名称和编号、经费来源、起止年月、与本项目的关系及负责的内容等。

（4）完成国家自然科学基金项目情况 对申请人负责的前一个已结题科学基金项目（项目名称及批准号）完成情况、后续研究进展及与本申请项目的关系加以详细说明。另附该已结题项目研究工作总结摘要（限 500 字）和相关成果的详细目录。

3. 个人简历 是指申请人和项目组主要参与者的教育经历和工作经历，主持或参加科研项目及人才计划项目情况以及个人代表性研究成果和学术奖励情况。

4. 其他附件清单 是随纸质申请书一同报送的附件清单，按要求填写。

5. 签字盖章 申请人、项目组主要成员、依托单位及合作研究单位对所申报项目的真实性，保证项目研究的顺利实施和开展工作给予条件支持等进行承诺并签章。有合作单位的科研项目，合作双方应本着"公平、平等、互利"的原则，签署合作协议书，明确工作任务和内容，明确知识产权归属，科研成果效益分成。

附：文献查新检索报告 是由法定文献检索机构出具的查新报告。对检出文献的新颖性做出结论，对所选课题是否具有新颖性提供客观依据。查清该课题在国内外是否已研究开发或正在研究开发；已解决和尚未解决的问题。

第三节 医学科研课题的实施

一、科研项目实施管理

（一）项目管理

单位科技管理部门对本单位所有科研项目进行管理，每年编制并下达单位年度科研项目（课题）计划。项目实行年度计划管理制。科研项目组必须按年度科研计划和实施方案进行科研工作，并接受上级有关部门和单位主管部门的检查，按要求填报年度进度表。发表的科研论文、论著及获得的科研成果应标注资助单位及项目名称和编号。

（二）项目负责人制

项目负责人对项目实施过程、经费使用、进度控制、成果登记和申报、知识产权保护以及项目研究资料的真实性和完整性负责。并有权对项目成员进行调整；有权在规定的范围内支配经费；有权决定研究成果的署名及排序；有权决定所获奖金的分配。项目负责人一般不得代理或更换。

（三）经费管理

各类科研项目经费必须进入所在单位财务处的科技账户，实行专款专用，严格按预算执行，严禁挪用。项目经费使用必须遵守国家有关部门和单位的财务制度，单位财务、审计、科技管理部门有权对项目经费的使用进行审核与监督。

二、课题开题报告

开题报告是将科研项目的实施方案，或是已经进行的预备实验结果，向专家组汇报，获得修改意见，促使研究人员理清研究思路，完善研究实施方案的过程。

（一）开题报告程序和要求

科研课题获得批准后，确定开题报告时间，进行开题报告书面材料准备，举行开题报告会，专家组对开题报告评审并提出修改意见，科研项目组根据修改意见对科研项目实施方案进行修改，再启动科研项目的实施。

（二）开题报告主要内容

包括研究名称、立题背景和依据、目的和意义、研究方案、创新点、医学统计学方法、完成课题需要的条件、研究工作进度计划、经费预算、文献综述等。

三、课题实施方案

是科研课题负责人根据申请书制定的科学、规范的实施方案，是课题研究顺利开展的前提和保障。实施方案主要由以下几部分构成：

（一）课题名称

同科研项目申请书。课题名称不能更改。

（二）立项依据

根据科研项目申请书的基本依据进一步细化，一般包括三个方面，即课题提出的背景，研究目的、意义，完成课题的条件分析。

（三）研究目标

要与科研项目申请书一致。

（四）研究内容

根据科研项目申请书研究内容，结合开题报告专家意见进一步细化，更明确、具体，具有更强的可操作性。

（五）课题研究计划

要明确研究的具体时间和详细步骤，制订每个阶段的起止时间及研究内容，便于课题实施和考核。

（六）预期研究成果

课题预期研究成果的形式包括研究报告、论文、专著、物化成果等。

（七）研究人员分工

科研课题负责人要明确课题组人员的分工，落实工作任务及时间。

（八）保障措施

包括课题研究的领导、管理、人员准备、经费来源、实验环境、奖惩制度等。

四、科研项目结题与鉴定

科技项目按计划完成研究后，要提交研究工作原始资料、总结报告、结题（验收）表、经费使用情况、归档证明或科技成果鉴定申请表，经单位科技处审核批准后呈报相关部门。

（一）科研项目结题

1. 结题报告　是以科研项目研究工作报告来体现，也称为研究工作报告或总结，它是专门用于科研课题结题验收的实用性报告类文体。是研究者在课题研究结束后对研究过程和结果进行客观、全面、实事求是的总结，也是科研课题结题验收的主要依据。

结题报告要根据科研项目申请书和实施方案，将科研过程中所做的工作进行回顾、梳理、归纳、提炼、总结概括。需要从三个方面进行总结，一是"为什么要选择这项课题进行研究"，即这项课题是在怎样的背景下提出来的，研究这项课题有什么理论意义和现实意义。二是"这项课题是怎样进行研究的"，要着重讲清研究的理论依据、目标，课题实施的内容、方法和步骤，阐述研究的全部过程。三是"研究取得哪些研究成果",要说明课题的创新点和研究结果。

2. 研究技术报告 是指该项科研工作的实施过程中具体的技术方案、技术特征和技术结果;总体性能指标与国内外同类技术的比较、技术难度、技术成熟度;对社会、经济发展和科技进步的推动作用;推广应用情况及条件和前景;课题研究存在的主要问题和下一步的改进方法及今后研究的设想。要包括研究图表,发表的论文、专著,申请的专利、项目推广应用证明。

(二)科技成果鉴定

科技成果鉴定是指有关科技行政管理部门聘请同行专家,按照规定的形式和程序,对列入国家和省、市有关部门科技计划的科技成果进行审查和评价,并作出相应的结论。其目的是为了正确判别科技成果的质量和水平,促进科技成果的完善和科技水平的提高,加速科技成果的推广应用。

1. 申请鉴定条件

(1)已完成科研计划任务书规定的任务。

(2)不存在科技成果完成单位或者人员名次排列异议的权属方面争议。

(3)技术资料齐全,并符合档案管理部门的要求。

(4)经国家有关部门认定的科技信息机构出具的查新结论报告。

2. 鉴定申报程序 科研项目组按期完成任务后,由项目负责人根据对该项目做出直接贡献的大小,在明确研究单位和主研人员排序情况下,提出成果鉴定申请。由科技管理部门指导完成鉴定工作。

3. 申请科技成果鉴定具备的材料

(1)科技成果鉴定申请表。

(2)科研计划任务书或合同书。

(3)研究工作报告(结题报告)。

(4)研究技术报告(设计工艺图表)。

(5)国家、省认定的测试单位出具的分析测试报告及重要试验、测试记录。

(6)具有科技查新资格的科技信息机构出具的查新报告。

(7)质量标准(国家标准、行业标准、经质量技术监督部门备案的企业标准)和标准化审查报告。

(8)经济效益分析报告。

(9)用户使用情况报告(使用情况证明)。

(10)环境监测报告。

(11)行业主管部门要求出具的其他材料。

4. 成果鉴定工作 鉴定由科技部或者省、市科学技术厅以及国务院有关部门的科技成果管理机构负责组织。必要时可以授权省级人民政府有关主管部门组织鉴定,或者委托有关单位主持鉴定。

(1)鉴定形式 会议鉴定:指由同行专家采用会议形式对科技成果做出评价。函审鉴定:指同行专家通过书面审查有关技术资料对科技成果做出评价。检测鉴定:由专业技术检测机构通过检验、测试性能指标等方式,对科技成果进行评价。

(2)鉴定主要内容 是否完成计划任务书要求的指标;技术资料是否齐全完整,并符合规定;应用技术成果的创造性、先进性和成熟程度;应用技术成果的应用价值及推广的条件和前景；存在的问题及改进意见。

（3）鉴定程序　鉴定专家组的遴选，召开专家鉴定会，形成鉴定证书。由组织鉴定单位颁发《科学技术成果鉴定证书》。科技成果鉴定完成后归档。

五、科技成果

是指通过科学研究，经同行专家确认具有学术理论意义或实用价值的创造性结果。包括新理论、新发明、新见解、新药物、新方法、新技术、新器械、新工艺、新产品以及专利、论文和专著等。

基础研究或应用基础研究成果，一般是发表论文或专著或专利等；应用性研究成果，是成熟的应用研究方案和技术，其推广应用前景及其间接的经济效益和社会效益预测；医学研究成果，着重在临床应用价值，包括医疗卫生方面提高治愈率、降低发病率以及环境保护等效益；开发研究成果，是有形产品等，重点在于直接获得的经济效益或社会效益。

国家自然科学基金成果要求注重理论创新。其论文应在国内外一些重要刊物上发表，并注明由国家自然科学基金委员会资助；对项目形成的成果，还要关注被 EI、SCI、ISTP 检索情况。

（一）科技成果登记

单位科技管理部门负责科技成果的结题（验收）、鉴定、成果登记、申报奖励、推广转化等方面的组织管理工作。科研课题负责人负责具体登记工作。

科技成果鉴定后，在 3 个月内到省级科技成果档案馆进行成果登记。科技成果登记需报送的资料有：《科技成果登记表》《科技成果鉴定证书》《科技成果鉴定申请表》及有关技术资料各 1 份；《科技成果登记表》电子文档 1 份。

（二）科技成果报奖

凡通过成果鉴定并在规定时间内完成登记的科技成果均有资格申请国家、省、市等各级各类奖励。科技成果奖励的种类：有国家科学技术奖、省级科学技术进步奖、市级科学技术进步奖和社会力量设奖。

1. 国家科学技术奖

（1）国家最高科学技术奖　每年授予人数不超过 2 名，获奖者必须在当代科学技术前沿取得重大突破或者在科学技术发展中有卓越建树；在科学技术创新、科学技术成果转化和高新技术产业化中，创造巨大经济效益或者社会效益。

（2）国家自然科学奖　授予在基础研究和应用基础研究中阐明自然现象、特征和规律，做出重大科学发现的中国公民。

（3）国家技术发明奖　授予运用科学技术知识做出产品、工艺、材料等重大技术发明的中国公民。

（4）国家科学技术进步奖　授予在技术研究、技术开发、技术创新、推广应用先进科学技术成果、促进高新技术产业化，以及完成重大科学技术工程、计划等方面，做出创造性贡献的中国公民和组织。

（5）中华人民共和国国际科学技术合作奖　授予对中国科学技术事业做出重要贡献的外国人或者外国组织，每年授奖数额不超过 10 个。

2. 省级科学技术进步奖　奖励在本省科学技术进步活动中作出突出贡献的中国公民和组织。

3. 市级科学技术进步奖　授予在推动本市科学技术进步和科技成果转化、促进本市知识产权保护与发展及通过科学技术对本市经济、社会发展做出突出贡献的单位及个人。

4. 社会力量设奖　是指国（境）内外企业事业组织、社会团体及其他社会组织和个人利用非国家财政性经费或自筹资金，面向社会设立的经常性科学技术奖，用来奖励在科学研究、技术创新与开发、实现高新技术产业化和科技成果推广应用等方面取得优秀成果或做出突出贡献的个人和组织。

申请者按规定格式和要求填写科技奖励《申报书》或《推荐书》及其附件，并按限额及对项目贡献大小确定项目主要完成人和主要完成单位排序（一般应与鉴定证书一致），经科技处审核，单位签署意见盖章后统一上报。

（三）科技成果推广转化

是单位或科技人员对具有自主知识产权的科技成果所进行的开发应用、推广直至形成新产品、新工艺、新材料，发展新产业活动。成果完成者有推广转化的权利和义务。参与科技成果转化的单位和个人，应当遵循自愿、互利、公平、诚实、信用的原则，维护单位声誉，依法按照合同的约定，享受权益、承担责任。科技成果完成单位与其他单位合作进行科技成果转化的，应当依法由合同约定该科技成果有关权益的归属。科技成果转化中的对外合作，涉及国家秘密事项的，依法按照规定的程序事先经过批准。科技成果转化中的知识产权受法律保护，并注意界定清楚职务发明与非职务发明。鼓励科技成果作为无形资产作价入股参与科技成果转化。科技成果持有者可以采用下列方式进行转化：①自行投资实施转化；②向他人转让该科技成果；③许可他人使用该科技成果；④以该科技成果作为合作条件，与他人共同实施转化；⑤以该科技成果作价投资，折算股份或出资比例。

附　录

附表 1　随机数字表

编号	1～10	11～20	21～30	31～40	41～50
1	22 17 68 65 81	68 95 23 92 35	87 02 22 57 51	61 09 43 95 06	58 24 82 03 47
2	19 36 27 59 46	13 79 93 37 55	39 77 32 77 09	85 52 05 30 62	47 83 51 62 74
3	16 77 23 02 77	09 61 87 25 21	28 06 24 25 93	16 71 13 59 78	23 05 47 47 25
4	78 43 76 71 61	20 44 90 32 64	97 67 63 99 61	46 38 03 93 22	69 81 21 99 21
5	03 28 28 26 08	73 37 32 04 05	69 30 16 09 05	88 69 58 28 99	35 07 44 75 47
6	93 22 53 64 39	07 10 63 76 35	87 03 04 79 88	08 13 13 85 51	55 34 57 72 69
7	78 76 58 54 74	92 38 70 96 92	52 06 79 79 45	82 63 18 27 44	69 66 92 19 09
8	23 68 35 26 00	99 53 93 61 28	52 70 05 48 34	56 65 05 61 86	90 92 10 70 80
9	15 39 25 70 99	93 86 52 77 65	15 33 59 05 28	22 87 26 07 47	86 96 98 29 06
10	58 71 96 30 24	18 46 23 34 27	85 13 99 24 44	49 18 09 79 49	74 16 32 23 02
11	57 35 27 33 72	24 53 63 94 09	41 10 76 47 91	44 04 95 49 66	39 60 04 59 81
12	48 50 86 54 48	22 06 34 72 52	82 21 15 65 20	33 29 94 71 11	15 91 29 12 03
13	61 96 48 95 03	07 16 39 33 66	98 56 10 56 79	77 21 30 27 12	90 49 22 23 62
14	36 93 89 41 26	29 70 83 63 51	99 74 20 52 36	87 09 41 15 09	98 60 16 03 03
15	18 87 00 42 31	57 90 12 02 07	23 47 37 17 31	54 08 01 88 63	39 41 88 92 10
16	88 56 53 27 59	33 35 72 67 47	77 34 55 45 70	08 18 27 38 90	16 95 86 70 75
17	09 72 95 84 29	49 41 31 06 70	42 38 06 45 18	64 84 73 31 65	52 53 37 97 15
18	12 96 88 17 31	65 19 69 02 83	60 75 86 90 68	24 64 19 35 51	56 61 87 39 12
19	85 94 57 24 16	92 09 84 38 76	22 00 27 69 85	29 81 94 78 70	21 94 47 90 12
20	38 64 43 59 98	98 77 87 68 07	91 51 67 62 44	40 98 05 93 78	23 32 65 41 18
21	53 47 09 42 72	00 41 86 79 79	68 47 22 00 20	35 55 31 51 51	00 83 63 22 55
22	40 76 66 26 84	57 99 99 90 37	36 63 32 08 58	37 40 13 68 97	87 64 81 07 83
23	02 17 79 18 05	12 59 52 57 02	22 07 90 47 03	28 14 11 30 79	20 69 22 40 95
24	95 17 82 06 53	31 51 10 96 46	92 06 88 07 77	56 11 50 81 69	40 23 72 51 39
25	35 76 22 42 92	96 11 83 44 80	34 68 35 48 77	33 42 40 90 60	73 96 53 97 86
26	26 29 13 56 41	85 47 04 66 08	34 72 57 59 13	82 43 80 46 15	38 26 61 70 04
27	77 80 20 75 82	72 82 32 99 90	63 95 73 76 63	89 73 44 99 05	48 67 26 43 18
28	46 40 66 44 52	91 36 74 43 53	30 82 13 54 00	78 45 63 98 35	55 03 36 67 68

续表

编号	1～10	11～20	21～30	31～40	41～50
29	37 56 08 18 09	77 53 84 46 47	31 91 18 95 58	24 16 74 11 53	44 10 13 85 57
30	61 65 61 68 66	37 27 47 39 19	84 83 70 07 48	53 21 40 06 71	95 06 79 88 54
31	93 43 69 54 07	34 18 04 52 35	56 27 09 24 86	61 85 53 83 45	19 90 70 99 00
32	21 96 60 12 99	11 20 99 45 18	48 13 93 55 34	18 37 79 49 90	65 97 38 20 46
33	95 20 47 97 97	27 37 83 28 71	00 06 41 41 74	45 89 09 39 84	51 67 11 52 49
34	97 86 21 78 73	10 65 81 92 59	58 76 17 14 97	04 75 62 16 17	17 95 70 45 80
35	69 92 06 34 13	59 71 74 17 32	27 55 10 24 19	23 71 82 13 74	63 52 52 01 41
36	04 31 17 21 56	33 73 99 19 87	26 72 39 27 67	53 77 57 68 93	60 61 97 22 61
37	61 06 98 03 91	87 14 77 43 96	43 00 65 98 50	45 60 33 01 07	98 99 46 50 47
38	85 93 85 86 88	72 87 08 62 40	16 06 10 89 20	23 21 34 74 97	76 38 03 29 63
39	21 74 32 47 45	73 96 07 94 52	09 65 90 77 47	25 76 16 19 33	53 05 70 53 30
40	15 69 53 82 80	79 96 23 53 10	65 39 07 16 29	45 33 02 43 70	02 87 40 41 45
41	02 89 08 04 49	20 21 14 68 86	87 63 93 95 17	11 29 01 95 80	35 14 97 35 33
42	87 18 15 89 79	85 43 01 72 73	08 61 74 51 69	89 74 39 82 15	94 51 33 41 67
43	98 83 71 94 22	59 97 50 99 52	08 52 85 08 40	87 80 61 65 31	91 51 80 32 44
44	10 08 58 21 66	72 68 49 29 31	89 85 84 46 06	59 73 19 85 23	65 09 29 75 63
45	47 90 56 10 08	88 02 84 27 83	42 29 72 23 19	66 56 45 65 79	20 71 53 20 25
46	22 85 61 68 90	49 64 92 85 44	16 40 12 89 88	50 14 49 81 06	01 82 77 45 12
47	67 80 43 79 33	12 83 11 41 16	25 58 19 68 70	77 02 54 00 52	53 43 37 15 26
48	27 62 50 96 72	79 44 61 40 15	14 53 40 65 39	27 31 58 50 28	11 39 03 34 25
49	33 78 80 87 15	38 30 06 38 21	14 47 47 07 26	54 96 87 53 32	40 36 40 96 76
50	13 13 92 66 99	47 24 49 57 74	32 25 43 62 17	10 97 11 69 84	99 63 23 32 98

附表 2　随机排列表（n=2）

编号	1	2	3	4	5	6	7	8	9	10	11	12	13	14	15	16	17	18	19	20	r_k
1	8	6	19	13	5	18	12	1	4	3	9	2	17	14	11	7	16	15	10	0	−0632
2	8	19	6	11	14	2	13	5	17	9	12	0	16	15	1	4	10	18	3		−0632
3	18	1	10	13	17	2	0	3	8	15	7	4	19	12	5	14	9	11	6	16	−1053
4	6	19	1	5	18	12	4	0	13	10	16	17	7	14	11	15	8	3	9	2	−0842
5	1	2	7	4	18	0	15	13	5	12	19	10	9	14	16	8	6	11	3	17	−2000
6	11	19	2	15	14	10	8	12	1	17	4	3	0	9	16	6	13	7	18	5	−1053
7	14	3	16	7	9	2	15	12	11	4	13	19	8	1	18	6	0	5	17	10	−0526
8	3	2	16	6	1	13	17	19	8	14	0	15	9	18	11	5	4	10	7	12	−0526
9	16	2	9	10	3	15	0	11	2	1	5	18	8	19	13	6	12	17	4	7	14	−0947
10	4	11	18	6	0	8	12	16	17	3	2	9	5	7	19	10	15	13	14	1	−0947

续表

编号	1	2	3	4	5	6	7	8	9	10	11	12	13	14	15	16	17	18	19	20	n
11	5	15	18	13	7	3	10	14	16	1	8	2	17	6	9	4	0	12	19	11	−0526
12	0	18	10	15	11	12	3	13	14	1	17	2	6	9	16	4	7	8	19	5	−0105
13	10	9	14	18	12	17	15	3	5	2	11	19	8	0	1	4	7	13	3	16	−1579
14	11	9	13	0	14	12	18	7	2	10	4	17	19	6	5	8	3	15	1	16	−0526
15	17	1	0	16	9	12	2	4	5	18	14	15	7	19	6	8	11	3	10	13	−1053
16	17	1	5	2	8	12	15	13	19	14	7	16	6	3	9	10	4	11	0	18	−0105
17	5	16	15	7	18	10	12	9	11	6	13	17	14	1	0	4	3	2	19	8	−2000
18	16	19	0	8	6	10	13	17	4	3	15	18	11	1	12	9	5	7	2	14	−1368
19	13	9	17	12	15	4	3	1	16	2	10	18	8	6	7	19	14	11	0	5	−1263
20	11	12	8	16	3	19	14	7	9	7	4	1	10	0	18	15	6	5	13	2	−2105
21	19	12	13	8	4	15	16	7	0	11	1	5	14	18	3	6	10	9	2	17	−1368
22	2	18	8	14	6	11	1	9	15	0	17	10	4	7	13	3	12	5	13	19	−1158
23	9	16	17	18	5	7	12	2	4	10	0	13	8	3	14	15	6	11	1	19	−0632
24	10	0	14	6	1	2	9	8	18	4	10	17	3	12	16	11	19	13	7	5	−1789
25	14	0	9	18	19	16	10	4	5	1	6	2	12	3	11	13	7	8	17	15	−0526

附表 3 $L_4(2^3)$ 正交表

试验号	列号（因素）		
	1	2	3
1	1	1	1
2	1	2	2
3	2	1	2
4	2	2	1

附表 4 $L_9(3^4)$ 正交表

试验号	列号（因素）			
	1	2	3	4
1	1	1	1	1
2	1	2	2	2
3	1	3	3	3
4	2	1	3	3
5	2	2	2	1
6	2	3	1	2
7	3	1	3	2
8	3	2	1	3
9	3	3	2	1

附表 5　$L_8(4^1×2^4)$ 正交表

试验号	列号（因素）				
	1	2	3	4	5
1	1	1	1	1	1
2	1	2	2	2	2
3	2	1	1	2	2
4	2	2	2	1	1
5	3	1	2	1	2
6	3	2	1	2	1
7	4	1	2	2	1
8	4	2	1	1	2

附表 6　$L_{16}(4^2×2^9)$ 正交表

试验号	列号（因素）										
	1	2	3	4	5	6	7	8	9	10	11
1	1	1	1	1	1	1	1	1	1	1	1
2	1	2	1	1	1	2	2	2	2	2	2
3	1	3	2	2	2	1	1	1	2	2	2
4	1	4	2	2	2	2	2	2	1	1	1
5	2	1	1	2	2	1	2	2	1	2	2
6	2	2	1	2	2	2	1	1	2	1	1
7	2	3	2	1	1	1	2	2	2	1	1
8	2	4	2	1	1	2	1	1	1	2	2
9	3	1	2	1	2	2	1	2	2	1	2
10	3	2	2	1	2	1	2	1	1	2	1
11	3	3	1	2	1	2	1	2	1	2	1
12	3	4	1	2	1	1	2	1	2	1	2
13	4	1	2	2	1	2	2	1	2	2	1
14	4	2	2	2	1	1	1	2	1	1	2
15	4	3	1	1	2	2	2	1	1	1	2
16	4	4	1	1	2	1	1	2	2	2	1

附表 7　$L_4(2^3)$ 的交互作用表

列号	列号	
	2	3
1	3	2
2		1

附表 8　$L_8(2^7)$ 正交表

试验号	列号（因素）						
	1	2	3	4	5	6	7
1	1	1	1	1	1	1	1
2	1	1	1	2	2	2	2
3	1	2	2	1	1	2	2
4	1	2	2	2	2	1	1
5	2	1	2	1	2	1	2
6	2	1	2	2	1	2	1
7	2	2	1	1	2	2	1
9	2	2	1	2	1	1	2

附表 9　$L_8(2^7)$ 二列间的交互作用表

列号	列号						
	1	2	3	4	5	6	7
	(1)	3	2	5	4	7	6
		(2)	1	6	7	4	5
			(3)	7	6	5	4
				(4)	1	2	3
					(5)	3	2
						(6)	1
							(7)

附表 10　不同种类动物间剂量换算时的常用数据

动物种类	Meeh-Rubner 公式的 K 值	体重（kg）	体表面积（m^2）	转移因子（$mg/kg \cdot mg/m^2$）	每千克体重占体表面积相对比值
小白鼠	9.1	0.018	0.0066	2.9	1.0 (0.02kg)
		0.02	0.0067	3.0	
		0.022	0.0071	3.1 粗略值 3	
		0.024	0.0076	3.2	
大白鼠	9.1	0.10	0.0196	5.1	0.47 (0.20kg)
		0.15	0.0257	5.8	
		0.20	0.0311	6.4 粗略值 6	
		0.25	0.0761	6.9	
豚鼠	9.8	0.30	0.0439	6.8	0.40 (0.40kg)
		0.40	0.0532	7.5	
		0.50	0.0617	8.1 粗略值 8	
		0.60	0.0697	8.6	
家兔	10.1	1.50	0.1323	11.3	0.24 (2.0kg)
		2.00	0.1608	12.4	
		2.50	0.1860	13.4 粗略值 12	
猫	9.0	2.00	0.1571	12.7	0.22 (2.5kg)
		2.50	0.1324	13.7	
		3.00	0.2059	14.6 粗略值 14	

续表

动物种类	Meeh-Rubner公式的 K 值	体重（kg）	体表面积（m^2）	转移因子（$mg/kg \cdot mg/m^2$）	每千克体重占体表面积相对比值
狗	11.2	5.00	0.3275	15.3	
		10.00	0.5199	19.2	0.16
		15.00	0.6812	22.0	粗略值 19 （10.0kg）
猴	11.8	2.00	0.1878	10.7	
		3.00	0.2455	12.2	0.24
		4.00	0.2973	13.5	粗略值 12 （3.0kg）
人	10.6	40.00	1.2398	32.2	
		50.00	1.4386	34.8	0.08
		60.00	1.6246	36.9	粗略值 35 （50.0kg）

附表 11　人和动物及动物间按体表面积折算的等效剂量比值表

	小鼠（20g）	白鼠（200g）	豚鼠（400g）	家兔（1.5kg）	猫（2.0kg）	猴（4.0kg）	狗（12kg）	人（70kg）
小白鼠（20g）	1.0	7.0	12.25	27.8	29.7	64.1	124.2	378.9
大白鼠（200g）	0.14	1.0	1.74	3.9	4.2	9.2	17.8	56.0
豚鼠（400g）	0.08	0.57	1.0	2.25	2.4	5.2	4.2	31.5
家兔（1.5kg）	0.04	0.25	0.44	1.0	1.08	2.4	4.5	14.2
猫（2.0kg）	0.03	0.23	0.41	0.92	1.0	2.2	4.1	13.0
猴（4.0kg）	0.016	0.11	0.19	0.42	0.45	1.0	1.9	6.1
狗（12kg）	0.008	0.06	0.10	0.22	0.23	0.52	1.0	8.1
人（70kg）	0.0026	0.018	0.031	0.07	0.078	0.16	0.82	1.0

附表 12　人和动物及动物间的每千克体重剂量折算系数表

折算系数 W		A 组动物或成人						
		小鼠 0.02kg	大鼠 0.2kg	豚鼠 0.4kg	兔 1.5kg	猫 2kg	犬 12kg	成人 60kg
B组动物或成人	小鼠 20g	1.0	1.6	1.6	2.7	3.2	4.8	9.01
	大鼠 0.2kg	0.7	1.0	1.14	1.88	2.3	3.6	6.25
	豚鼠 0.4kg	0.61	0.87	1.0	1.65	2.05	3.0	5.55
	兔 1.5kg	0.37	0.52	0.6	1.0	1.23	1.76	2.30
	猫 2.0kg	0.30	0.42	0.48	0.81	1.0	1.44	2.70
	犬 12kg	0.21	0.28	0.34	0.56	.068	1.0	1.88
	成人 60kg	0.11	0.16	0.18	0.304	0.371	0.531	1.0

全国中医药行业高等教育"十四五"规划教材

全国高等中医药院校规划教材（第十一版）

教材目录（第一批）

注：凡标☆号者为"核心示范教材"。

（一）中医学类专业

序号	书 名	主编		主编所在单位	
1	中国医学史	郭宏伟	徐江雁	黑龙江中医药大学	河南中医药大学
2	医古文	王育林	李亚军	北京中医药大学	陕西中医药大学
3	大学语文	黄作阵		北京中医药大学	
4	中医基础理论☆	郑洪新	杨 柱	辽宁中医药大学	贵州中医药大学
5	中医诊断学☆	李灿东	方朝义	福建中医药大学	河北中医学院
6	中药学☆	钟赣生	杨柏灿	北京中医药大学	上海中医药大学
7	方剂学☆	李 冀	左铮云	黑龙江中医药大学	江西中医药大学
8	内经选读☆	翟双庆	黎敬波	北京中医药大学	广州中医药大学
9	伤寒论选读☆	王庆国	周春祥	北京中医药大学	南京中医药大学
10	金匮要略☆	范永升	姜德友	浙江中医药大学	黑龙江中医药大学
11	温病学☆	谷晓红	马 健	北京中医药大学	南京中医药大学
12	中医内科学☆	吴勉华	石 岩	南京中医药大学	辽宁中医药大学
13	中医外科学☆	陈红风		上海中医药大学	
14	中医妇科学☆	冯晓玲	张婷婷	黑龙江中医药大学	上海中医药大学
15	中医儿科学☆	赵 霞	李新民	南京中医药大学	天津中医药大学
16	中医骨伤科学☆	黄桂成	王拥军	南京中医药大学	上海中医药大学
17	中医眼科学	彭清华		湖南中医药大学	
18	中医耳鼻咽喉科学	刘 蓬		广州中医药大学	
19	中医急诊学☆	刘清泉	方邦江	首都医科大学	上海中医药大学
20	中医各家学说☆	尚 力	戴 铭	上海中医药大学	广西中医药大学
21	针灸学☆	梁繁荣	王 华	成都中医药大学	湖北中医药大学
22	推拿学☆	房 敏	王金贵	上海中医药大学	天津中医药大学
23	中医养生学	马烈光	章德林	成都中医药大学	江西中医药大学
24	中医药膳学	谢梦洲	朱天民	湖南中医药大学	成都中医药大学
25	中医食疗学	施洪飞	方 泓	南京中医药大学	上海中医药大学
26	中医气功学	章文春	魏玉龙	江西中医药大学	北京中医药大学
27	细胞生物学	赵宗江	高碧珍	北京中医药大学	福建中医药大学

序号	书　名	主　编		主编所在单位	
28	人体解剖学	邵水金		上海中医药大学	
29	组织学与胚胎学	周忠光	汪　涛	黑龙江中医药大学	天津中医药大学
30	生物化学	唐炳华		北京中医药大学	
31	生理学	赵铁建	朱大诚	广西中医药大学	江西中医药大学
32	病理学	刘春英	高维娟	辽宁中医药大学	河北中医学院
33	免疫学基础与病原生物学	袁嘉丽	刘永琦	云南中医药大学	甘肃中医药大学
34	预防医学	史周华		山东中医药大学	
35	药理学	张硕峰	方晓艳	北京中医药大学	河南中医药大学
36	诊断学	詹华奎		成都中医药大学	
37	医学影像学	侯　键	许茂盛	成都中医药大学	浙江中医药大学
38	内科学	潘　涛	戴爱国	南京中医药大学	湖南中医药大学
39	外科学	谢建兴		广州中医药大学	
40	中西医文献检索	林丹红	孙　玲	福建中医药大学	湖北中医药大学
41	中医疫病学	张伯礼	吕文亮	天津中医药大学	湖北中医药大学
42	中医文化学	张其成	臧守虎	北京中医药大学	山东中医药大学

（二）针灸推拿学专业

序号	书　名	主　编		主编所在单位	
43	局部解剖学	姜国华	李义凯	黑龙江中医药大学	南方医科大学
44	经络腧穴学☆	沈雪勇	刘存志	上海中医药大学	北京中医药大学
45	刺法灸法学☆	王富春	岳增辉	长春中医药大学	湖南中医药大学
46	针灸治疗学☆	高树中	冀来喜	山东中医药大学	山西中医药大学
47	各家针灸学说	高希言	王　威	河南中医药大学	辽宁中医药大学
48	针灸医籍选读	常小荣	张建斌	湖南中医药大学	南京中医药大学
49	实验针灸学	郭　义		天津中医药大学	
50	推拿手法学☆	周运峰		河南中医药大学	
51	推拿功法学☆	吕立江		浙江中医药大学	
52	推拿治疗学☆	井夫杰	杨永刚	山东中医药大学	长春中医药大学
53	小儿推拿学	刘明军	邰先桃	长春中医药大学	云南中医药大学

（三）中西医临床医学专业

序号	书　名	主　编		主编所在单位	
54	中外医学史	王振国	徐建云	山东中医药大学	南京中医药大学
55	中西医结合内科学	陈志强	杨文明	河北中医学院	安徽中医药大学
56	中西医结合外科学	何清湖		湖南中医药大学	
57	中西医结合妇产科学	杜惠兰		河北中医学院	
58	中西医结合儿科学	王雪峰	郑　健	辽宁中医药大学	福建中医药大学
59	中西医结合骨伤科学	詹红生	刘　军	上海中医药大学	广州中医药大学
60	中西医结合眼科学	段俊国	毕宏生	成都中医药大学	山东中医药大学
61	中西医结合耳鼻咽喉科学	张勤修	陈文勇	成都中医药大学	广州中医药大学
62	中西医结合口腔科学	谭　劲		湖南中医药大学	

（四）中药学类专业

序号	书　名	主编	主编所在单位	
63	中医学基础	陈晶　程海波	黑龙江中医药大学	南京中医药大学
64	高等数学	李秀昌　邵建华	长春中医药大学	上海中医药大学
65	中医药统计学	何雁	江西中医药大学	
66	物理学	章新友　侯俊玲	江西中医药大学	北京中医药大学
67	无机化学	杨怀霞　吴培云	河南中医药大学	安徽中医药大学
68	有机化学	林辉	广州中医药大学	
69	分析化学（上）（化学分析）	张凌	江西中医药大学	
70	分析化学（下）（仪器分析）	王淑美	广东药科大学	
71	物理化学	刘雄　王颖莉	甘肃中医药大学	山西中医药大学
72	临床中药学☆	周祯祥　唐德才	湖北中医药大学	南京中医药大学
73	方剂学	贾波　许二平	成都中医药大学	河南中医药大学
74	中药药剂学☆	杨明	江西中医药大学	
75	中药鉴定学☆	康廷国　闫永红	辽宁中医药大学	北京中医药大学
76	中药药理学☆	彭成	成都中医药大学	
77	中药拉丁语	李峰　马琳	山东中医药大学	天津中医药大学
78	药用植物学☆	刘春生　谷巍	北京中医药大学	南京中医药大学
79	中药炮制学☆	钟凌云	江西中医药大学	
80	中药分析学☆	梁生旺　张彤	广东药科大学	上海中医药大学
81	中药化学☆	匡海学　冯卫生	黑龙江中医药大学	河南中医药大学
82	中药制药工程原理与设备	周长征	山东中医药大学	
83	药事管理学☆	刘红宁	江西中医药大学	
84	本草典籍选读	彭代银　陈仁寿	安徽中医药大学	南京中医药大学
85	中药制药分离工程	朱卫丰	江西中医药大学	
86	中药制药设备与车间设计	李正	天津中医药大学	
87	药用植物栽培学	张永清	山东中医药大学	
88	中药资源学	马云桐	成都中医药大学	
89	中药产品与开发	孟宪生	辽宁中医药大学	
90	中药加工与炮制学	王秋红	广东药科大学	
91	人体形态学	武煜明　游言文	云南中医药大学	河南中医药大学
92	生理学基础	于远望	陕西中医药大学	
93	病理学基础	王谦	北京中医药大学	

（五）护理学专业

序号	书　名	主编	主编所在单位	
94	中医护理学基础	徐桂华　胡慧	南京中医药大学	湖北中医药大学
95	护理学导论	穆欣　马小琴	黑龙江中医药大学	浙江中医药大学
96	护理学基础	杨巧菊	河南中医药大学	
97	护理专业英语	刘红霞　刘娅	北京中医药大学	湖北中医药大学
98	护理美学	余雨枫	成都中医药大学	
99	健康评估	阚丽君　张玉芳	黑龙江中医药大学	山东中医药大学

序号	书 名	主 编		主编所在单位	
100	护理心理学	郝玉芳		北京中医药大学	
101	护理伦理学	崔瑞兰		山东中医药大学	
102	内科护理学	陈 燕	孙志岭	湖南中医药大学	南京中医药大学
103	外科护理学	陆静波	蔡恩丽	上海中医药大学	云南中医药大学
104	妇产科护理学	冯 进	王丽芹	湖南中医药大学	黑龙江中医药大学
105	儿科护理学	肖洪玲	陈偶英	安徽中医药大学	湖南中医药大学
106	五官科护理学	喻京生		湖南中医药大学	
107	老年护理学	王 燕	高 静	天津中医药大学	成都中医药大学
108	急救护理学	吕 静	卢根娣	长春中医药大学	上海中医药大学
109	康复护理学	陈锦秀	汤继芹	福建中医药大学	山东中医药大学
110	社区护理学	沈翠珍	王诗源	浙江中医药大学	山东中医药大学
111	中医临床护理学	裘秀月	刘建军	浙江中医药大学	江西中医药大学
112	护理管理学	全小明	柏亚妹	广州中医药大学	南京中医药大学
113	医学营养学	聂 宏	李艳玲	黑龙江中医药大学	天津中医药大学

（六）公共课

序号	书 名	主 编		主编所在单位	
114	中医学概论	储全根	胡志希	安徽中医药大学	湖南中医药大学
115	传统体育	吴志坤	邵玉萍	上海中医药大学	湖北中医药大学
116	科研思路与方法	刘 涛	商洪才	南京中医药大学	北京中医药大学

（七）中医骨伤科学专业

序号	书 名	主 编		主编所在单位	
117	中医骨伤科学基础	李 楠	李 刚	福建中医药大学	山东中医药大学
118	骨伤解剖学	侯德才	姜国华	辽宁中医药大学	黑龙江中医药大学
119	骨伤影像学	栾金红	郭会利	黑龙江中医药大学	河南中医药大学洛阳平乐正骨学院
120	中医正骨学	冷向阳	马 勇	长春中医药大学	南京中医药大学
121	中医筋伤学	周红海	于 栋	广西中医药大学	北京中医药大学
122	中医骨病学	徐展望	郑福增	山东中医药大学	河南中医药大学
123	创伤急救学	毕荣修	李无阴	山东中医药大学	河南中医药大学洛阳平乐正骨学院
124	骨伤手术学	童培建	曾意荣	浙江中医药大学	广州中医药大学

（八）中医养生学专业

序号	书 名	主 编		主编所在单位	
125	中医养生文献学	蒋力生	王 平	江西中医药大学	湖北中医药大学
126	中医治未病学概论	陈涤平		南京中医药大学	